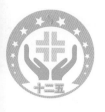

全国高职高专医药院校工学结合"十二五"规划教材

供临床医学、护理、助产、药学等专业使用

丛书顾问　文历阳　沈彬

病理学（第2版）

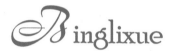

主　编　苏　鸣　刘立新　胡志红
副主编　杨德兴　刘圆月　周春明　李　辉
编　委　（以姓氏笔画为序）

刘立新　首都医科大学燕京医学院
刘起胜　湖南中医药高等专科学校
刘圆月　益阳医学高等专科学校
苏　鸣　肇庆医学高等专科学校
杜　斌　雅安职业技术学院
李　辉　邢台医学高等专科学校
杨德兴　广州医科大学护理学院
张　霞　肇庆医学高等专科学校
张丹丹　首都医科大学燕京医学院
周春明　荆州职业技术学院
孟桂霞　首都医科大学燕京医学院
胡　婷　广州医科大学卫生职业技术学院
胡志红　九江学院基础医学院
郭民英　邢台医学高等专科学校
龚　勇　九江学院基础医学院
谌　伍　益阳医学高等专科学校

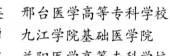
华中科技大学出版社
http://www.hustp.com
中国·武汉

内 容 简 介

本书是全国高职高专医药院校工学结合"十二五"规划教材。

本书内容包括总论和各论两部分,共 12 章,其中 1～5 章为总论,6～12 章为各论,另有尸体解剖、活体组织检查、细胞学检查三个附录。总论部分重点阐述不同疾病共有的特征,各论部分重点介绍各系统、器官疾病各自的特征及规律。为了方便教学,每章均配有学习目标、小结、能力检测和参考文献等。另通过知识链接,对教材内容做了适当的延伸和扩展。本书充分体现了教材的"三基"(基本知识、基本理论、基本技能)、"五性"(思想性、科学性、先进性、启发性、适用性)和"三特定"(特定的对象、特定的要求和特定的限制),注重教材内容的整体优化,将理论知识与临床实践、专业知识学习与执业资格考试紧密结合在一起,层次分明,详略适度,图文并茂,通俗易懂,可满足实用型人才培养的需要。

本书适合高职高专临床医学、护理、助产、药学等专业使用。

图书在版编目(CIP)数据

病理学(第 2 版)/苏鸣,刘立新,胡志红 主编. —2 版. —武汉:华中科技大学出版社,2013.12
ISBN 978-7-5609-9518-2

Ⅰ.①病… Ⅱ.①苏… ②刘… ③胡… Ⅲ.①病理学-高等职业教育-教材 Ⅳ.①R36

中国版本图书馆 CIP 数据核字(2013)第 287011 号

病理学(第 2 版)　　　　　　　　　　　　　苏　鸣　刘立新　胡志红　主编

策划编辑:柯其成
责任编辑:柯其成
封面设计:陈　静
责任校对:邹　东
责任监印:周治超
出版发行:华中科技大学出版社(中国·武汉)
　　　　　武昌喻家山　　邮编:430074　　电话:(027)81321915
录　排:华中科技大学惠友文印中心
印　刷:武汉科源印刷设计有限公司
开　本:787mm×1092mm　1/16
印　张:19
字　数:443 千字
版　次:2010 年 7 月第 1 版　2017 年 7 月第 2 版第 5 次印刷
定　价:72.00 元

全国高职高专医药院校工学结合
"十二五"规划教材编委会

主任委员　文历阳　沈　彬

委　　员（按姓氏笔画排序）

总序

世界职业教育发展的经验和我国职业教育发展的历程都表明,职业教育是提高国家核心竞争力的要素之一。近年来,我国高等职业教育发展迅猛,成为我国高等教育的重要组成部分。与此同时,作为高等职业教育重要组成部分的高等卫生职业教育的发展也取得了巨大成就,为国家输送了大批高素质技能型、应用型医疗卫生人才。截至2008年,我国高等职业院校已达1 184所,年招生规模超过310万人,在校生达900多万人,其中,设有医学及相关专业的院校近300所,年招生量突破30万人,在校生突破150万人。

教育部《关于全面提高高等职业教育教学质量的若干意见》明确指出,高等职业教育必须"以服务为宗旨,以就业为导向,走产学结合的发展道路","把工学结合作为高等职业教育人才培养模式改革的重要切入点,带动专业调整与建设,引导课程设置、教学内容和教学方法改革"。这是新时期我国职业教育发展具有战略意义的指导意见。高等卫生职业教育既具有职业教育的普遍特性,又具有医学教育的特殊性,许多卫生职业院校在大力推进示范性职业院校建设、精品课程建设,发展和完善"校企合作"的办学模式、"工学结合"的人才培养模式,以及"基于工作过程"的课程模式等方面有所创新和突破。高等卫生职业教育发展的形势使得目前使用的教材与新形势下的教学要求不相适应的矛盾日益突出,加强高职高专医学教材建设成为各院校的迫切要求,新一轮教材建设迫在眉睫。

为了顺应高等卫生职业教育教学改革的新形势和新要求,在认真、细致调研的基础上,在教育部高职高专医学类及相关医学类专业教学指导委员会专家和部分高职高专示范院校领导的指导下,我们组织了全国50所高职高专医药院校的近500位老师编写了这套以工作过程为导向的全国高职高专医药院校工学结合"十二五"规划教材。本套教材由4个国家级精品课程教学团队及20个省级精品课程教学团队引领,有副教授(副主任医师)及以上职称的老师占65%,教龄在20年以上的老师占60%。教材编写过程中,全体主编和参编人员进行了认真的研讨和细致的分工,在教材编写体例和内容上均有所创新,各主编单位高度重视并有力配合教材编写工作,编辑和主审专家严谨和忘我地工作,确保了本套教材的编写质量。

本套教材充分体现新教学计划的特色,强调以就业为导向、以能力为本位、贴近学生的原则,体现教材的"三基"(基本知识、基本理论、基本实践技能)及"五性"(思想性、科学性、先进性、启发性和适用性)要求,着重突出以下编写特点:

(1)紧扣新教学计划和教学大纲,科学、规范,具有鲜明的高职高专特色;

(2)突出体现"工学结合"的人才培养模式和"基于工作过程"的课程模式;

(3)适合高职高专医药院校教学实际,突出针对性、适用性和实用性;

(4)以"必需、够用"为原则,简化基础理论,侧重临床实践与应用;

(5)紧扣精品课程建设目标,体现教学改革方向;

(6)紧密围绕后续课程、执业资格标准和工作岗位需求;

(7)整体优化教材内容体系,使基础课程体系和实训课程体系都成系统;

(8)探索案例式教学方法,倡导主动学习。

这套规划教材得到了各院校的大力支持与高度关注,它将为高等卫生职业教育的课程体系改革作出应有的贡献。我们衷心希望这套教材能在相关课程的教学中发挥积极作用,并得到读者的青睐。我们也相信这套教材在使用过程中,通过教学实践的检验和实际问题的解决,能不断得到改进、完善和提高。

全国高职高专医药院校工学结合"十二五"规划教材
编写委员会

前言

Qianyan

在教育部高职高专医学类及相关医学类专业教学指导委员会专家和部分高职高专示范院校领导的指导下，全国50所高职高专医药院校合作，共同开发了以工作过程为导向的工学结合"十二五"规划教材。本套教材出版发行已有三年，体现高等职业教育"以服务为宗旨，以就业为导向，走产学结合的发展道路"的特点，以其创新性和实用性得到全国高职院校的认可。为适应教育改革发展需要，我们对第一版教材进行修订再版。第二版教材的编写坚持以培养"下得去、留得住、用得上"的专科层次医学专门人才为基本原则，保证教材的思想性、科学性、启发性、先进性、实用性。

本书主要为病理解剖学的内容，以第一版教材为基础，针对"特定的对象、特定的要求和特定的限制"，坚持将"基本知识、基本理论、基本技能"继续贯穿于本书中。本书内容紧密结合国家执业助理医师资格考试大纲及护士执业资格考试大纲的要求。本书"学习目标"更加简明、突出重点，并用彩色图片替换了原来的黑白图片。本书采用大量病理大体标本及组织学图片，图文并茂，方便教师教学及学生学习。

本书是在全体编者共同努力下完成的。在编写过程中，得到了各参编单位领导和同仁的大力支持，在此表示感谢！同时诚恳地请广大师生提出宝贵意见，以使本书更能"贴近学生、贴近社会、贴近岗位"，为我国教育改革作出贡献！

苏 鸣 刘立新 胡志红

2013 年 12 月

目录

▬▬ Mulu

第一章
绪 论

学习目标

掌握：病理学的概念、范围、任务。

熟悉：病理学的研究方法及临床应用。

了解：病理学在医学中的地位及学习病理学的指导思想和方法。

一、病理学的概念与任务

病理学（pathology）是研究疾病的发生、发展及其转化规律中机体的形态结构、功能代谢变化的医学学科。它具体从病因学、发病学、病理变化、临床病理联系等方面阐明疾病的本质，为疾病的预防和治疗提供理论基础。病理学可分为病理解剖学和病理生理学两门学科。本书主要为病理解剖学（即通常所说的病理学）的内容，其主要任务是从疾病过程中机体发生的形态结构变化来研究疾病的发生、发展规律，以揭示疾病的本质。

二、病理学的内容

病理学分为总论和各论两部分。前者着重从形态结构的变化研究疾病发生与发展的共同规律，包括细胞和组织损伤和修复、局部血液循环障碍、炎症、肿瘤等基本病理变化；后者则着重研究不同疾病过程中的形态与结构变化，以阐明和揭示不同疾病的特殊规律。总论和各论分别研究疾病的普遍规律和特殊规律。从疾病的共同规律着手，去认识疾病的特殊规律；在学习上，总论是学习各论的基础，而各论的学习则是一个应用总论知识的过程，因此，两者互相联系、相辅相成。

三、病理学在医学中的地位

病理学是重要的医学基础学科之一，同时在医学教育和临床医疗中占有十分重要的地位。学习病理学必须以解剖学、组织胚胎学、生理学、生物化学、微生物学、寄生虫学、免疫学等基础医学学科知识为基础，在学习病理学的过程中要不断地运用基础医学学科的知识。而学习临床医学各门课程也必需以病理学的知识为基础。所以病理学是基础医学与临床医学的桥梁学科,起着承前启后的作用,为学习内科学、外科学、妇产科学、儿科学、医学影像学等临床医学学科奠定了理论与实践基础。

在临床医疗工作中,病理组织检查是诊断疾病并为后续治疗提供依据的重要方法之一。其中的活体组织检查,是诊断疾病最为可靠的方法。虽然疾病的诊断水平在不断提高,但很多疾病的最后确诊还有赖于病理组织检查。因此,病理学也属于临床医学范畴。

四、病理学的研究方法及其应用

根据研究的手段和对象不同,病理学又可分为人体病理学和实验病理学两部分。

(一)人体病理学研究方法

1. 尸体解剖检查(autopsy) 尸体解剖检查简称尸检,是指对死者的遗体进行全面的病理解剖及对组织进行显微镜观察,是研究疾病的性质和机体死亡原因的病理学检查方法,是病理学的基本研究方法之一。尸检的作用在于:①通过尸体解剖可直接观察各组织、器官的病理形态改变,查明病因及死因,对临床总结疾病的诊断和提高治疗水平都具有指导意义;②及时发现和确定某些疾病病种,以便采取措施加以预防和控制;③收集标本和积累有价值的病理资料,为医疗、医学教育及科研所用;④在刑事案件的侦破中,法医的尸检结果常成为办案的重要依据。因此,应大力提倡和开展尸检工作(详见附录 A)。

2. 活体组织检查(biopsy) 活体组织检查简称活检,是用切除、钳夹、穿刺、搔刮、摘除等手术方式取得患者身上病变组织并进行形态学观察的病理检查方法。活检的主要目的是:①确定疾病性质、组织学分型及分级;②观察病变是否愈合、病变发展情况;③冷冻切片进行快速诊断,可对手术中的患者及时作出诊断,为临床医师选择手术方案提供依据(详见附录 B);④了解移植器官有无排斥反应发生;⑤还可采用免疫组织化学、电镜观察及组织培养等新方法对疾病更加深入的研究。因此,活检是用于疾病诊断的一种重要而准确的方法,特别是在肿瘤的诊断、治疗和预后的判断方面具有十分重要的意义。活检可以协助临床作出正确的诊断,这是其他任何诊断方法都无法取代的。

3. 细胞学检查 细胞学检查是通过对病变部位的脱落细胞或体液、分泌物、排泄物,作形态学观察,以诊断疾病或对某种病变进行动态观察的一种病理检查方法。该方法简单易行,便于推广。临床上比较常用的有:阴道涂片或子宫颈刮片用于诊断早期宫颈癌或了解性激素水平;痰涂片用于诊断肺癌;尿液涂片用于诊断泌尿系统肿瘤;胸腔积液涂片用于诊断胸膜及肺部肿瘤;腹腔积液涂片用于诊断腹腔、盆腔肿瘤;食管拉网用于诊断食管癌;乳头分泌物涂片用于诊断乳腺癌。此外,细胞学检查还可用于健康普查,尤其是对肿瘤的普查和早期发现具有十分重要的价值(详见附录 C)。

(二)实验病理学

1. 动物实验(animal experiment) 动物实验是在动物身上复制某些人类疾病或病理过程的模型,以研究和阐明疾病本质及其发生、发展规律的病理学研究方法。这种方法弥补了人体病理学研究所受到的限制。但应注意动物与人类毕竟存在着一些差异,不能将动物实验的结果不加分析地直接应用于人类,只能作为在研究人类疾病方面的一种探讨。

2. 组织和细胞培养(tissue and cell culture) 组织和细胞培养是将机体的某种组织、细胞用适宜的培养基进行体外培养,有利于动态的观察疾病和研究不同因子作用下组织、细胞所发生的病理变化及其发生与发展规律。这种方法运用对肿瘤研究十分重要,特别是近几年从分子水平研究肿瘤细胞的生物学特性发挥了重要作用。

除了上述人体病理学和实验病理学常用的研究方法外,随着医学及其相关领域科学技术的不断发展,超薄切片技术、电子显微镜技术、形态测量技术、放射自显影技术、细胞化学技术、分子生物学技术、免疫组织化学技术等越来越广泛的应用,病理学的诊断和研究也随之迈上了新的台阶。

五、学习病理学的指导思想和方法

(一)学习病理学的指导思想

学习病理学要以辩证唯物主义观正确认识疾病的形态与功能、原因与条件、局部与整体的辩证关系。形态结构变化是功能变化的物质基础,功能变化是形态结构变化的具体体现,并对形态结构变化产生一定的影响。任何疾病的发生都有一定的原因,一些疾病的发生尚需要相应的条件,在某些情况下原因和条件又可相互转化。人体是一个有机的整体,正确认识局部与整体的关系。任何以局部病变为主的疾病,都会有不同程度的全身反应。反之,以全身反应为主的疾病,有时又以某个局部的病变最为突出。因此,正确运用辩证唯物主义观观察疾病发生、发展过程,积极创造条件促进疾病向好转、痊愈方向转化,对于疾病的防治具有重要的意义。

(二)学习病理学的方法

病理学分总论和各论两大部分,展现了疾病的共性与个性。总论阐述了疾病发生、发展的共同规律;各论则是讲述不同疾病的特殊性。总论与各论之间有着密切的内在联系,总论是学习各论的必备基础,学习各论必须联系、运用总论的知识,学习时不可偏废。

病理学是一门理论性和实践性都极强的医学学科,教学中分理论课和实验课两部分。学生必须重视课堂理论讲授,学会自学,及时复习,认真领会。同时,应做到理论联系实际,重视大体标本和病理切片的观察,积极参与动物实验,努力培养自己独立思考、分析问题、解决问题的能力和实际动手能力。学习病理学还要联系临床实践,运用所学的病理知识正确地认识和理解疾病的临床表现及其与病理变化之间的关系。

六、病理学的发展

人类自其诞生之日起始终与疾病共存。我国秦汉时期的《黄帝内经》、隋唐时代的《诸病源候论》及南宋时期的《洗冤集录》等就对疾病的病因、临床表现以及尸体剖检、中毒鉴定等提出了相关理论。现代病理学家如徐诵明、胡正详、梁伯强、侯宝璋、林振纲、江晴芬、李佩林、杨述祖、杨简等为我国病理学的学科建设、科学研究及人材培养等病理学事业的发展作出了巨大的贡献。

在西方,1761年,意大利Padua大学的Margani医生,通过700多例尸体解剖,提出器官病理学(organ pathology)。19世纪中叶,随着显微镜的问世,德国病理学家Rudolf Virchow创立了细胞病理学(cytopathology),其理论和技术对今天医学的发展仍产生着重大的影响。

随着人类科学的发展,病理学的学科体系越来越完善。20世纪初期,我国开始了病理学的研究工作。新中国成立以后,出现了一批在国际上具有较高威望的病理学家。特别是改革开放以来,我国的病理学又有了长足的发展,在某些领域已达到甚至超过了世界先进水平。免疫组织化学技术、组织和细胞培养技术、分子生物学技术、流式细胞术、图像分析技术等先进技术我国均已掌握,有的已成为病理检验的常规手段。

知识链接

近年来,免疫学、细胞生物学、分子生物学、细胞遗传学的进展以及免疫组织化学、流式细胞术、图像分析技术的应用,不但推动了传统病理的发展,同时学科之间相互渗透,病理学出现了新的分支学科,如免疫病理学(immunopathology)、分子病理学(molecular pothology)、遗传病理学(genetic pathology)和定量病理学(quantitative pathology)等。使对疾病的研究从器官、组织、细胞和亚细胞水平深入到分子水平,使形态观察从定位、定性走向定量,并从社会的发展和环境关系来研究疾病,又出现了社会病理学和环境病理学等新的病理学科。随着人类基因组计划的完成和后基因组计划的开展,病理学将会得到飞跃的发展。

小 结

1. 病理学是研究疾病的发生、发展及其转化规律中机体的形态结构、功能代谢变化的医学学科。在医学教育和临床医疗中占有十分重要的地位。它是重要的医学基础学科之一,也是沟通基础医学与临床医学的桥梁,也属于临床医学范畴。

2. 病理学的内容分为总论和各论两大部分。总论阐述疾病发生、发展的共同规律;各论讲述不同疾病的特殊性。

3. 病理学的研究方法可分为人体病理学和实验病理学两部分。人体病理学的主要研究方法有:①尸体解剖检查;②活体组织检查;③细胞学检查。实验病理学的研究方法主要有:①动物实验;②组织和细胞培养。

4. 学习病理学要以辩证唯物主义观正确认识疾病的形态与功能、原因与条件、局部与整体的辩证关系;同时病理学是一门理论性和实践性都极强的医学学科,在学习的过程中应注意理论联系实际。

能力检测

1. 试述病理学的主要任务及范围。
2. 简述人体病理学的研究方法和应用。

中英文对照

病理学　　　　　　　　　　　　　　　pathology

定量病理学	quantitative pathology
动物实验	animal experiment
分子病理学	molecular pothology
活体组织检查	biopsy
免疫病理学	immunopathology
尸体解剖检查	autopsy
细胞病理学	cytopathology
遗传病理学	genetic pathology
组织和细胞培养	tissue and cell culture

参考文献

[1] 李玉林.病理学[M].北京:人民卫生出版社,2008.
[2] 唐建武.病理学[M].北京:人民卫生出版社,2007.

（肇庆高等医学专科学校　苏　鸣）

第二章
细胞、组织的适应、损伤与修复

学习目标

掌握：萎缩、肥大、增生、化生、变性、细胞水肿、脂肪变性、玻璃样变性、纤维素样变性、坏死、坏疽、糜烂、溃疡、空洞、机化、包裹、再生、肉芽组织、创伤愈合的概念；细胞萎缩、细胞水肿、脂肪变性、玻璃样变性、纤维素样变性的病理变化；坏死的病理变化及类型；肉芽组织的结构和功能，一、二期伤口愈合的特点。

熟悉：萎缩的类型和原因、骨折愈合的过程及其结局。

了解：萎缩的影响及结局、不同组织的再生能力、特点及影响再生与愈合的因素。

正常细胞和组织可以对体内外环境变化等持续性刺激作出形态、功能和代谢的反应性调整和适应，但当刺激超过了细胞和组织的耐受与适应能力时，可引起细胞、组织的损伤。细胞的轻度损伤大部分是可逆的（变性），严重者可导致不可逆性损伤（坏死、凋亡），最终引起细胞死亡（图 2-1）。

机体细胞和组织经常受到体内外各种有害环境因素的刺激，并通过自身的反应和调节机制对刺激作出反应，形态学表现为萎缩、肥大、增生和化生，从而维持细胞和组织的正常功能乃至整个机体的生存，上述过程称为适应。

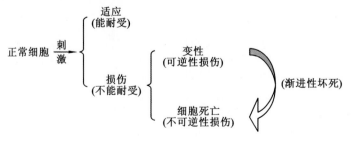

图 2-1　机体正常形态与适应、损伤的关系

第一节 细胞和组织的适应

适应(adaptation)是指细胞、组织、器官对于内、外环境中各种有害因子的刺激作用而产生的非损伤性应答反应。适应除改变自身的代谢、功能达到新的平衡外,在形态学上表现为萎缩、肥大、增生和化生。

一、萎缩

已发育正常的实质细胞、组织或器官体积的缩小称为萎缩(atrophy)。组织与器官的萎缩除了其自身实质细胞体积缩小外,也可以伴发实质细胞数量的减少。组织器官未曾发育或发育不全不属于萎缩范畴。

(一)原因和分类

1. 生理性萎缩 生理性萎缩是生命过程中的正常现象,如青春期后胸腺的萎缩(这种现象又称退化),妇女绝经后卵巢、子宫的萎缩。发生于老年人各器官的渐进性的不同程度的萎缩,即老年性萎缩,兼有生理性萎缩和病理性萎缩的性质(图 2-2)。

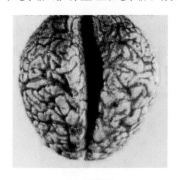
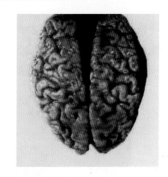

(a) 正常脑   (b) 老年性萎缩脑

图 2-2 生理性萎缩

注:老年性大脑体积明显缩小,重量减轻。脑回变窄,脑沟增宽。

2. 病理性萎缩 病理性萎缩按其原因可分为以下五种。

(1)营养不良性萎缩 分两种。全身营养不良性萎缩,常见于饥饿、慢性消耗性疾病,如严重的结核病、恶性肿瘤晚期、糖尿病等疾病。全身萎缩时首先萎缩的是脂肪组织,最后发生萎缩的是脑和心肌。局部营养不良性萎缩,因局部血供障碍所致,如脑动脉粥样硬化引起的脑萎缩。

(2)失用性萎缩 可因器官组织长期功能和代谢低下所致,如长期肢体骨折固定或长期卧床者,下肢骨骼肌及骨都可发生萎缩。

(3)压迫性萎缩 因组织与器官长期受压迫可发生萎缩,如脑脊液循环障碍导致脑积水,引起脑的压迫性萎缩;尿路梗阻时肾盂积水引起的肾实质萎缩。

(4)去神经性萎缩 因运动神经元或轴突损害引起的效应器萎缩,如脊髓灰质炎时脊髓前角运动神经元破坏,相应肌肉和骨组织发生的萎缩。

(5)内分泌性萎缩　由于内分泌腺功能下降引起的靶器官细胞萎缩,如因腺垂体肿瘤或缺血坏死等引起促肾上腺激素释放减少引起的肾上腺萎缩。

（二）病理变化

萎缩的细胞、组织、器官体积缩小,重量常减轻,色泽变深,细胞器大量退化。心、肝萎缩时,由于细胞内出现脂褐素,外观呈现深褐色,称为褐色萎缩。在实质细胞萎缩的同时,间质成纤维细胞和脂肪细胞可以增生,甚至造成器官、组织体积的增大,此时称为假性肥大。

（三）影响及结局

萎缩一般为可复性病变,去除病因后轻度病理性萎缩的细胞可逐渐恢复常态,但如果引起萎缩的原因长期不消除,则萎缩的细胞最终可死亡。萎缩的细胞、组织、器官功能大多下降,如肌肉萎缩时收缩力降低,脑萎缩时思维能力减弱,记忆减退。

二、肥大

由于功能增加、合成代谢旺盛,使细胞、组织或器官体积增大称为肥大(hypertrophy)。组织器官的肥大是由于细胞肥大所致。

（一）类型

肥大分为生理性肥大和病理性肥大。妊娠时子宫的增大、体力劳动者和运动员的肌肉肥大等属于生理性肥大。病理性肥大见于高血压病时,由于外周阻力增加,左心室负荷过重,导致的左心室心肌肥大等(图 2-3),称为代偿性肥大(compensatory hypertrophy)。

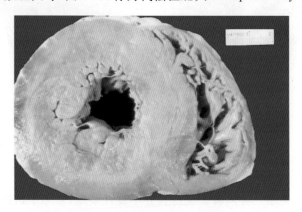

图 2-3　高血压患者的左心室肥大
注:心脏横断面示左心室壁增厚、乳头肌增粗心腔相对较小。

（二）形态异常变化及后果

肥大组织、器官的实质细胞内的 DNA 含量和细胞器增多,细胞体积增大,细胞功能增强。但肥大器官的功能代偿作用是有一定限度的,超过限度将导致器官的功能失代偿,如高血压病晚期左心室发生的肌源性扩张与肥大不具有代偿意义。

三、增生

组织或器官内实质细胞的数目增多称为增生(hyperplasia)。增生常导致组织或器官体积的增大,常伴有细胞的肥大。

(一)原因和类型

根据原因和性质的不同,增生可分为生理性增生和病理性增生两种。

1. 生理性增生

(1)代偿性增生　由于功能的需要,机体相应的组织、器官的细胞发生增生,如部分肝叶切除后残存肝细胞的增生。

(2)激素性增生　内分泌激素引起的靶器官或组织细胞的增生,如女性青春期乳房小叶腺上皮及月经周期中子宫内膜腺体的增生。

2. 病理性增生

(1)激素过多　如雌激素绝对或相对增加,会导致子宫内膜腺体增生过长,由此引起功能性子宫出血。

(2)生长因子过多　组织损伤时,毛细血管内皮细胞和成纤维细胞因受到损伤处增多的生长因子的刺激而发生增生,使损伤得以修复。

(二)影响及结局

实质细胞的增生常伴有组织、器官的功能增强或恢复;间质的过度增生会引起组织器官硬化等不良后果,如慢性纤维空洞型肺结核时,肺内纤维组织大量广泛地增生,最终引起肺硬化。细胞增生可以是弥漫性的,表现为增生组织、器官的弥漫性增大;还可以是局限性的,在组织、器官中形成单发或多发增生性结节。大部分病理性细胞增生(如炎性增生)会随原因的去除而停止,若细胞增生过度则可在不典型增生的基础上演变为肿瘤性增生。

四、化生

一种分化成熟的细胞类型被另一种分化成熟的细胞类型所取代的过程称为化生(metaplasia)。化生并不是由原来成熟的细胞直接转变所致,而是由该处具有分裂增殖和多向分化潜能的幼稚未分化细胞或干细胞转分化的结果。化生通常只发生在同源细胞之间,如柱状上皮可化生为鳞状上皮而不能化生为结缔组织。

(一)常见类型

1. 鳞状上皮化生　此类型最常见,如慢性支气管炎时,患者支气管黏膜的假复层纤毛柱状上皮转变为鳞状上皮(图2-4),与肺鳞状细胞癌发生有一定关系;慢性宫颈炎时黏膜上皮也常发生鳞状上皮化生,与宫颈鳞癌发生有一定关系。

2. 肠上皮化生　好发于慢性萎缩性胃炎时,此时部分胃黏膜上皮转变为含有潘氏细胞或杯状细胞的小肠或大肠上皮组织,称肠上皮化生(图2-5)。一般认为胃黏膜的肠上皮化生,尤其是大肠型肠上皮化生有可能成为胃癌的发生基础,而小肠型肠上皮化生与胃癌的关系则不大。

3. 结缔组织化生　间叶组织中幼稚的成纤维细胞损伤后转化为骨母细胞或软骨母细

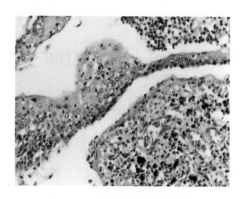

图 2-4 支气管鳞状上皮化生

注：支气管由于各种原因引起慢性炎症，致使上
皮细胞变性、坏死脱落，假复层纤毛柱状上皮由鳞状
细胞增生取代。

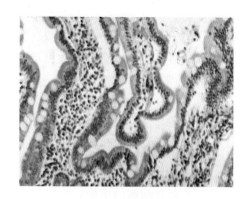

图 2-5 肠上皮化生

胞，分别化生为骨或软骨，称为骨或软骨化生。

（二）对机体的影响

化生对机体有利有弊。化生是机体对环境中不良刺激因子发生防御反应的一种表现形式，从这个角度讲是有利的，如慢性支气管炎时的鳞状上皮化生能增强局部黏膜抵御外界刺激的能力，但另一方面，又因上皮表面失去纤毛，减弱了呼吸道黏膜的自净能力，如果引起化生的因素持续存在，在化生、增生的基础上还可能发展为肿瘤。

第二节　细胞和组织的损伤

机体遭到不能耐受的有害因子刺激后，局部细胞和组织发生物质代谢障碍、功能异常和形态结构异常改变，称为损伤（injury）。

一、细胞和组织损伤的原因

1. 缺氧　缺氧是引起细胞损伤的常见和重要原因。缺氧可影响线粒体内的氧化磷酸过程，使 ATP 生成减少甚至停止，引起一系列细胞结构和功能的损害。缺氧可为全身性和局部性，前者见于呼吸系统疾病，红细胞携氧能力降低或丧失，后者见于局部动脉血供减少。

2. 物理因素　包括高温、低温、电流、放射线和机械性损伤等因素。高温使细胞内蛋白质变性或炭化；低温使血管收缩、血流停滞，导致细胞缺氧，甚至死亡。

3. 化学因素　各种化学物质能通过不同途径引起细胞损伤，如四氯化碳、氰化物、有机磷农药等。化学物质摄入过多（如乙醇）或严重缺乏（如某些蛋白质、微量元素）可引起细胞损伤。

4. 生物因素　这是引起细胞损伤最常见的因素，包括细菌、病毒、真菌、原虫、寄生虫等。

5. 免疫因素　免疫反应具有抵御病原微生物的功能,从而使机体免患疾病。

6. 遗传因素　化学物质和药物、病毒、放射线等均可损伤核内 DNA,诱发基因突变和染色体畸变,使细胞发生遗传变异。

二、损伤的类型

细胞、组织损伤是由于细胞、组织的物质代谢障碍所致的形态、功能和代谢的病理改变,包括变性和细胞死亡。

(一) 变性

变性(degeneration)是指细胞或细胞间质受损伤后,由于代谢障碍,而使细胞内或细胞间质内出现异常物质或正常物质异常蓄积的现象,通常伴有功能低下。变性种类繁多,常见的变性有以下几种。

1. 细胞水肿　细胞水肿(cellular swelling)也称水样变性,常是细胞损伤中最早出现的改变,多见于心、肝、肾等实质脏器的实质细胞。

(1)原因和机制　细胞水肿的常见原因有感染、中毒、缺氧等。其发生机制一般认为是在上述原因作用下,细胞线粒体受损导致 ATP 生成减少,细胞膜 Na^+-K^+ 泵功能障碍,导致细胞内钠、水增多。

(2)病理变化　肉眼观:病变的器官体积变大,包膜紧张,重量增加,颜色变淡,混浊无光泽。镜下观:病变初期,细胞线粒体和内质网变得肿胀形成光镜下细胞质中充满红色的细颗粒(图 2-6)(电镜证实为肿胀的线粒体和扩张的内质网)。若钠、水进一步积聚,细胞体积明显增大如气球,整个细胞的细胞质基质高度疏松、透明,称气球样变,常见于病毒性肝炎时的肝细胞。

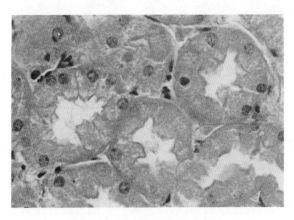

图 2-6　肾小管上皮细胞水肿

注:肾小管细胞肿胀,细胞质内出现红染、细小颗粒状物质。

(3)影响和结局　细胞水肿是可复性变性,原因消除后细胞形态可恢复正常。若原因持续存在,可演变为坏死。细胞水肿时,器官、组织的代谢障碍、功能降低。

2. 脂肪变性　中性脂肪(即甘油三酯)蓄积于非脂肪细胞的细胞质中称为脂肪变性(fatty change;steatosis),好发于心、肝、肾等的实质细胞,其中肝脏脂肪变性最常见。

(1)原因和机制　脂肪变性与缺氧、感染、中毒、营养不良、糖尿病及肥胖有关。其机理尚未完全搞清,其中肝脏脂肪变性的机制主要有三个方面。①肝细胞内脂肪酸过多:常见于高脂饮食,某些疾病造成饥饿状态或糖尿病患者糖利用障碍时,脂库中的脂肪大量动员,血浆脂肪酸浓度升高进入肝脏。②脂肪酸氧化障碍:当肝细胞受淤血、缺氧、感染等因素作用受损时,肝细胞脂肪酸氧化障碍。③脂蛋白合成障碍:肝内脂肪是通过与蛋白质结合形成脂蛋白运出肝脏的。脂蛋白合成障碍常由于合成脂蛋白的原料磷脂或组成磷脂的胆碱等物质不足或由于某些毒物、毒素破坏了细胞内质网的结构或抑制某些酶的活性,使脂肪不能转变为脂蛋白运出肝脏。

(2)病理变化 轻度脂肪变性的器官肉眼观可无明显变化。随着病变的加重,脂肪变性的器官体积增大、重量增加、包膜紧张、颜色淡黄、质软、切面有油腻感。在肝细胞严重脂肪变性的基础上可发生坏死,继发肝硬化。心肌脂肪变性常见于严重贫血时,由于心脏冠状动脉供血分布区域不规则,可见心内膜下平行黄色条纹(脂变区)与未脂变的暗红色心肌相间排列,形如虎皮斑纹,称虎斑心。镜下观变性细胞体积增大,细胞质中出现大小不等的脂肪空泡(苏木精-伊红染色切片中脂肪滴被酒精、二甲苯等溶解),严重时脂肪滴融合并将细胞核挤到一边,状似脂肪细胞(图2-7)。如用冰冻切片作苏丹Ⅲ或锇酸染色,脂肪滴分别被染成橘红色和黑色。另外,脂肪变性在肝小叶内的分布与病因有关,肝淤血时,由于肝小叶中央区淤血缺氧较重,脂肪变性首先发生于肝小叶中央区;肝细胞中毒时脂肪变性主要发生在肝小叶周边部,可能由于周边部肝细胞代谢较为活跃,对毒物更为敏感。

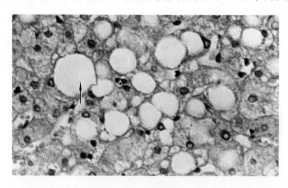

图 2-7 肝细胞脂肪变性

注:肝细胞增大,胞浆内可见大小不一的圆形空泡(↑),空泡有张力感。肝细胞核受压被挤向一边。

(3)影响和结局 脂肪变性是可逆性变性,病因去除可恢复正常,病因持续作用可发展为细胞坏死。轻度肝脏脂肪变性,由于肝脏代偿能力强,一般无明显的肝功能障碍;严重弥漫性肝脂肪变性时肝大、轻度压痛、肝功能异常。长期重度肝脂肪变性可演变为肝硬化。

3. 玻璃样变性 细胞内或间质中出现 HE 染色为均质嗜伊红半透明状的蛋白质蓄积称为玻璃样变性,又称透明变性(hyaline degeneration)。玻璃样变性只是一种形态学上的描述名词,它包含了性质不同、形态特点相似的几种病变。

(1)细动脉壁玻璃样变性(又称细动脉硬化) 常见于缓进型高血压病和糖尿病的肾、脑、脾等脏器的细动脉壁,因血浆蛋白质的渗入,使血管壁增厚、管腔狭窄,甚至闭塞(图2-8)。

(2)纤维结缔组织玻璃样变性 见于生理性和病理性结缔组织增生,为胶原纤维老化的表现。肉眼观可见病变处呈灰白色、半透明、质韧无弹性。镜下纤维细胞明显减少,胶原纤维增粗并互相融合成梁状、带状或片状的半透明均质物质(图 2-9)。

(3)细胞内玻璃样变性 蓄积于细胞质的异常蛋白质形成均质、红染圆形小体、大小不等的物质。肾小球肾炎时,近曲小管过度重吸收管腔内的蛋白质,使胞浆内出现大小不等的圆形、红色小滴。

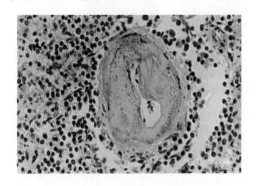

图 2-8 脾中央小动脉玻璃样变性

注:脾中央小动脉壁增厚,管腔狭窄,动脉壁内见红染、均匀、半透明玻璃样变物质。

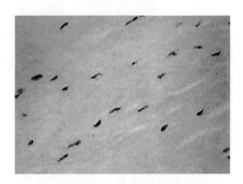

图 2-9 结缔组织玻璃样变性

注:胶原纤维呈均匀粉染状,残存少数细胞核,失去纤维状结构。

4. 黏液样变性 细胞间质内黏多糖(透明质酸等)和蛋白质的异常聚积,称为黏液样变性(mucoid degeneration)。镜下观,病变处间质疏松、充满淡蓝色胶状物,其间散布一些多角形有突起细胞。黏液样变性常见于肿瘤组织、动脉粥样硬化斑块以及风湿病的病灶等处。

知识链接

变性属于可逆性损伤,除细胞水肿、脂肪变性、玻璃样变性、黏液样变性外,还有淀粉样变性、病理性色素(如含铁血黄素、脂褐素、黑色素等)沉着、病理性钙化等类型。共同病理变化主要是细胞内或细胞间质内出现异常物质或正常物质异常蓄积。引起蓄积的主要原因是正常或异常物质产生过多、过快,超过细胞代谢、利用、清除的能力,因而蓄积于细胞内或细胞间质内。

(二)细胞死亡

细胞受到严重损伤或其他原因而累及细胞核时,出现代谢停止、结构破坏和功能丧失等不可逆性变化称细胞死亡(cell death),大致分为坏死和凋亡两大类型。

1. 坏死 以酶溶性变化为特点的活体内局部组织细胞的死亡称为坏死(necrosis)。

1)基本病变

(1)细胞核的变化 为细胞坏死在形态学上的主要标志,其表现主要有三种形式(图 2-10)。

① 核固缩:核脱水,染色质浓缩,嗜碱性染色增强,核体积缩小。

② 核碎裂:核膜破裂,核染色质崩解为大小不等的碎片,分散在胞浆中。

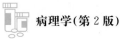

③ 核溶解:在 DNA 酶作用下,染色质分解、核失去对碱性染料的亲和力、染色变淡,只能看到核的轮廓,最后核完全消失。

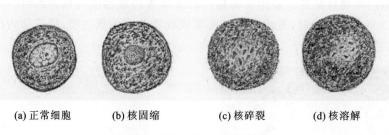

(a) 正常细胞　　(b) 核固缩　　(c) 核碎裂　　(d) 核溶解

图 2-10　坏死细胞核变化模式图

(2) 细胞质的变化　细胞质内嗜碱性核蛋白体减少或丧失,细胞质对碱性染料苏木素的亲和力下降,而对酸性染料伊红的亲合力增强,细胞质嗜酸性增强红染,坏死后期细胞膜崩解。

(3) 间质的变化　实质细胞坏死后的一段时间内,间质常无变化。以后,在多种水解酶作用下,基质崩解、胶原纤维肿胀断裂并进一步崩解液化。最后坏死的实质细胞和崩解的间质融合成一片模糊、颗粒状、无结构红染的物质。

由于坏死形态学改变的出现需要一段时间,早期的组织坏死常不易辨认。临床上将这种确实已经失去生活能力的组织称为失活组织,在治疗中应该将其清除。失活组织的特点:①外观无光泽,颜色苍白、混浊;②失去弹性,刺激后回缩不良;③局部无血管搏动,切开后无新鲜血液流出;④局部温度降低,失去正常感觉和运动(如肠蠕动)功能等。

2) 坏死的类型

(1) 凝固性坏死　蛋白质变性而凝固且溶酶体水解作用较弱时,坏死区呈灰黄、干燥、质实状态称为凝固性坏死。常发生于心、肾、脾等器官。肉眼观,坏死组织混浊无光泽,呈灰白或黄白色,质实干燥,与正常组织分界明显(图 2-11)。镜下观,坏死早期细胞微细结构消失,但组织结构的轮廓仍存在。结核病时的干酪样坏死是一种特殊类型的凝固性坏死,因病灶中含较多脂质,坏死灶呈黄色奶酪样而得名。干酪样坏死较彻底,显微镜下观察坏死部位原有组织结构的残影完全消失,不见组织结构的轮廓。

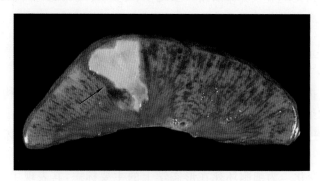

图 2-11　肾皮质苍白色的楔形凝固性坏死灶(梗死灶)

注:切面可见肾皮质有三角形、灰白色(↑)、分界清楚的坏死灶。

(2) 液化性坏死　由于坏死组织中可凝固的蛋白质减少或坏死细胞自身浸润的中性

粒细胞等释放大量水解酶,或组织富含水分和磷脂,则细胞容易发生溶解液化,称为液化性坏死。脑组织的坏死称脑软化,其坏死灶称软化灶。化脓性细菌或阿米巴原虫能释放或产生溶蛋白酶,也可使组织发生液化性坏死。常见于急性出血性胰腺炎的脂肪坏死,坏死的脂肪组织释放出的脂肪酸与钙结合形成钙皂,肉眼观呈质硬的灰白色斑点或小结节。

(3)坏疽(gangrene) 坏疽是指组织坏死并继发腐败菌感染。坏疽分为干性坏疽、湿性坏疽、气性坏疽三种类型。

① 干性坏疽:常见于动脉阻塞而静脉回流通畅的四肢末端,因水分散失较多,故坏死区干燥皱缩呈褐色,与正常组织分界清楚,腐败变化轻,病变进展慢。

② 湿性坏疽:多发于与外界相通的内脏(如肺、肠、子宫等),此时在动脉血供阻断的同时,也伴有静脉回流受阻。坏死组织中含有较多的水分,有益于腐败菌的繁殖,局部感染严重,组织明显肿胀,呈污秽的暗绿或灰黑色,病变进展快,病变与正常组织分界不清。腐败菌分解坏死组织产生吲哚、粪臭素等物质,致坏疽部位有特殊恶臭,同时由于腐败性毒素被大量吸收可引起严重的中毒症状。

③ 气性坏疽:特殊的湿性坏疽。主要发生于较深的开放性创伤(尤其是战伤)合并厌氧产气腐败菌感染。细菌在分解坏死组织的过程中产生大量气体,坏死组织呈蜂窝状,按之有捻发感,病变发展迅猛,由于大量毒素被吸收,中毒症状严重,常需要紧急处理。

(4)纤维素样坏死 坏死组织为细丝状、颗粒状或小条块状无结构的物质,在 HE 染色时与纤维素染色性质相似,故称为纤维素样坏死(fibrinoid necrosis),主要见于风湿病、新月体性肾小球肾炎、结节性动脉炎等变态反应性疾病,也可发生于急进型高血压、胃溃疡等疾病。

3)坏死的结局

(1)局部炎症反应 坏死细胞溶解,溶解坏死物刺激局部引起急性炎症反应。

(2)溶解吸收 坏死细胞及周围中性粒细胞释放水解酶使组织溶解液化,被淋巴管、血管吸收或被巨噬细胞吞噬清除。坏死液化范围较大可形成囊腔。

(3)分离排出 较大的坏死灶不易被完全溶解吸收,发生在皮肤、黏膜的坏死物脱落排出后形成的较浅的缺损称为糜烂,较深者称为溃疡;组织坏死后形成开口于皮肤、黏膜表面的深在性盲管称为窦道;两端开口的通道样缺损称为瘘管;肺、肾等脏器的坏死灶溶解后经自然管道(如支气管、输尿管)排出后残留的空腔称为空洞。

(4)机化与包裹 新生肉芽组织取代坏死组织、血栓、血肿、炎性渗出物、异物等的过程,称为机化。较大的坏死灶不能完全机化,则在坏死灶周围长出肉芽组织将其包围,称为包裹。

(5)钙化 坏死细胞和细胞碎片若未被及时清除,则日后易发生钙盐和其他矿物质沉积,引起营养不良性钙化。

2. 凋亡 由体内外某些因素触发细胞内预存的死亡程序而引起的细胞主动性死亡,称为凋亡(apoptosis),又称为程序性细胞死亡(programmed cell death)。凋亡可发生于生理状态,也可发生于病理状态,尤其在肿瘤的发生、发展中具有重要的作用。

凋亡在形态和生化特性上都不同于坏死。镜下观,凋亡细胞多为单个或数个,先有包膜皱缩,胞浆致密,染色质边集,然后胞核裂解,胞膜发泡成芽,胞浆分叶突起,并与胞体分离,形成含核碎片和(或)细胞器成分的红染小体,称为凋亡小体(apoptosis body)。凋亡小体可被巨噬细胞和相邻的其他实质细胞吞噬、降解。周围没有炎症反应,也没有增生修复反应。

知识链接

　　细胞老化是指随生物体年龄增长细胞所发生的退行性变化。所有细胞都要经历诞生、生长、发育、老化及死亡等阶段。从细胞诞生的那一刻起,老化过程即已开始。细胞老化具有以下四个特性。①普遍性:所有细胞都会在不同水平上出现老化改变。②进行性和不可逆性:老化随时间推移不断发展,且不可逆转。③内因性:老化由遗传因素所决定,与外界有害因素的作用没有直接关系,但外因可加速老化的发生。④有害性:细胞老化后代谢降低,功能减退,缺乏恢复能力,机体的患病率和死亡率均增高。

第三节　损伤的修复

　　损伤造成机体部分细胞和组织缺失后,机体对缺损进行修补恢复的过程,称为修复(repair)。修复后可完全或部分恢复原组织的结构与功能。修复有两种形式:①由损伤周围的同种细胞来修复称为再生(regeneration);②由纤维结缔组织来修复称为纤维性修复,由于参与修复的成分主要是肉芽组织,并最终转变为瘢痕组织,故也称为瘢痕修复。损伤由同种细胞修复又称完全修复,而纤维性修复又称不完全性修复。在多数情况下,由于多种损伤同时存在,如阑尾外科手术切口有皮肤、皮下组织、腹壁肌肉以及筋膜的损伤,故两种修复过程常同时存在。

一、再生

　　再生可分为生理性再生及病理性再生。生理过程中许多细胞组织不断衰老、死亡,由新生的同种细胞不断补充,以保持原有的结构和功能的再生,这一过程称为生理性再生。在病因作用下,组织细胞缺损后发生的再生称病理性再生。本节主要讨论病理性再生。

(一)组织、细胞的再生能力

　　组织细胞再生能力不同。一般而言,低等动物比高等动物的细胞和组织再生能力强;幼稚组织比分化高的组织再生能力强;平时易遭受损伤的组织细胞及生理情况下经常更新的细胞有较强再生能力,反之,再生能力则较弱或缺乏再生能力。按再生能力不同,人体细胞分三类。

　　1. 不稳定细胞　不稳定细胞又称为持续分裂细胞,这类细胞再生能力很强,如皮肤表皮细胞、胃肠道和呼吸道的黏膜上皮细胞、腺体的导管上皮、淋巴造血细胞和纤维结缔组织等。

　　2. 稳定细胞　稳定细胞又称为静止细胞,这类细胞具有潜在的较强再生能力,在生理情况下增生现象不明显,但在损伤刺激下参与再生修复。见于各种腺体及腺性器官的实质细胞,如肝、胰、汗腺、皮脂腺、内分泌腺、涎腺及肾小管上皮细胞等。此外,间叶细胞及其各种衍生细胞有纤维母细胞、血管内皮细胞、骨细胞、软骨骨细胞、平滑肌细胞(但再生能力很弱)等。

3. 永久性细胞 永久性细胞又称非分裂性细胞,属于此类细胞的有神经细胞、心肌细胞及骨骼肌细胞。心肌细胞、骨骼肌细胞再生能力极弱,没有再生修复的实际意义,一旦损伤则成为永久性缺损,但这不包括神经纤维,在神经细胞存活的情况下,受损的神经纤维有着活跃的再生能力。

(二)各种组织的再生过程

1. 上皮组织的再生

(1)被覆上皮再生 鳞状上皮受损后,由创缘或底部的基底层细胞分裂增生向缺损中心移动,先形成单层上皮,完全覆盖缺损后,以后增生分化为鳞状上皮。黏膜,如胃黏膜的上皮损伤后也以同样的方式再生,新生的黏膜细胞初为立方形,以后增高演变为柱状上皮。

(2)腺上皮再生 腺上皮有较强的再生能力,腺体损伤后,若基膜完好,残存腺上皮增生可恢复原有结构与功能;若腺体损伤累及基膜,腺上皮虽可增生,但恢复原结构则非常困难,如肝细胞再生能力强,但如肝小叶网状支架塌陷破坏,肝细胞的再生不能恢复原肝小叶结构,成为结构紊乱的假小叶,最终引发肝硬化。

2. 血管的再生 主要发生在小血管。大血管离断后需手术吻合,吻合两端的内皮细胞增生连接恢复内膜结构,而离端的肌层则难以再生,通过瘢痕修复。小血管的再生是以毛细血管的再生为起点的。毛细血管多以出芽方式再生,首先由毛细血管内皮细胞肥大、分裂增生开始,形成向外突起的实心内皮细胞条索,进而由于血流的冲击形成管腔并相互吻合构成毛细血管网。以后为适应功能需要,新生的毛细血管可进一步改进成小动脉或小静脉。

3. 纤维组织的再生 在损伤刺激下,受损的成纤维细胞进行分裂、增生。成纤维细胞体积较大、呈椭圆形或因胞体有突起而呈星芒状。当成纤维细胞停止分裂后在细胞周围形成胶原纤维,随着细胞的成熟,细胞周围胶原纤维逐渐增多,同时成纤维细胞又转变为长梭形的纤维细胞。

纤维组织再生能力强,它的再生既可发生在原结缔组织部位损伤后,同时也是病理性再生中最常见的现象。

4. 神经纤维的再生 脑及脊髓内的神经细胞破坏后不能再生,由神经胶质细胞及其纤维修复,形成胶质瘢痕。外周神经损伤后,若与其相连的神经细胞体存活,则可完全再生。首先断处远侧端的神经髓鞘与轴突崩解吸收,断端近侧一小段神经纤维也发生同样变化,然后神经膜细胞增生、轴突生长,最后神经轴突生长至末梢,多余的神经髓鞘与轴突消失(图 2-12)。如果近端再生的神经轴突未能延伸至远端髓鞘内,只在断端处长出很多细支,与增生的纤维组织绞缠在一起形成瘤样肿块,称创伤性神经瘤,常可发生顽固性疼痛。

二、纤维性修复

纤维性修复开始于肉芽组织的增生,以后肉芽组织转变为瘢痕组织。

(一)肉芽组织

1. 肉芽组织的形态结构 肉芽组织(granulation tissue)由新生壁薄的毛细血管及增

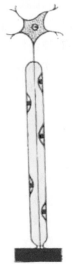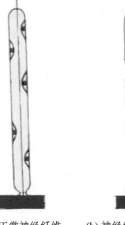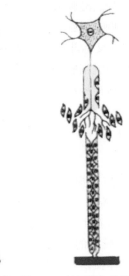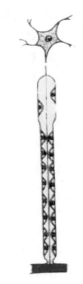

(a) 正常神经纤维　(b) 神经纤维断离、远　(c) 神经膜细胞增生，　(d) 神经轴突达末梢，
　　　　　　　　　　端及近端一部分髓　　　轴突生长　　　　　　多余部分消失
　　　　　　　　　　鞘及轴突崩解

图 2-12　神经纤维再生模式图

生的成纤维细胞构成，伴有炎细胞浸润。肉眼观呈鲜红色，颗粒状，柔软湿润，触之易出血，似鲜嫩的肉芽，故而得名。镜下观，新生的毛细血管垂直于创面，并在近创缘表面处互相吻合形成弓状突起，毛细血管间是大量成纤维细胞及数量不等的炎细胞(图 2-13)。炎细胞中以巨噬细胞为主，也有中性粒细胞及淋巴细胞。

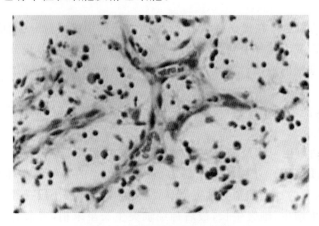

图 2-13　肉芽组织的镜下结构

注：新生的毛细血管呈出芽状互相联络，内皮细胞肿胀。纤
维母细胞增生，并可见中性粒细胞、嗜酸性粒细胞及浆细胞浸润。

　　如果创面存在感染，异物或局部血液循环不良，肉芽组织生长不良，称为不良的肉芽组织，其外观苍白、水肿、无弹性，颗粒不明显，触之不出血，表面有脓性渗出物覆盖。这种肉芽组织生长缓慢，必须加以清除，使其重新长出健康肉芽，否则伤口将不易愈合。高出创缘表面皮肤的过度增生的肉芽组织也应加以清除，否则将形成瘢痕隆起。

2. 肉芽组织的作用与结局 肉芽组织在组织损伤修复过程中的作用有：①抗感染和保护创面；②机化或包裹坏死组织及异物等；③填补伤口及其他组织缺损。

随着肉芽组织的成熟，间质中的炎细胞减少并逐步消失；多数毛细血管闭合消失，少数演变成小动脉及小静脉；成纤维细胞产生大量胶原纤维，转变为纤维细胞，组织胶原化而转化为瘢痕组织。

（二）瘢痕组织

瘢痕组织（scar tissue）是指肉芽组织经改建成熟形成的纤维结缔组织。肉眼观呈灰白色、质地坚韧、缺乏弹性。镜下观，瘢痕组织由大量平行或交错分布的胶原纤维束组成，胶原纤维束呈均质红染即玻璃样变性，纤维细胞少，血管亦减少。

瘢痕组织对机体有利的一面：①瘢痕组织能把损伤的创口或其他缺损长期地填补连接起来，有利于保持器官组织的完整性；②瘢痕组织中含大量胶原纤维，有较强的抗拉力，有利于保持器官组织的牢固性。

瘢痕组织对机体造成不利的影响如下。①瘢痕收缩：特别是发生于关节附近和重要器官的瘢痕，常引起关节挛缩或活动受限。其收缩机制可能由于水分丧失或含有肌成纤维细胞收缩所致。②瘢痕粘连：常影响器官组织功能，如心包粘连影响心脏搏动。③器官硬化：器官广泛损伤导致广泛纤维化玻璃样变，可发生器官硬化。④瘢痕组织增生过度：又称肥大性瘢痕。如果这种肥大性瘢痕过度突出于皮肤表面并向周围不规则扩延称瘢痕疙瘩（临床上又称为"蟹足肿"）。其发生机制不清，可能与瘢痕体质有关，也可能与瘢痕中缺血缺氧促使肥大细胞分泌生长因子，导致肉芽组织增生过度有关。

三、创伤愈合

机体在外力作用下，皮肤等组织出现离断或缺损后的愈合修复过程，称创伤愈合（wound healing），这是一个包括各种组织再生、肉芽组织增生以及纤维化形成瘢痕的复杂组合，表现出各种过程的协同作用。

（一）皮肤创伤愈合

1. 创伤愈合的基本过程 最轻度的创伤仅限于皮肤表皮层，可通过再生愈合。一般创伤愈合多指皮肤、软组织伤口的愈合，主要由肉芽组织和上皮组织再生来完成。以皮肤手术切口为例，叙述创伤愈合的基本过程如下。

（1）伤口的早期变化 伤口局部有不同程度的组织坏死和血管断裂、出血，数小时内便出现炎症反应，表现为充血、浆液渗出及白细胞游出，故局部红肿。早期白细胞浸润，3天后转为巨噬细胞为主。

（2）伤口收缩 2～3天后，边缘的整层皮肤及皮下组织向中心移动，于是伤口迅速缩小，直到14天左右停止。

（3）肉芽组织增生和瘢痕形成 大约从第3天开始，从伤口底部及边缘长出肉芽组织填平伤口。第5天至第6天起成纤维细胞产生胶原纤维，其后一周胶原纤维形成极为活跃，以后逐渐缓慢下来。随着胶原纤维的增多，出现瘢痕形成过程。大约在伤后一个月瘢痕完全形成。

（4）表皮及其他组织再生 表皮创伤发生24 h内，伤口边缘的基底细胞开始增生，向创面移动并分裂增生,以后进一步分化为鳞状上皮覆盖于创面。

2. 创伤愈合的类型 根据组织损伤程度、有无感染等,可将创伤愈合分为三种类型。

(1)一期愈合 见于组织缺损少、创缘整齐、无感染、无异物、经黏合或缝合后创面对合严密的伤口,如外科无菌手术切口。这种伤口内只有少量血凝块,炎症反应轻,表皮再生在 1～2 天内便可完成。在第 2 天就可从伤口边缘长出肉芽组织并很快将伤口填满,5～7 天伤口两侧出现胶原纤维连接,切口达临床愈合标准,此时切口已可拆线。然而肉芽组织中的毛细血管和成纤维细胞仍继续增生,胶原纤维不断积聚,切口可呈鲜红色,甚至可略高出皮肤表面。随着水肿的消退,浸润的炎细胞减少,第二周末瘢痕开始"变白"。这个变白的过程需数月的时间。一个月后覆盖切口的表皮结构已基本正常,纤维结缔组织仍富含细胞,胶原组织不断增多,抗拉力强度在三个月内达到顶峰,切口数月后形成一条白线状瘢痕。

(2)二期愈合 见于组织损伤大、创缘不规则、不整齐、无法整齐对合或感染明显,有异物、炎症反应重的伤口。这类伤口往往需要清创术清除坏死及异物,控制感染后才能愈合。清创的目的是使二期愈合的伤口转变为一期愈合的伤口,达到一期愈合的目的。二期愈合和一期愈合的基本过程相同,但由于二期愈合肉芽组织增生明显,愈合后形成的瘢痕较大,需时也较长。二期愈合常影响脏器外形与功能。

(3)痂下愈合 创伤表面的血液、渗出物及坏死组织干燥后形成硬痂覆盖于创口表面,上述愈合过程在痂下进行,待上皮再生完成后硬痂脱落。其愈合时间往往较无痂者长,这是因为表皮再生前必须首先将痂皮溶解,然后才能向前生长。痂皮对伤口有一定保护作用,但如果痂下渗出液较多易继发感染,不利于愈合。

(二)骨折愈合

骨的再生能力很强,但其愈合的好坏以及所需时间与骨折部位、性质(骨折有外伤性骨折和病理性骨折两大类)、错位程度、年龄等因素有关。多数情况下能完全愈合,恢复正常结构和功能。骨折愈合基本过程分为以下几个阶段。

1. 血肿形成 骨组织和骨髓都有丰富的血管,骨折时血管破裂出血形成血肿并发生凝固,暂时连接骨断端。

2. 纤维性骨痂形成 骨折 2～3 天后,肉芽组织长入血肿内将血肿取代而机化。继而发生纤维化,形成纤维性骨痂或称临时性骨痂,起初步固定作用。血肿完全机化需 2～3 周。

3. 骨性骨痂形成 上述纤维性骨痂逐渐分化出骨母细胞,骨母细胞分泌骨基质并成熟为骨细胞形成类骨组织,以后出现钙盐沉积,转变为骨组织,即骨性骨痂。骨性骨痂中骨小梁排列紊乱,结构不致密,仍然达不到正常功能需要。另外,纤维性骨痂中的软骨组织也可经过软骨内化骨形成骨性骨痂。软骨形成与骨折断端固定不良有关。

4. 骨痂改建与再塑 上述骨痂形成后,断端被幼稚的排列不规则的编织骨连接起来,为适应生理需求,还需进一步改建为成熟的板状骨,并重新恢复骨皮质与骨髓腔的正常关系。改建是在破骨细胞的骨吸收及骨母细胞新骨形成的协调下完成的。骨折愈合过程见图 2-14。

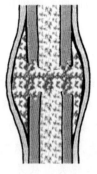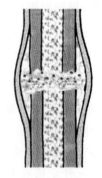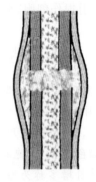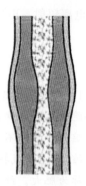

(a) 血肿形成　　(b) 纤维性骨痂形成　　(c) 骨性骨痂形成　　(d) 骨痂改建

图 2-14　骨折愈合过程模式图

（三）影响创伤愈合的因素

创伤愈合除首先取决于损伤程度、组织再生能力外，还受很多因素影响，了解其影响因素的目的是避免不利因素，创造有利条件，促进组织修复。

1. 全身因素

（1）年龄　青少年的组织再生能力强、愈合快。老年人因常伴动脉粥样硬化，组织血供差及免疫力降低等因素，故而再生能力差，愈合慢。

（2）营养　营养物质尤其是蛋白质和维生素 C 缺乏，对愈合有很大影响。蛋白质严重缺乏，尤其是含硫氨基酸——甲硫氨酸、胱氨酸缺乏时，肉芽组织及胶原形成不良，不仅创面愈合速度减慢，而且抗张力强度低。维生素 C 缺乏也影响胶原纤维形成。在微量元素中锌对创伤愈合有重要作用，其作用机制可能与锌是细胞内一些氧化酶的成分有关。因此，补锌能促进愈合。

（3）药物　肾上腺皮质激素和促肾上腺皮质激素能抑制炎症，不利于消除伤口感染，还能抑制肉芽组织生长和胶原合成、加速胶原分解。抗癌药中的细胞毒药物也可延缓愈合。

（4）疾病影响　糖尿病、心力衰竭、尿毒症、肝硬化、黄疸、体温过低及一些免疫缺陷病均可影响再生与修复的过程。

2. 局部因素

（1）感染与异物　感染使渗出物增多，创口张力增加、裂开。许多化脓菌产生的毒素与酶能引起组织坏死，基质和胶原纤维溶解，加重局部损伤。因此，只有局部感染被控制后修复才能顺利进行。异物如丝线等对局部组织有刺激作用，可引起异物反应，妨碍修复。

（2）局部血液循环　局部良好的血液循环既是组织再生所需要的氧和营养物质的来源保证，又与坏死物的吸收、局部感染的控制密切关联。因此，局部血液供应良好时再生修复较为理想；相反则伤口愈合迟缓，如下肢静脉曲张患者小腿发生溃疡后常迁延不愈，变为慢性溃疡。

（3）神经支配　正常的神经支配对维持组织的结构与功能极为重要，失去神经支配的组织就失去了对损伤的反应。例如，麻风引起的溃疡不易愈合，这与患者肢体神经受损有关。

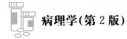

（4）电离辐射 电离辐射损伤细胞、小血管，抑制组织再生，因而能影响创伤愈合。

小 结

1. 适应在形态上表现为萎缩、肥大、增生、化生等。萎缩的组织或器官可伴有实质细胞数量的减少，并伴有间质的增生。可分为生理性萎缩和病理性萎缩两类。病理性萎缩分为营养不良性、压迫性、失用性、神经性和内分泌性萎缩。萎缩的组织、器官体积缩小，重量减轻，颜色变深，细胞器减少，可见脂褐素沉着。细胞、组织或器官体积增大称为肥大。细胞数目增多称为增生。一种分化成熟的细胞类型被另一种分化成熟的细胞类型所取代的过程称为化生。

2. 细胞、组织损伤包括变性和细胞死亡。变性是指细胞或细胞间质受损伤后，由于代谢障碍，而使细胞内或细胞间质内出现异常物质或正常物质异常蓄积的现象。常见变性种类如下。①细胞水肿是指细胞内钠、水增多，又称水变性。常见于肝、肾、心等实质细胞。缺氧、感染、中毒等因素使细胞线粒体受损，钠钾泵功能障碍，导致细胞内钠、水增多。②脂肪变性是指中性脂肪（即甘油三酯）蓄积于非脂肪细胞的细胞质中。常见于肝、肾、心等实质细胞，以肝细胞最常见。由缺氧、感染、中毒营养障碍等因素引起。脂肪变性时，颜色淡黄，体积增大，切面有油腻感。心肌脂肪变性时，称虎斑心。③玻璃样变性是指细胞内或间质中出现 HE 染色为均质嗜伊红半透明状的蛋白质蓄积，又称透明变性。可分为结缔组织玻璃样变性、血管壁玻璃样变性、细胞内玻璃样变性。④黏液样变性是指细胞间质内黏多糖（透明质酸等）和蛋白质的异常聚积。

3. 细胞严重受损而伤及细胞核时，出现代谢停止、结构破坏及功能丧失等不可逆变化，称为细胞死亡，包括坏死和凋亡。坏死是以酶溶性变化为特点的活体内局部组织细胞的死亡。细胞坏死的形态学标志是细胞核的改变，表现为核固缩、核碎裂、核溶解。坏死可分为凝固性坏死、液化性坏死、坏疽和纤维素样坏死。坏死的结局：①溶解吸收；②分离、排出；③机化；④包裹；⑤钙化。

4. 修复是指损伤造成机体部分细胞和组织丧失后，机体对缺损进行修补恢复的过程。再生是指组织缺损有周围同种细胞分裂增生来完成修复的过程。再生分生理性再生和病理性再生，病理性再生又可分为完全再生和不完全再生。按再生能力的强弱，细胞分为不稳定细胞、稳定细胞、永久性细胞。

5. 肉芽组织是由薄壁的新生毛细血管及增生的成纤维细胞构成，伴有炎细胞浸润，肉眼观呈鲜红色，颗粒状，柔软湿润，触之易出血，似鲜嫩的肉芽故而得名。肉芽组织的作用：①抗感染保护创面；②机化坏死组织、血凝块及其他异物；③填补创口及其他组织缺损。

6. 创伤愈合的类型如下。①一期愈合：见于组织缺损少、创缘整齐、无感染或异物，经黏合或缝合后伤口对接严密。②二期愈合：见于组织缺损大、创缘不整齐、不能严密对接，或伴有感染的伤口，愈合时间长。③痂下愈合。

7. 骨折愈合过程可以分为血肿形成期、纤维性骨痂期、骨性骨痂期和骨痂改建期。

能力检测

1. 名词解释：萎缩、化生、变性、坏死、坏疽、凋亡、机化、糜烂、溃疡、再生、肉芽组织。
2. 简述肉芽组织的形态、结构及作用。
3. 比较三种类型创伤愈合的区别。

中英文对照

瘢痕组织	scar tissue
变性	degeneration
创伤愈合	wound healing
肥大	hypertrophy
化生	metaplasia
坏疽	gangrene
坏死	necrosis
黏液样变性	mucoid degeneration
肉芽组织	granulation tissue
适应	adaptation
透明变性	hyaline degeneration
萎缩	atrophy
细胞水肿	cellular swelling
细胞死亡	cell death
修复	repair
再生	regeneration
增生	hyperplasia
脂肪变性	fatty change；steatosis

参考文献

[1] 李玉林.病理学[M].6版.北京：人民卫生出版社，2007.
[2] 崔进，张雅洁.病理学[M].北京：科学出版社，2007.

（荆州职业技术学院 周春明）

第三章
局部血液循环障碍

 学习目标

　　掌握：充血、淤血、血栓形成、血栓、栓塞、栓子及梗死的概念；淤血、梗死的病理变化；血栓的类型及结局、栓子的运行途径；血栓形成、栓塞、梗死三者之间的区别和联系。

　　熟悉：淤血、血栓形成、栓塞、梗死的原因及其后果；血栓形成的条件；栓塞及梗死的类型。

　　了解：出血的原因、类型及后果；血栓形成过程及其对机体的影响。

　　生命的基础在于物质代谢，而物质代谢的正常进行有赖于健全的血液循环。如果血液循环发生障碍，则引起器官的代谢紊乱、功能失调和形态改变。血液循环障碍不仅是疾病的基本病理过程，还是临床上常见和重要的致死原因。

　　血液循环障碍可分为全身性和局部性两大类。全身性血液循环障碍是整个心血管系统的功能失调，见于心力衰竭、休克等情况。局部性血液循环障碍是个别器官或局部组织的血液循环异常，表现为充血、淤血、出血、血栓形成、栓塞和梗死。本章主要叙述局部血液循环障碍。

第一节　充　血

　　充血（hyperemia）是指机体局部器官或组织血管内的血液含量比正常增多。由局部小动脉、毛细血管或小静脉扩张，血液充盈造成。可分为动脉性充血和静脉性充血两类。

一、动脉性充血

　　由于动脉血流入增多，使局部组织或器官血管内血液含量增多，称为动脉性充血（arterial hyperemia），又称主动性充血（active hyperemia），简称充血（图 3-1）。

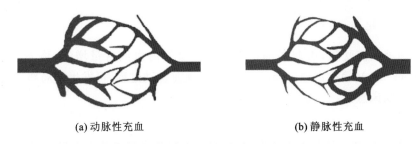

(a) 动脉性充血 (b) 静脉性充血

图 3-1 动脉性充血和静脉性充血示意图

（一）原因及类型

动脉的舒张和收缩受血管运动神经、体液因素支配。在生理和病理状态下，血管舒张神经兴奋和（或）血管收缩神经抑制、组织局部体液因素变化（如组织胺、激肽类物质）增多，均可引起动脉性充血。动脉性充血又可分为如下两种类型。

1. 生理性充血 为了适应组织、器官生理和代谢需要而发生的充血，称生理性充血。例如，进食后胃肠道黏膜充血，运动时肌肉充血，妊娠时的子宫充血以及情绪激动时面部充血等。

2. 病理性充血 各种致病因子作用于局部组织引起的充血，称为病理性充血。

（1）炎性充血 炎症早期由于致炎因子刺激血管舒张神经或麻痹缩血管神经及一些炎症介质（如组织胺、5-羟色胺、激肽、腺苷等）的作用，引起的局部组织小动脉及毛细血管扩张，造成充血。

（2）侧支性充血 由于血栓形成、栓塞或肿瘤压迫等原因，使动脉管腔狭窄或阻塞，其周围的动脉吻合支（即侧支）为了恢复血液供应，发生反射性扩张而充血，建立侧支循环，使缺血组织得到血液供应，称为侧支性充血。

（3）减压后充血 局部器官或组织因血管长期受压引起缺血，如绷带包扎肢体或腹腔积液压迫腹腔内器官，组织内的血管张力降低，若突然解开绷带或一次性大量抽取腹腔积液，局部压力骤然解除或降低，使原受压组织内的小动脉和毛细血管反射性扩张，导致局部充血，称为减压后充血。

（二）病理变化

由于微循环内含动脉血液量增多，使充血的局部组织或器官体积轻度增大；局部代谢增强，温度升高；若发生于体表时，由于局部微循环内氧合血红蛋白增多，局部皮肤呈鲜红色。镜下观，充血组织内的小动脉和毛细血管扩张，含血量增多。

（三）后果

动脉性充血多是暂时性的血管变化，病因消除后局部血量即可恢复正常，一般对机体影响不大。由于充血时局部血液循环加快，物质代谢加强，使局部组织、器官功能增强。临床上常利用这一特性来达到治疗目的，如热敷、拔火罐等。但若有高血压病或动脉粥样硬化等疾病时，动脉性充血则可造成脑血管破裂，产生严重后果。发生在腹腔内的减压后充血（如快速放腹腔积液），使大量血液滞留于腹腔，可造成脑缺血引起昏厥，甚至可因循环功能障碍而发生休克。

二、静脉性充血

因静脉血液回流受阻,引起局部组织或器官血管内血液含量增多,称为静脉性充血(venous hyperemia),简称淤血(congestion)。淤血是被动过程,可发生于局部或全身,具有重要的病理和临床意义。

(一)原因

1. 静脉管腔阻塞 静脉内血栓形成、栓塞或因静脉内膜炎使血管壁增厚等,均可造成静脉管腔狭窄或阻塞,静脉血液回流受阻,局部出现淤血。

2. 静脉受压 由于静脉血管壁薄和管内压力较低,当受外力压迫时,管腔易发生狭窄或闭塞,使血液回流受阻,相应部位的器官或组织发生淤血。如妊娠时增大的子宫压迫髂总静脉引起下肢淤血水肿;绷带包扎过紧引起肢体远端淤血水肿;肠扭转和肠套叠压迫肠系膜静脉引起肠黏膜淤血水肿以及肝硬化时纤维组织增生和假小叶形成,压迫肝窦和小叶下静脉,使门静脉回流受阻、压力升高,导致胃肠道和脾淤血。

3. 心力衰竭 心力衰竭时心脏排血量减少,心腔内血液滞留,压力升高,静脉血回流受阻而造成淤血。左心衰竭时,肺静脉血回流受阻,造成肺淤血;右心衰竭时,上、下腔静脉血回流受阻,造成体循环淤血。

(二)病理变化

淤血的组织或器官呈不同程度的肿胀,局部血流缓慢,代谢功能降低。发生于体表的淤血,局部温度降低,同时血液内还原血红蛋白含量增加,局部皮肤呈紫蓝色,称发绀。镜下观,淤血组织内小静脉和毛细血管扩张,充满红细胞,有时伴有水肿。

(三)后果

淤血对机体的影响取决于淤血的部位、程度、持续时间等因素。如果淤血的原因能及时解除,组织可逐渐恢复正常。若淤血持续存在,由于缺氧和代谢产物的聚集,可引起局部组织的继发性改变。①淤血性水肿和出血:淤血时因毛细血管内压力升高和管壁的通透性增加,血浆成分可漏出到血管外形成淤血性水肿或积液(如腹腔积液)。淤血严重时红细胞可漏出,发生淤血性出血。②实质细胞的病变:长期淤血会引起实质细胞发生程度不等的萎缩、变性,甚至坏死,如肝淤血时肝细胞的萎缩、脂肪变性和坏死。③淤血性硬化:长期淤血会引起间质网状纤维转变为胶原纤维,即网状纤维胶原化,同时纤维结缔组织增生,使淤血的器官或组织质地变硬,形成淤血性硬化。

(四)重要器官的淤血

1. 慢性肺淤血 由左心衰竭引起。镜下观,肺泡壁毛细血管高度扩张,充满红细胞,肺泡腔内可见血浆成分漏出,形成肺水肿(图3-2)。严重时红细胞可漏出并被巨噬细胞吞噬,其中血红蛋白被分解为含铁血黄素,这种吞噬有含铁血黄素的巨噬细胞,常在心力衰竭时出现,故称为心力衰竭细胞。肉眼观,肺体积增大,重量增加,呈暗红色,质实,挤压时可从切面流出淡红色泡沫状液体。慢性肺淤血的肺质地变硬,加上含铁血黄素沉着,肺呈棕褐色,故称肺褐色硬化。

2. 慢性肝淤血 常由右心衰竭引起。镜下观,肝小叶中央静脉和邻近血窦扩张、淤

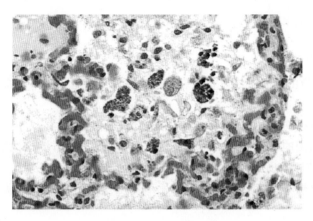

图 3-2　肺淤血（镜下观）

注：肺泡壁毛细血管扩张淤血，肺泡腔内可见心力衰竭细
胞、水肿液及少量红细胞。

血，严重淤血时肝小叶中央静脉区肝细胞受压萎缩，甚至坏死，小叶外围的肝细胞出现脂肪
变性（图 3-3）。肉眼观，肝脏体积增大，包膜紧张，切面肝小叶结构清楚，小叶中央淤血区呈
暗红色，周边区因肝细胞脂肪变性呈黄色，形成红黄相间的网络状条纹，状如槟榔的切面，
称为"槟榔肝"（nutmeg liver）。长期肝淤血，可形成淤血性肝硬化，但肝小叶改建不明显，
不易产生肝功能衰竭。

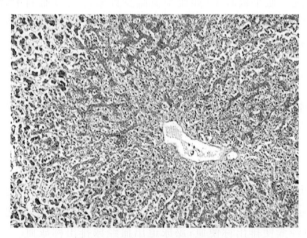

图 3-3　慢性肝淤血和肝细胞脂肪变性（镜下观）

注：中央静脉及其周围的肝窦扩张充满血液，周围的肝细
胞发生脂肪变性。

第二节　出　血

出血（hemorrhage）是指血液从心脏或血管内溢出。血液流出体外，称为外出血；血液
流入体腔或组织间隙内，称为内出血。

一、类型和原因

(一)破裂性出血

破裂性出血是指由于心脏或血管破裂,血液通过心、血管破裂口直接流出,一般出血量较多。常见原因如下。

1. 血管机械性损伤　如割伤、咬伤、刺伤、枪伤、挫伤等。

2. 血管壁被周围的病变侵蚀　如肿瘤侵及其周围的血管;结核性空洞侵蚀空洞壁的血管;消化性溃疡破坏溃疡底部的血管等。

3. 心脏或血管壁本身病变　如心肌梗死形成室壁瘤、主动脉瘤、动脉粥样硬化、静脉曲张破裂等。

(二)漏出性出血

由于血管壁通透性增高,红细胞通过内皮细胞间隙和损伤的血管基底膜漏出到血管外,称为漏出性出血。常见原因如下。

1. 血管壁损害　病原体毒素(如脑膜炎双球菌、钩端螺旋体等)、中毒(如蛇毒、有机磷农药中毒)、缺氧等因素,引起血管壁损伤致通透性增高。

2. 血管壁缺陷　维生素 C 缺乏时,毛细血管壁内皮细胞结合处的基质和血管外胶原基质形成不足,致血管脆性和通透性增加。

3. 血液性质改变　血小板减少(如血小板减少性紫癜)、凝血因子缺乏(如弥散性血管内凝血时凝血因子消耗过多、血友病时体内缺乏凝血因子、肝炎及肝硬化时凝血因子合成减少)等,血液的凝固性降低而导致出血。

二、病理变化

内出血可见于体内任何部位,血液积聚于体腔内称体腔积血,如胸腔积血、腹腔积血、心包积血。在组织内局限性出血并聚集成血块,称为血肿,如硬脑膜下血肿、腹膜后血肿等。皮肤、黏膜、浆膜面微小的出血灶,形成的出血点(直径不超过 0.3 cm)称为淤点;直径超过 2 cm 的皮下出血灶称为淤斑,介于两者之间的出血灶称为紫癜。

一般情况下外出血的称谓根据出血部位而定,如牙龈出血、鼻出血、手指出血等;某些部位的外出血有特定的称谓,如呼吸道出血经口排出称为咯血;上消化道出血经口排出称为呕血;消化道出血经粪便排出称便血;泌尿道出血经尿排出称尿血。

三、后果

出血对机体的影响取决于出血量、出血部位、出血速度和持续时间。大血管的破裂性出血,短时间内可丧失大量血液,失血量达到或超过循环血量 20%～25% 时,即可发生出血性休克。发生在重要器官的出血,即使出血量少,也可引起严重后果,如脑干出血常因呼吸和循环中枢受压而致死。少量缓慢的漏出性出血,一般不会引起严重后果,但大范围的漏出性出血亦可导致出血性休克。长期持续的小量出血可引起贫血。

第三节 血栓形成

在活体心脏或血管内,血液发生部分凝固或血液中某些成分凝集形成固体质块的过程,称为血栓形成(thrombosis)。所形成的固体质块称为血栓(thrombus)。

血液内存在着凝血系统与抗凝血系统(纤维蛋白溶解系统)。在生理状态下,血液中的凝血因子不断被激活,产生少量凝血酶,形成微量纤维蛋白,沉着在血管内膜上,但这些微量纤维蛋白又不断地被激活了的纤维蛋白溶解系统所溶解。同时被激活的凝血因子也不断地被单核-巨噬细胞系统所吞噬。正常时,凝血与抗凝血两者保持着动态平衡。一旦这种平衡被破坏,血液便可在心脏、血管内凝固,形成血栓。

一、血栓形成的条件和原因

(一)心、血管内膜的损伤

心、血管内膜损伤,是血栓形成最重要和最常见的原因,也是唯一能单独引起血栓形成的因素。正常心、血管内膜是完整而光滑的,完整的内皮细胞有抑制血小板黏集和抗凝血作用。当内膜受到损伤时,能从多方面激活凝血系统。内膜损伤可释放组织因子,使外源性凝血系统被激活。同时,内膜损伤后内皮细胞发生变性、坏死、脱落,内皮下的胶原纤维暴露,从而激活凝血因子Ⅻ,这样内源性凝血系统亦被激活。而且受损伤的内膜变粗糙,还有利于血小板沉积和黏附于暴露的内皮下胶原纤维上,黏附的血小板被激活,释放多种血小板因子,激发凝血过程,从而形成血栓。因此,血栓形成常见于动脉粥样硬化溃疡、各种心内膜炎、心肌梗死、动脉或静脉血管的各种炎症等疾病。此外,高血压、吸烟也易造成心、血管内膜损伤而导致血栓形成。

(二)血流状态的改变

血流状态改变主要是指血流缓慢、漩涡形成和血流停滞等。正常情况下,血液中的有形成分(红细胞、白细胞、血小板)在血流的中轴流动(轴流),血浆在周边部流动(边流)。边流的血浆带将血液有形成分与血管壁隔开,阻止血小板与内膜接触。当血流缓慢或有旋涡产生时,血小板便离开轴流而进入边流,与损伤血管内膜的接触机会增加,黏附于内膜的可能性增大。同时,血流缓慢还能使黏集的血小板及其局部形成的一些凝血因子不易被稀释和冲走,这些都有利于血栓的形成。

临床上的事实也证明了这一点。因静脉内血流缓慢,且静脉瓣处易产生涡流,其血栓形成比动脉多见;下肢静脉血流又比上肢静脉缓慢,其血栓形成也远比上肢多见。静脉血栓常在血流异常缓慢的情况下发生,如久病卧床或心力衰竭患者的下肢深静脉内易形成血栓。心脏和动脉内的血流较快,不易形成血栓,但在血流缓慢或出现涡流时,也会形成血栓,如风湿性心脏病二尖瓣狭窄时,左心房血流缓慢并出现涡流,易诱发血栓形成。因此,对于长期卧床的患者,应鼓励其适当地活动,促进血液循环,预防血栓形成。

(三)血液凝固性增高

血液凝固性增高主要见于血液中凝血因子和血小板增多,血液黏稠度增高或纤维蛋白溶解系统活性降低,血液呈高凝状态。常见于严重创伤、手术后或产后,由于大量血浆丧失、血液浓缩或者骨髓中大量幼稚的血小板补充入血,使血液黏稠度增高、血小板和凝血因子浓度增加。晚期肿瘤(如肺癌、肾癌及前列腺癌等)及一些已浸润血管和转移的恶性肿瘤,可释放一种凝血致活酶样物质,激活外源性凝血系统,导致血栓形成。

血栓形成过程,往往是多种因素综合作用的结果。上述三个条件可同时存在,相互影响,或以某一条件起主要作用。如股骨骨折患者易在下肢深静脉形成血栓,其病因既有血管内皮和组织损伤,又因长期卧床使血流缓慢,加上出血产生大量幼稚血小板进入外周血液,使血液凝固性增高,因而,是多种因素共同导致了血栓形成。

二、血栓形成过程及类型

(一)血栓形成过程

血栓形成的过程包括血小板的析出、黏集和血液凝固两个方面,它是在血管内血液不断流动的情况下逐渐形成的。首先是血小板从轴流中分离析出,并黏附在损伤的血管内皮处,进而黏集成堆,随之有少量白细胞和纤维蛋白沉积,形成白色血栓,即血栓头部。白色血栓形成后突入血管腔内,使血流变慢并产生漩涡,故血小板进一步大量析出和凝集,形成许多有分枝的小梁,形如珊瑚,表面黏附许多白细胞。小梁间的血流逐渐变慢,血液中的凝血系统被激活,使纤维蛋白大量形成,并在小梁之间构成网状结构,网眼内网罗大量红细胞和少量白细胞,于是形成了红白相间的混合血栓,即血栓体部。随着混合血栓体积增大,直至血管腔被阻塞时,则局部血流停止,血液迅速凝固,形成暗红色的红色血栓,即血栓尾部(图3-4),但仅在静脉和心腔内才会有上述血栓形成的典型过程。通常将静脉内具有头、体、尾三部分长条状的血栓称为延续性血栓。

(二)血栓类型

1. 白色血栓 可发生在除毛细血管以外的血管和心腔内。若发生于血流速度较快的心脏或动脉内,血栓一般不继续发展延长。在心瓣膜上形成的白色血栓,又被称为赘生物(vegetation)。而在静脉内则构成延续性血栓的起始部即头部。肉眼观,白色血栓呈灰白色,质较实,附着较紧密而不易脱落。镜下观,白色血栓主要由血小板和少量的白细胞及纤维蛋白构成。

2. 混合血栓 发生在静脉、心腔和动脉瘤内。常构成延续性血栓的体部。肉眼观,混合血栓呈红白相间的条纹状结构。镜下观,混合血栓主要由淡红色无结构的珊瑚状血小板小梁和充满于小梁间的纤维蛋白网及红细胞构成。血小板小梁边缘有许多中性粒细胞黏附。发生于心腔和动脉瘤内的混合血栓,又称为附壁血栓。

3. 红色血栓 主要发生于静脉内,少数可见于心腔内。常发生在血流极度缓慢或血流停止之后,其形成过程与血管外凝血相同,构成延续性血栓的尾部。肉眼观,红色血栓呈暗红色,新鲜的红色血栓,表面光滑,湿润并富有弹性,与死后血凝块相似;陈旧的红色血栓由于水分被吸收,变得干燥,表面粗糙,失去弹性,质脆易碎,易脱落形成栓塞。镜下观,红色血栓的纤维蛋白网眼内充满正常血液分布的红细胞、白细胞。

4. 透明血栓 发生在微循环小血管内,只能在显微镜下才能看到,故又称为微血栓。镜下观,主要成分是纤维蛋白,呈嗜酸性均质透明状,也称纤维素性血栓。见于休克和弥散

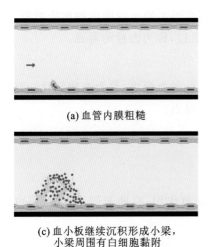

(a) 血管内膜粗糙

(b) 血小板沉积，局部形成旋涡

(c) 血小板继续沉积形成小梁，
小梁周围有白细胞黏附

(d) 小梁间形成纤维蛋白网，
网眼中充满红细胞

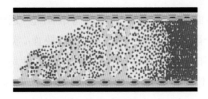

(e) 血管腔阻塞，局部血流停滞，血液凝固

图 3-4 血栓形成过程示意图

性血管内凝血（DIC）。

知识链接

　　DIC 是指在某些致病因子作用下凝血因子和血小板被激活，引起的一种以凝血功能失常为主要特征的病理过程（或病理综合征）。其特点是在微循环中形成大量微血栓，同时大量消耗凝血因子和血小板，继发性纤维蛋白溶解（纤溶）亢进，导致出血、休克、器官功能障碍和贫血等临床表现，往往危及生命。

三、血栓的结局

（一）软化、溶解、吸收

　　在血栓形成过程中，纤维蛋白溶解系统也被激活，可以使血栓溶解。同时，血栓中的中性粒细胞崩解，释放蛋白溶解酶，也促使血栓溶解软化。小的血栓溶解液化，可被全部吸收或被血流冲走不留痕迹；较大的血栓部分发生软化，残留部分发生机化或脱落成为栓子，随血流运行，可引起栓塞。

（二）机化、再通

　　如果纤维蛋白溶解系统活性不足，血栓长时间存在，则由血管壁向血栓内长入肉芽组织逐渐取代血栓，称为血栓机化。较大的血栓 2～4 周可完全机化。血栓机化时，常在血栓内部或血栓与血管壁之间形成裂隙,裂隙的表面被增生的血管内皮细胞所被覆,最后形成与原血管相通的一个或数个小血管,使血流重新通过,称为血栓的再通。

(三)钙化

血液中的钙可析出沉积于没有完全软化或机化的血栓内,称为血栓钙化。钙化的血栓质硬如石,静脉内者称为静脉石,动脉内者则为动脉石。

四、血栓对机体的影响

(一)对机体有利的方面

血栓的形成对创伤过程中破裂的血管起到止血作用,有助于创口愈合,还可以局限感染区域,防止感染扩散。

(二)对机体不利的影响

1. 阻塞血管　动、静脉血栓形成主要引起血管腔阻塞,进而影响相应组织器官的血液供应。动脉血管管腔未完全阻塞时,局部器官或组织缺血,实质细胞发生萎缩。若完全阻塞又未能建立有效侧支循环时,局部器官或组织发生缺血性坏死(梗死)。如脑动脉血栓引起脑梗死,心冠状动脉血栓引起心肌梗死。静脉血栓形成,若未能建立有效的侧支循环,则引起局部淤血、水肿、出血,甚至坏死,如肠系膜静脉血栓形成可导致肠出血性梗死。

2. 栓塞　若血栓与血管壁附着不牢固,或在血栓软化、溶解过程中,血栓可整体或部分脱落形成栓子,随血流运行引起栓塞。下肢深静脉血栓、心腔内附壁血栓等极易脱落形成栓子。

3. 心瓣膜变形　心脏瓣膜上的赘生物常因机化而引起瓣膜增厚、纤维化和变形,导致瓣膜口狭窄或关闭不全,形成心瓣膜病。

4. 出血　主要发生于休克和弥散性血管内凝血(DIC)。由于微循环内广泛的微血栓形成,消耗了大量的凝血因子和血小板,从而造成血液的低凝状态,导致全身广泛出血。

第四节　栓　　塞

循环血液中出现不溶于血液的异常物质,随血液运行并阻塞血管腔的现象,称为栓塞(embolism),阻塞血管腔的异常物质称为栓子(embolus)。栓子可在体内形成(如血栓),也可来自体外(如气体)。其形式有固体(如血栓)、液体(如羊水)和气体(如空气)。其中血栓脱落形成栓子最常见,故一般所说的栓塞多指血栓栓塞。

一、栓子运行的途径

栓子在体内运行的途径一般和血流方向一致。不同来源、不同部位的栓子,其栓塞部位具有一定的规律性(图3-5)。

1. 来自体静脉系统及右心的栓子　栓子随血流进入肺动脉主干及其分支,引起肺栓塞。若栓子小且有弹性(如羊水、气体和脂肪栓子等),则可通过肺泡壁毛细血管进入肺静脉,再经左心进入动脉系统,阻塞于某些动脉小分支,常见于脑。

2. 来自动脉系统及左心的栓子 栓子随动脉血流运行,堵塞于各器官相应的小动脉和毛细血管,常见于脑、心、脾、肾及四肢等。

3. 来自门静脉系统的栓子 栓子随门静脉血流进入肝脏,引起肝内门静脉分支的栓塞。

4. 交叉性栓塞 少见,仅见于先天性心脏病患者(如房间隔或室间隔缺损),心腔内的栓子可由压力高的一侧通过缺损进入压力低的一侧心腔,再随血流运行栓塞相应的分支。

5. 逆行性栓塞 少见,是指静脉内栓子由较大的静脉逆行至较小的静脉,引起栓塞,一般发生于下腔静脉的属支内。如在剧烈咳嗽、呕吐时,由于胸、腹腔内的压力骤增,可使下腔静脉内的栓子逆血流方向运行,栓塞于下腔静脉的相应的属支。

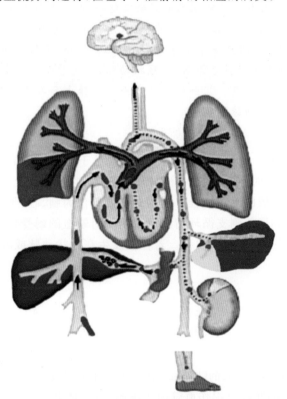

图 3-5 栓子的运行途径示意图

二、栓塞的类型及其后果

(一) 血栓栓塞

由血栓或血栓的一部分脱落所引起的栓塞,称为血栓栓塞(thromboembolism),是栓塞中最常见的一种。血栓栓塞对机体的影响取决于栓子的大小、栓塞的部位以及能否迅速建立侧支循环。

1. 肺动脉栓塞 95%以上血栓栓子来自下肢膝部以上的深静脉,少数来自盆腔静脉,或右心附壁血栓。栓子的大小和数量不同,引起栓塞的后果也不同。①中、小栓子多栓塞肺动脉小分支,常见于肺下叶,除多发性或短期内多次发生栓塞外,一般不引起严重后果。这是因为肺有双重血液供应,支气管动脉和肺动脉之间有丰富的吻合支,侧支循环可起代偿作用。有时栓子虽然小但数量多,则可广泛地栓塞肺动脉小分支,导致患者急性死亡(猝死),称为肺动脉栓塞症或肺卒中,临床上患者突然出现呼吸困难、发绀、休克等症状。若在栓塞前已有严重的肺淤血,则可引起肺组织出血性梗死。②大的血栓栓子栓塞肺动脉主干及其较大分支,可引起严重后果,患者多发生猝死。当一个较长的栓子同时导致左、右肺动脉主干栓塞时,称为骑跨性栓塞。

知识链接

　　　肺动脉栓塞引起猝死的机制尚未完全清楚,一般认为与下列因素有关。①肺动脉主干或大分支栓塞时,机械性阻断血流,造成急性右心衰竭;同时肺缺血缺氧,左心回心血量减少,冠状动脉灌流量不足导致心肌缺血。②栓子刺激肺动脉管壁,引起迷走神经兴奋,通过神经反射引起肺动脉、冠状动脉、支气管动脉和支气管平滑肌的痉挛,导致急性右心衰竭和窒息。③血栓栓子内血小板释出 5-羟色胺及血栓素 A_2,可引起肺血管、支气管、冠状动脉痉挛。

2. 体循环动脉栓塞　80%的栓子来自左心,常见于亚急性感染性心内膜炎时心瓣膜上的赘生物、二尖瓣狭窄时左心房的附壁血栓、心肌梗死区心内膜上的附壁血栓,其次为动脉粥样硬化溃疡或动脉瘤的附壁血栓。栓塞的主要部位为脑、心、肠、肾、脾和下肢。栓塞后果取决于栓塞部位和局部侧支循环情况以及组织对缺血的耐受性。当栓塞的动脉缺乏有效侧支循环时,可引起局部组织梗死。若栓塞发生在冠状动脉或脑动脉分支,将产生严重后果,甚至危及生命。

(二) 脂肪栓塞

循环血流中出现脂肪滴并阻塞血管所致的栓塞,称为脂肪栓塞(fat embolism)。见于长骨粉碎性骨折或广泛脂肪组织挫伤,这些损伤导致骨髓或脂肪细胞破裂释出脂滴,脂滴经破裂的小静脉进入血流而引起脂肪栓塞。一般直径大于 20 μm 的脂滴可引起肺动脉分支、小动脉或毛细血管栓塞。少量脂滴引起的肺栓塞并不引起严重后果,但大量脂滴栓塞于肺部毛细血管,因脂肪栓子中游离脂肪酸可损伤血管内皮细胞,引起肺水肿,患者常出现呼吸困难和呼吸、心率加快,并引起肺循环血量锐减,可致急性呼吸、循环衰竭而死亡。直径小于 20 μm 脂滴,可通过肺部毛细血管,进入体循环引起全身各器官的栓塞,最常栓塞的是脑血管,引起脑水肿和血管周围点状出血,甚至脑梗死。患者出现烦躁不安、幻觉或昏迷等表现。

(三) 气体栓塞

大量气体迅速进入血液循环或原溶解于血液内的气体迅速游离,形成气泡并阻塞心、血管腔,称为气体栓塞(gas embolism)。

1. 空气栓塞　多因静脉破裂,空气通过破裂口进入血流所致。常见于手术或创伤所致的锁骨下静脉、颈静脉和胸腔内大静脉的损伤,当吸气时胸腔负压增高,这些大静脉亦成负压,大量空气通过破裂处迅速进入静脉管腔,随血流到达右心。此外,在分娩、人工流产及胎盘早期剥离时,由于子宫收缩,子宫腔内压力升高可将空气压入开放的子宫静脉窦内并随血流到达右心。

少量空气进入血流,可溶解于血液,不引起严重后果。大量空气(多于 100 mL)快速进入血液,随血流进入右心,因为心脏搏动,气体与血液在右心室内被撞击混合而成可压缩的泡沫状的血气泡,当心室舒张时血气泡膨胀充填于右心室,影响静脉血液回流和右心室充盈;当心脏收缩时血气泡被压缩而不能排除,造成严重的循环障碍。患者出现呼吸困难、重度发绀,甚至猝死。部分气泡可进入肺动脉,引起肺动脉分支栓塞。体积较小的气泡还可以通过肺泡壁毛细血管进入左心和体循环的动脉系统,引起其他器官的栓塞。

2. 氮气栓塞(减压病) 当人从高气压环境急速进入正常气压或者低气压环境时,由于体外压力骤然降低,使原来已经溶解于血液中的气体迅速被释放出来形成气泡,其中氧气和二氧化碳很快又被溶解吸收,而氮气溶解速度较慢,在血液形成小气泡,并相互融合成大气泡造成栓塞,称为氮气栓塞,又称为减压病(decompression sickness)。氮气栓塞主要见于潜水员从深海迅速浮出水面或飞行员在机舱未密封的情况下从地面迅速升空时,可引起局部组织缺血和梗死。如短期内大量气泡阻塞血管,尤其是阻塞冠状动脉时可引起猝死。氮气栓塞时组织内亦会形成大量的氮气气泡,位于皮下时引起皮下气肿;位于肌肉、肌腱和韧带内,常引起关节、肌肉疼痛。

(四)羊水栓塞

羊水进入母体血液循环造成栓塞,称为羊水栓塞(amniotic fluid embolism),是分娩过程中很严重的并发症。在分娩或胎盘早期剥离时,如有羊膜破裂,尤其是胎头阻塞产道口时,子宫强烈收缩,宫腔内压增高,羊水被挤入破裂的子宫壁静脉窦或子宫颈静脉内进入母体血循环,在肺动脉分支及肺泡壁毛细血管内引起栓塞。少数羊水成分可以通过肺泡壁毛细血管到达左心,并通过体循环动脉系统到达相应器官,引起心、肾、脑、肝、脾等器官的栓塞。镜下观,在肺的毛细血管和小血管内有角化上皮、胎毛、胎脂和胎粪等羊水成分。

本病虽然少见但发病急骤,后果严重,患者常在分娩过程中或分娩后突然出现呼吸困难、发绀、抽搐、休克、昏迷,甚至死亡。发病原因除肺循环机械阻塞外,还与羊水引起的过敏性休克和 DIC 有关。

知识链接

羊水栓塞的诱因:经产妇居多;多有胎膜早破或人工破膜史;常见于宫缩过强或缩宫素(催产素)应用不当;胎盘早期剥离、前置胎盘、子宫破裂或手术产易发生羊水栓塞;死胎在宫腔中停留可增加羊水栓塞的发病率。

羊水栓塞的抢救:羊水栓塞的发生常以出其不意的情形居多,且往往在看似一切都没问题的状况下突然出现,因此,临床上几乎无法预防,死亡率极高。若在医疗条件较好的医院发生,则可得到及时抢救。除了快速给予吸氧及抗休克、抗过敏、纠正 DIC 等处理以外,应尽可能在最短的时间内予以插管。若心跳停止,应进行心肺复苏。

（五）其他栓塞

恶性肿瘤细胞侵入血管,形成肿瘤细胞栓子,并随血流到达远处,造成肿瘤细胞栓塞和血道转移。细菌团、寄生虫也可进入血流成为栓子,导致栓塞。

第五节 梗 死

机体器官或局部组织由于动脉血流阻断而发生的缺血性坏死称为梗死(infarct)。

一、梗死形成的原因和条件

（一）梗死形成的原因

1. 动脉阻塞 动脉管腔阻塞,导致局部组织的血液供应障碍,是引起梗死的常见原因。

（1）血栓形成 梗死最常见的原因。如心冠状动脉和脑动脉粥样硬化合并血栓形成,可分别引起心肌梗死和脑梗死(脑软化)。

（2）动脉栓塞 梗死的常见原因。在肾、脾和肺的梗死中,由动脉栓塞引起者远比血栓形成多见。

2. 血管受压闭塞 当动脉管壁受压管腔闭塞时,相应器官和组织可发生缺血性坏死。如肿瘤压迫动脉引起局部组织梗死;肠套叠、肠扭转时,肠系膜动、静脉受压,血液供应中断,引起肠梗死;瘫痪患者局部长期受压,组织缺血可发生坏死而形成褥疮。

3. 动脉痉挛 单纯动脉痉挛一般不会引起梗死,而在动脉狭窄性病变基础上,血管持续痉挛可致血流中断而引起器官或组织的梗死。如在冠状动脉粥样硬化的基础上,可因情绪激动、过度劳累、严重刺激,冠状动脉发生强烈和持续的痉挛,使管腔完全闭塞而引起心肌梗死。

（二）梗死形成的条件

血流阻断是否造成梗死,与下列因素有关。

1. 侧支循环状况 脾、肾等实质器官为终末动脉供血器官,是梗死的常见部位;有双重血液循环的器官,如肺和肝脏,其中一条动脉阻塞,因有另一条动脉可以维持供血,通常不易引起梗死;前臂和手有平行走向的桡动脉、尺动脉供血,之间吻合支丰富不易发生梗死;甲状腺、骨骼肌、子宫、骨、皮肤等组织,血管阻塞后侧支循环很快建立,极少发生梗死。

2. 组织对缺血缺氧的敏感程度 机体不同部位的组织细胞对缺氧的耐受性不同,大脑的神经细胞耐受性最低,缺血4 min以上即可引起梗死;心肌细胞对缺血也很敏感,缺血20 min以上会发生坏死;骨骼肌、纤维结缔组织对缺血耐受性很强,一般不易发生梗死;严重贫血或心功能不全,血氧含量降低,可促进梗死发生。

二、梗死的类型和病理变化

根据梗死灶内含血量的多少,可将梗死分为贫血性梗死和出血性梗死。梗死的范围及肉眼形态与该器官血管的分布有关。大多数器官如肾、脾、肺等的血管呈树枝状分布,故其梗死灶常呈圆锥形,切面呈扇形或楔形,尖端指向被阻塞的动脉,底部靠近器官的表面(图3-6)。心冠状动脉分支不规则,故梗死灶形状亦不规则或呈地图形。肠系膜血管呈扇形分布,故梗死灶呈节段状。

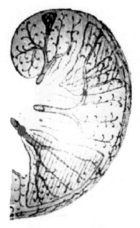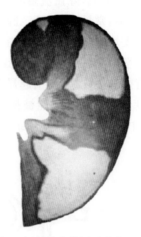

(a) 肾动脉分支栓塞(阴影部分为栓塞的动脉分支)   (b) 肾贫血性梗死(白色部分为梗死灶)

图 3-6　肾动脉分支栓塞导致贫血性梗死模式图

(一) 贫血性梗死

贫血性梗死(anemic infarct)又称白色梗死,常发生在组织结构比较致密和侧支循环不丰富的实质器官,如心、脾、肾,有时也见于脑。当这些器官的动脉血流阻断后,供血区及其邻近的动脉分支发生反射性痉挛,将梗死灶内的血液排挤出去,继而缺血区的组织细胞变性、坏死,使该区呈贫血状态。虽然梗死灶早期可有少量出血,但因红细胞很快崩解,坏死组织发生凝固,故梗死灶缺乏血液而呈灰白色或灰黄色,故称为贫血性梗死。

1. 肾、脾梗死　属于典型的凝固性坏死。梗死常累及被膜,其表面可覆有一层纤维性渗出物。梗死 24 h 后,红细胞崩解,使梗死灶呈苍白色。几天后梗死灶变得边界清楚,呈灰白或灰黄色,为圆锥形或切面为楔形。梗死灶周围常有暗红色的充血、出血带,当红细胞破坏分解后,则呈棕黄色。镜下观,早期可辨认组织结构的轮廓。梗死灶周围可见充血、出血带,其中有多量中性粒细胞浸润。如时间较长,则梗死灶呈无结构的颗粒状,充血、出血带消失,周围有肉芽组织生长,最后可完全机化变成瘢痕组织。

2. 脑梗死　属于典型的液化性坏死。肉眼观,由于脑组织含水分及脂类较多,蛋白质少,故坏死的脑组织不凝固而发生软化,进而液化形成囊腔,周围被神经胶质包围。镜下观,神经细胞、轴突及髓鞘坏死崩解。早期梗死灶周围可有中性粒细胞浸润,以后由巨噬细胞取代,同时有小胶质细胞增生,小胶质细胞吞噬梗死脑组织所释放的脂质后,体积变大,胞质呈网格状或泡沫状,称为格子细胞。晚期梗死灶周围有较多的胶质细胞及肉芽组织包围,小的梗死灶可逐渐机化形成瘢痕组织,而较大的梗死灶增生的胶质细胞可构成囊腔壁,囊腔可长期存留。

3. 心肌梗死　属于典型的凝固性坏死,常由冠状动脉粥样硬化所致,梗死灶呈不规则状或地图形(详见第六章心血管系统疾病)。

(二) 出血性梗死

出血性梗死(hemorrhagic infarction)也称红色梗死,特点是在梗死灶内有明显的出血现象。出血性梗死的形成,除血流阻断这一基本原因外,还与严重的淤血、侧支循环丰富及组织疏松等条件有关,常见于肺、肠。肺有肺动脉和支气管动脉双重血液供应,在正常情况下,即使动脉的分支堵塞,另一支动脉尚可维持血液供应,一般不引起梗死。但在肺严重淤血的情况下,由于整个器官的静脉和毛细血管内压增高,另一支动脉不能单独克服局部淤血的阻力,建立有效的侧支循环,引起局部组织缺血坏死(图3-7)。同时由于严重淤血及组织结构疏松,梗死发生后血液不能被挤出梗死灶,原来淤积于静脉和毛细血管内的血液可以从破坏的血管中流出,再进入坏死组织内,形成出血性梗死。

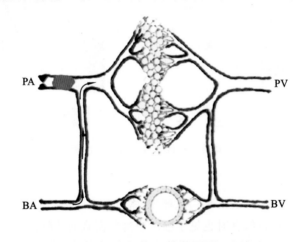

图 3-7　肺动脉栓塞时的血流变化模式图
注:PA—肺动脉;PV—肺静脉;BA—支气管动脉;BV—支气管静脉。

1. 肺梗死　多发生于肺下叶,尤其好发于肋膈缘。肉眼观,梗死灶为锥体形,切面为楔形,其尖端指向肺门或血管堵塞处,基底靠近胸膜面。梗死灶因弥漫性出血呈暗红色,质较实。梗死灶胸膜表面常有一层纤维蛋白性渗出物。镜下观,梗死灶内充满红细胞,肺泡壁结构模糊,周围未坏死的肺组织内,多有弥漫性淤血水肿现象。随后红细胞破坏分解,从梗死灶周边开始发生机化,最后形成瘢痕。

2. 肠梗死　多见于肠套叠、肠扭转和嵌顿性肠疝等,偶见于肠系膜动脉主干血栓栓塞。肠梗死多发生在小肠,通常只累及某一段肠管。肉眼观,梗死的肠壁因弥漫性出血而呈紫红色。肠壁因淤血水肿及出血而增厚、变脆,极易破裂。肠腔内充满浑浊的暗红色液体,浆膜面可有纤维蛋白性渗出物。镜下观,肠壁各层组织坏死及弥漫性出血。

(三) 败血性梗死

败血性梗死由含有细菌的栓子阻塞血管引起。常见于急性感染性心内膜炎,含细菌的栓子从心内膜脱落,顺血流运行引起相应组织器官动脉栓塞。此外,梗死灶继发感染或已有感染的组织进一步发生梗死(肺炎后并发肺梗死)均可引起败血性梗死。

三、梗死的后果

梗死对机体的影响,取决于梗死的器官及梗死灶的部位、大小及有无细菌感染。梗死若发生在脾、肾,则对机体影响不大,仅引起局部症状。如肾梗死可出现血尿和腰痛,但通常不影响肾功能。肺梗死有胸痛和咳血。肠梗死常出现剧烈的腹痛、血便,甚至发生腹膜炎。肺、肠、四肢的梗死,若继发腐败菌感染,可引起坏疽,后果严重。但梗死若发生在心、脑重要器官,常可危及生命。

小 结

1. 全身各器官和局部组织均可出现血液循环障碍。局部的血液循环障碍包括充血、淤血、出血、血栓形成、栓塞和梗死。

2. 充血有动脉性充血和静脉性充血,具有重要临床和病理意义的是静脉性充血(淤血)。慢性肺淤血和慢性肝淤血分别是肺循环和体循环淤血在局部组织上的表现。

3. 出血可分为内出血和外出血、破裂性出血和漏出性出血。外出血指血液流出体外,内出血为血液流入体腔或组织间隙内。破裂性出血由心脏或血管的破裂所致,而漏出性出血常由于微血管壁损伤、血小板减少和功能障碍以及凝血因子的缺乏造成微循环血管壁的通透性增高所引起。大量快速的出血会导致出血性休克。

4. 血栓形成的条件有心血管内膜的损伤、血流状态的改变和血液凝固性增高。血栓有白色血栓、混合血栓、红色血栓和透明血栓等四种类型。血栓的形成可导致血管的阻塞、栓塞,引起心瓣膜病,甚至广泛出血和休克。

5. 栓塞是循环血液中出现不溶于血液的异常物质,随血液运行并阻塞血管腔的过程。血栓脱落后成为栓子可引起栓塞,栓子的种类很多,有固体(血栓和异物等)、气体(空气和氮气)和液体(羊水和脂质),最常见的栓子是血栓栓子。肺动脉栓塞的栓子常来自下肢膝部以上的深部静脉,体循环动脉栓塞的栓子多来自左心。

6. 梗死是指机体器官或局部组织由于动脉血流阻断而发生的缺血性坏死,血管内血栓形成阻塞管腔是梗死形成的常见原因。梗死有贫血性梗死、出血性梗死和败血性梗死,贫血性梗死常见于心、脾、肾,出血性梗死常发生于肺和肠。出血性梗死形成条件为:除动脉阻塞外,有双重血液循环,组织疏松和高度淤血。梗死灶的形状与血管分布有关:肾、脾和肺梗死灶呈锥体形,尖端指向被阻塞的动脉,底部靠近器官的表面;心肌梗死呈不规则形;肠梗死呈节段形。败血性梗死为梗死区内伴有细菌感染者。

能力检测

1. 名词解释:淤血、槟榔肝、血栓形成、栓塞、梗死。
2. 简述静脉淤血常见的主要脏器及其病变特点。
3. 试述血栓形成的条件、结局及其对机体的影响。
4. 栓子种类有哪些?其来源及运行方向怎样?
5. 简述肺动脉栓塞的后果。

6. 简述梗死常见类型及其病变特点。

7. 血栓形成、栓塞、梗死相互间有什么关系?

8. 病例分析。

病例一

男,58岁,患高血压已十余年。今年常有便秘,5日前大便时突然昏倒,并伴大小便失禁和右侧上、下肢麻痹。

病例二

女,60岁,5年前已确诊为脑动脉粥样硬化(血管内膜受损害),4天前早晨醒来自觉头晕并发现右侧上、下肢不能自如活动,且病情逐渐加重,至次日上午右侧上、下肢麻痹。

病例三

女,27岁,患风湿性心脏病伴亚急性细菌性心内膜炎(二尖瓣有赘生物形成)。起床下地活动时,突然感觉头晕,当即卧床,2天后发现右上、下肢麻痹。

问题:

(1)上述三位患者的共同点是头晕、昏迷等神经系统症状和右上、下肢麻痹。请结合解剖学知识,考虑上述患者病变部位可能在何处?

(2)结合局部血液循环障碍一章的学习,进一步考虑上述三位患者的病变性质是否相同?根据已提供的简要病史,初步考虑三位患者的诊断各是什么?并提出诊断根据。

中英文对照

槟榔肝	nutmeg liver
充血	hyperemia
出血	hemorrhage
出血性梗死	hemorrhagic infarction
动脉性充血	arterial hyperemia
梗死	infarct
减压病	decompression sickness
静脉性充血	venous hyperemia
贫血性梗死	anemic infarct
气体栓塞	gas embolism
栓塞	embolism
栓子	embolus
血栓	thrombus
血栓栓塞	thromboembolism
血栓形成	thrombosis
羊水栓塞	amniotic fluid embolism
淤血	congestion
脂肪栓塞	fat embolism
主动性充血	active hyperemia

赘生物　　　　　　　　　　　　vegetation

参考文献

［1］杨燕初.病理学［M］.北京：人民军医出版社，2007.

［2］王振隆.病理学［M］.北京：中国科学技术出版社，2009.

［3］和瑞芝.病理学［M］.北京：人民卫生出版社，2005.

（邢台医学高等专科学校　郭民英）

第四章
炎　症

 学习目标

掌握：炎症、渗出、增生、化脓、脓肿、炎性息肉、败血症的概念；炎症的基本病理变化；炎症的类型及特点。

熟悉：炎症的临床表现、渗出液与漏出液的区别。

了解：炎症的原因与结局。

第一节　炎症的概念

炎症（inflammation）是机体对致炎因子导致的损伤所产生的以防御为主的局部组织反应，其基本病理变化表现为变质、渗出、增生，是机体对致炎因子的一种主动反应。临床上，炎症局部常表现为红、肿、热、痛和功能障碍，并伴有发热、外周血白细胞数量增多等全身反应。

在炎症过程中，各种致炎因子均可引起机体组织细胞受到损伤，同时机体也可发生以血管反应为中心环节的防御反应，它可以使血管中的液体（包括抗体、补体等）和各种白细胞进入局部组织，局限、消灭致炎因子，清除、吸收坏死组织，并出现组织、细胞增生，使损伤得以修复。但在炎症防御反应的同时，也常对机体造成潜在的损伤，如：肺炎时因肺泡腔内有大量渗出物，导致有效呼吸面积减少，可使患者出现呼吸困难；急性肾炎时因细胞增生，压迫肾小球毛细血管，可使患者出现少尿、无尿等症状，而过量渗出不能完全吸收造成的纤维化、粘连常引起组织、器官功能障碍。因此，有效抗炎治疗是十分必要的。

第二节　炎症的原因

任何能引起组织和细胞损伤的原因均能引起炎症。能导致机体局部组织发生炎症反应的因子,称为致炎因子。致炎因子的种类很多,可分为内源性和外源性,以及生物性和非生物性。根据致炎因子的性质不同可分为以下几种类型。

1. 生物性因子 生物性因子是引起炎症最常见的原因,包括细菌、病毒、真菌、支原体、立克次体、螺旋体、寄生虫等。由生物性因子引起的炎症,统称为感染(infection)。病原体不同引起炎症的机制也不同,如细菌可通过产生内、外毒素直接损伤组织细胞;病毒可通过在机体组织细胞内繁殖、扩散导致损伤而引起炎症;具有抗原性的病原体还可以通过其本身的抗原性诱发免疫反应而引起炎症。

2. 物理性因子 物理性因子如低温(冻伤等)、高温(烧伤等)、电击、紫外线(晒伤等)、放射线、挤压、切割等都可引起组织、细胞损伤而发生炎症。

3. 化学性因子 化学性因子分为外源性和内源性两类。外源性化学物质有强酸、强碱以及一些药物等。内源性化学物质有坏死组织的崩解产物,以及病理条件下堆积于体内的代谢产物,如尿素。

4. 免疫因子 当机体免疫反应不适当或过度时,可引起炎症,如过敏性鼻炎、肾小球肾炎、系统性红斑狼疮、类风湿性关节炎、结核病等多种炎症性疾病。

5. 组织坏死因子 坏死组织是潜在的致炎因子,在坏死组织周围出现的充血带、出血带实际上就是炎症反应。

致炎因子作用于机体后是否引起炎症以及炎症反应的强弱程度如何,与致炎因子的性质、强度和作用时间等有关,也与机体的自身状态(如年龄、免疫功能等)有关。如:新生儿一般不引起麻疹,这是由于新生儿从母体获得了一定的抗体,对麻疹病毒有免疫作用;接受疫苗注射的儿童不易患肺炎,但在机体抵抗力降低时较易患肺炎。

第三节 炎症的基本病理变化

任何炎症都具有变质、渗出、增生这三种基本病理改变。由于致炎因子的致病特点和作用部位不同,其临床表现和病理变化也不一样。因此,可以形成各种不同类型的炎症,它们既有炎症的共同点,又有其本身的特殊性。一般来说,炎症早期和急性炎症通常以变质和渗出为主,炎症后期和慢性炎症则通常以增生为主。

一、变质

在致炎因子作用下,局部组织、细胞所发生的变性和坏死,并伴有代谢和功能的障碍,称为变质(alteration),多见于急性炎症和炎症早期。可以是致炎因子直接作用引起的,也可以是在炎症发生、发展过程中由于血液循环障碍和炎症介质的作用引起的。变质程度的轻重,取决于致炎因子的种类、数量、毒力和机体的反应性。

(一) 形态学变化

变质可发生于实质细胞,也可以发生在细胞间质。实质细胞的变质表现为细胞水肿、玻璃样变性、脂肪变性及凝固性坏死或液化性坏死等改变(图4-1)。细胞间质的变质表现为结缔组织发生黏液样变性、玻璃样变性、纤维素样坏死等改变。

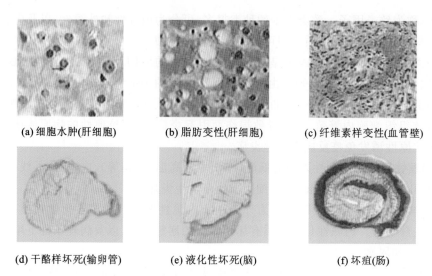

(a) 细胞水肿(肝细胞)	(b) 脂肪变性(肝细胞)	(c) 纤维素样变性(血管壁)
(d) 干酪样坏死(输卵管)	(e) 液化性坏死(脑)	(f) 坏疽(肠)

图 4-1　变质的形态学变化

(二) 代谢变化

炎症局部组织不仅形态结构发生改变,还会出现功能代谢的变化。炎症局部组织的形态变化是功能代谢变化的结果。

1. 局部酸中毒　由于致炎因子的损伤,炎症局部分解代谢增强、血流加快、耗氧量增加,引起酶系统受损、局部血液循环障碍,从而导致各种氧化不全的中间代谢产物(如乳酸、脂肪酸、酮体等)堆积。随着酸性产物的增多,使炎症局部氢离子浓度逐渐升高,出现局部酸中毒。酸中毒可限制病原微生物的生长,但也可使血管壁的通透性增高,促进渗出的发生。此外,酸中毒还可使溶酶体受损、崩解,释放多种炎症介质。

2. 组织渗透压增高　由于分解代谢增强,坏死组织在蛋白溶解酶作用下崩解,大分子物质分解为小分子物质,分子浓度迅速增高,炎症局部组织的胶体渗透压升高。另外,局部酸中毒导致氢离子浓度升高,加强了盐类的解离过程,使钾离子、磷酸根离子等离子浓度增高,炎症局部组织的晶体渗透压升高。由于胶体渗透压和晶体渗透压的升高,从而使炎症局部组织的总渗透压升高。

虽然变质是致炎因子所诱发的损伤性变化,但也可以促进抗损伤变化的发生。局部酸中毒和渗透压升高在损伤局部组织、细胞的同时,也为炎症介质的渗出提供了重要的条件。

(三) 炎症介质

在炎症发生过程中出现的一系列变化,除了致炎因子直接损伤局部组织、细胞外,主要是通过由机体产生的化学活性物质的作用来实现的。这些引起和参与炎症反应的生物活性物质称为炎症介质(inflammatory mediator)。它们对炎症时的血管反应、白细胞渗出等都具有重要的介导作用。

炎症介质可在血浆中产生或由细胞合成并释放。来自血浆的炎症介质多以其前体状态存在,经蛋白水解酶作用才能被激活。来自细胞的炎症介质以颗粒的形式储存在细胞内,在需要的时候释放,或在致炎因子的刺激下,即刻合成并释放。

1. 细胞释放的炎症介质

(1)血管活性胺 血管活性胺包括组胺和5-羟色胺(5-HT),是炎症过程中第一批释放的炎症介质,组织一旦受到致炎因子刺激,迅速释放炎症介质并发挥其作用。组胺主要存在于嗜碱性粒细胞和肥大细胞的颗粒中,也存在于血小板内,在致炎因子的刺激下,通过脱颗粒的方式释放到细胞外发挥作用。引起组胺释放的致炎因子包括:创伤及冷、热等物理因素;补体片段,如C3a和C5a等;神经多肽,如P物质;免疫反应;白细胞来源的组胺释放蛋白;细胞因子,如IL-1和IL-8等。组胺的主要作用为:①扩张微血管;②使血管内皮细胞收缩,血管壁的通透性升高;③对嗜酸性粒细胞有趋化作用。

5-羟色胺主要来源于血小板和肠嗜铬细胞中,因受到免疫复合物、血小板活化因子、凝血酶等物质刺激而释放,主要与血管壁通透性升高有关,在炎症反应中常与组胺同时出现发挥作用。

(2)花生四烯酸代谢产物 花生四烯酸代谢产物代表物质有前列腺素和白细胞三烯。花生四烯酸存在于肺、肾、肠、脑等的细胞内,在物理因子、化学因子及补体等致炎因子的刺激下被释放出来,经一系列代谢反应,生成前列腺素和白细胞三烯。其主要作用为:①扩张小血管;②使血管壁的通透性增高;③对中性粒细胞有趋化作用;④前列腺素还有发热、致痛的作用。某些抗炎药物如阿司匹林、类固醇激素等能抑制花生四烯酸的代谢,减轻炎症反应。

(3)白细胞产物 白细胞产物主要有中性粒细胞和单核细胞在致炎因子作用下释放的活性氧代谢产物和溶酶体成分。活性氧代谢产物主要有超氧负离子、过氧化氢以及羟自由基等,对组织有损伤作用。溶酶体成分是吞噬细胞死亡或吞噬过程中释放的介质,包括酶性介质(如中性蛋白酶、酸性蛋白酶等)和非酶性介质(如阳离子蛋白、阴离子多肽等)两种。溶酶体成分的作用有:①加剧组织损伤;②使血管壁通透性增高;③对单核细胞有趋化作用。其中组织损伤的作用非常明显,如中性蛋白酶可降解纤维素、胶原纤维、基底膜、弹力蛋白和软骨基质等细胞外成分,可引起组织坏死、溶解。

(4)细胞因子 细胞因子主要是由激活的淋巴细胞和巨噬细胞产生,少数来自内皮细胞、上皮细胞和结缔组织。由淋巴细胞产生的细胞因子称淋巴因子,由单核-巨噬细胞产生的细胞因子称单核因子。细胞因子可介导、调节其他细胞的功能,并参与免疫反应,通过与靶细胞上的特异性抗体结合发挥作用,分别有:调节淋巴细胞的细胞因子,如IL-2、IL-4等;调节自然免疫的细胞因子,如TNF、IFN-α、IL-6等;激活巨噬细胞的细胞因子,如IFN-γ、IFN-α、IL-5、TNF等;还有对不同炎细胞有趋化作用的因子;刺激造血的细胞因子,如IL-3、IL-7等。其作用可概括为:①对中性粒细胞和巨噬细胞有趋化作用;②有增强吞噬细胞吞噬的作用;③杀伤带有特异性抗原的靶细胞,引起组织损伤。

2. 血浆中产生的炎症介质 血浆中产生的炎症介质来自激肽系统、补体系统及凝血系统。

(1)激肽系统 组织损伤时,Ⅻ因子被胶原和基底膜激活产生Ⅻa片段,Ⅻa可以使前激肽释放酶转变成激肽释放酶,激肽原在激肽释放酶的作用下最终形成具有生物活性的缓激肽。其作用为:①扩张微血管;②使血管壁的通透性升高;③有致痛作用,是最强的致痛物质。

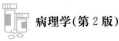

缓激肽还可以激活Ⅻ因子,使前激肽释放酶转变成激肽释放酶,进一步促进缓激肽的形成。而激肽释放酶又是Ⅻ因子的激活因子,从而使原始刺激被放大。另外,激肽释放酶本身也有趋化活性,可以使 C5 转变成 C5a。

(2)补体系统　补体系统由 20 种蛋白质(包括其裂解产物)组成,在血浆中是以不激活的形式存在。炎症时在病原微生物、坏死组织释放的酶及激肽、纤维蛋白形成系统及降解系统的中间代谢产物作用下通过经典途径和替代途径而被激活。其中 C3 和 C5 的激活最重要,其裂解产物 C3a 和 C5a(即过敏毒素)是炎症过程中的重要介质。

C3a、C5a 通过介导肥大细胞释放组胺,使血管扩张和血管壁通透性升高。C5a 对白细胞具有趋化作用,并能激活中性粒细胞、嗜酸性粒细胞和单核细胞,引起前列腺素和白细胞三烯等炎症介质的释放。C3a 是调理素的重要成分,可增强中性粒细胞和单核细胞的吞噬作用,还可以使白细胞释放溶酶体酶,引起和加重组织损伤的作用。

(3)凝血纤溶系统　Ⅻ因子被激活后,不仅能启动激肽系统,而且还能启动凝血和纤维蛋白溶解系统。具有炎症介质活性的主要物质有凝血酶、纤维蛋白多肽和Ⅹa因子。在Ⅻ因子作用下,凝血酶原转变为凝血酶,凝血酶可使纤维蛋白原转变成不溶性的纤维蛋白并裂解出纤维蛋白多肽。凝血酶可促进白细胞粘着和成纤维细胞增生,同时可促进趋化因子的产生和前列腺素、血小板激活因子等炎症介质的产生。纤维蛋白多肽可使血管通透性增高,对白细胞有趋化作用。Ⅹa因子可使血管通透性升高,并能促进白细胞游出。Ⅻa因子还可使纤维蛋白溶解酶原转变为纤维蛋白溶解酶。纤维蛋白溶解酶作用于纤维蛋白,形成纤维蛋白降解产物,可使血管壁通透性升高。

炎症中的各种炎症介质作用机制是十分复杂的,它们之间不仅有密切的联系,而且也有相互促进作用(表 4-1)。绝大多数炎症介质的半衰期很短,一旦被激活或从细胞内被释放出来,很快就会被酶灭活,或被清除、阻断。

表 4-1　主要炎症介质及其作用

作　　用	炎　症　介　质
血管扩张	组胺、5-羟色胺、前列腺素、缓激肽
血管壁通透性升高	组胺、5-羟色胺、白细胞三烯、活性氧代谢产物、缓激肽、补体(如 C3a、C5a 等)、纤维蛋白多肽、纤维蛋白降解产物
趋化作用	补体(如 C5a)、中性粒细胞阳离子蛋白、白细胞三烯(如 LTB4)、细胞因子(如 IL-8)、纤维蛋白多肽、纤维蛋白降解产物
发热	前列腺素、细胞因子(如 IL-1、IL-6、TNF 等)
疼痛	前列腺素、缓激肽
组织损伤	溶酶体酶、活性氧代谢产物

二、渗出

渗出(exudation)是指炎症局部血管内的液体和细胞成分通过血管壁进入组织间隙、体腔、体表及黏膜表面的过程。渗出的液体和细胞成分,称为渗出物。炎症过程中,渗出是最重要的防御和抗损伤反应,是炎症的重要形态学标志。炎性渗出过程是在炎性充血时血管壁通透性增高的基础上发生的,包括血管反应、液体渗出和白细胞渗出。

（一）血管反应

致炎因子作用于局部组织后,很快发生局部微循环的血流动力学变化,一般按下列顺序发生。

1. 细动脉短暂痉挛收缩 机体受到致炎因子作用后,立即出现局部细动脉的短暂痉挛收缩,持续仅数秒。可能是通过神经反射使肾上腺素能神经纤维兴奋所致。

2. 细动脉和毛细血管扩张 细动脉短暂痉挛后,通过神经轴突反射和组织胺、缓激肽、前列腺素等炎症介质的释放,首先使细动脉扩张,然后使毛细血管扩张,局部血流量增多、血流速度加快,形成动脉性充血,即炎性充血,可持续数秒至数小时不等。神经因素引起的充血多数是短暂的,持久的炎性充血常常是炎症介质作用的结果。

3. 血流速度减慢 随着炎症的继续发展,逐渐出现毛细血管静脉端、小静脉的扩张以及毛细血管床的大量开放,血流逐渐缓慢,导致静脉性充血（即淤血）。炎症区域血流由快变慢的机制比较复杂,除与细静脉、毛细血管网广泛开放有关外,还与以下因素有关:①炎症介质的释放使血管壁的通透性升高、血液中的液体不断渗出,使血液浓缩、黏稠度增高;②炎症区域局部酸中毒,使血管内皮细胞肿胀、白细胞附壁,致血流阻力增加;③炎性渗出物对静脉产生压迫。

血管反应（图 4-2）即血流动力学改变是炎症反应的中心环节,为液体渗出和白细胞游出创造了有利条件。

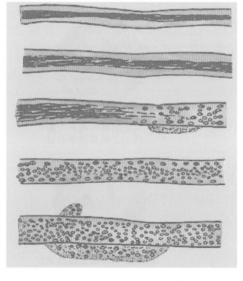

(a) 正常血流

(b) 血管扩张,血流加快

(c) 血管进一步扩张,血流开始变慢,血浆渗出

(d) 血流变慢,白细胞游出血管外

(e) 血流显著变慢,除白细胞外,红细胞亦露出

图 4-2　血管反应和渗出模式图

（二）液体渗出

在炎性充血和淤血的基础上,血管内富含蛋白的液体成分通过细静脉和毛细血管壁渗出到血管外的过程,称为液体渗出。炎症时渗出的液体称为渗出液（exudate）。渗出的液体聚积于组织间隙引起局部组织含水量增多、明显肿胀,称为炎性水肿。渗出的液体聚积于体腔内称为积液（如胸腔积液、腹腔积液、心包腔积液、关节腔积液等）。由于致炎因子种

类或血管壁受损的严重程度不同,渗出液的成分也不同。血管损伤轻时,渗出液主要为水、盐类和分子较小的清蛋白;血管壁受损严重时,分子较大的球蛋白甚至纤维蛋白原也可渗出到血管外,渗出的纤维蛋白原在坏死组织释放的组织因子作用下,可形成丝状的纤维蛋白即纤维素。

渗出液和与非炎症(如淤血)时形成的漏出液都可造成组织水肿和体腔积液,但两者的成分和性质不同。区别渗出液和漏出液(表 4-2),对一些疾病的诊断、鉴别诊断及正确治疗有一定帮助。

表 4-2　渗出液与漏出液的区别

区 别 要 点	渗 出 液	漏 出 液
原因	炎症	非炎症
蛋白质含量	30 g/L 及以上	30 g/L 以下
比重	≥1.018	<1.018
有核细胞数	>$1\,000\times10^6$/L	<300×10^6/L
Rivalta 试验	阳性	阴性
凝固性	自凝	不自凝
外观	混浊	澄清

1. 血管壁通透性升高　主要发生在微静脉和毛细血管静脉端。通透性增高(图 4-3)与以下因素有关。

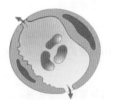

(a) 内皮细胞收缩,主要累及细静脉

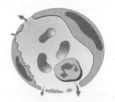

(b) 内皮细胞收缩和穿胞作用,主要累及细静脉

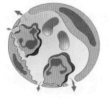

(c) 内皮细胞损伤,累及细动脉、毛细血管和细静脉

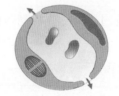

(d) 新生毛细血管高通透性

图 4-3　血管通透性升高的机制

(1)内皮细胞收缩　炎症时,组胺、白细胞三烯、缓激肽等炎症介质作用于内皮细胞受体,使内皮细胞迅速收缩,内皮细胞之间缝隙加大。另外,缺氧、某些细胞因子也可使内皮细胞收缩,内皮细胞间的缝隙加大,故含较大分子的液体物质可通过这种增大的血管内皮间隙渗出。

(2)穿胞作用增强　在内皮细胞间连接处附近有相互连接的囊泡所构成的囊泡体,形成穿胞通道,富含蛋白质的液体通过穿胞通道穿越内皮细胞到血管外,称为穿胞作用。炎症时,某些炎症介质或因子(如血管内皮细胞生长因子)可增加穿胞通道的数目和大小,从而使血管壁的通透性升高。

(3)内皮细胞损伤 严重烧伤、化脓性细菌感染等严重刺激可直接损伤血管内皮细胞,使之坏死、脱落,导致血管通透性升高,可持续数小时。另外,内皮细胞的损伤还可以由炎症早期的白细胞黏附所致。白细胞黏附于内皮细胞后被激活并释放蛋白水解酶,可引起内皮细胞损伤和脱落,使血管通透性升高。

(4)新生毛细血管壁的高通透性 在炎症修复过程中,出现大量的新生毛细血管,而新生的毛细血管内皮细胞分化不成熟,内皮细胞链接不健全,所以这些毛细血管具有较高通透性。

2.血管内流体静压升高 由于炎症局部微循环的血流动力学变化,出现了毛细血管和细静脉扩张、淤血,结果使毛细血管内流体静压升高,促使液体从血管内渗出。

3.组织渗透压升高 炎症灶局部分解代谢增强、坏死组织崩解,大分子物质被分解为小分子物质,使组织渗透压升高,为了保持血管内、外渗透压平衡,血管内的液体渗出到血管外,进入局部组织或体腔。

液体渗出在炎症过程中具有重要的防御意义。①渗出液可以稀释毒素、减轻毒素对局部组织的损伤。②渗出液为局部组织细胞带来氧和营养物质,并带走代谢产物。③渗出液内含有抗体、补体等物质,有利于消灭病原体。④渗出液中纤维素互相交织成丝网状,可限制病原微生物扩散,并使病灶局限化,同时也有利于吞噬细胞游走而发挥吞噬作用;在炎症后期纤维素网架还可以成为修复的支架,有利于成纤维细胞产生胶原纤维。⑤渗出液中的病原微生物和毒素随淋巴液至局部淋巴结,可刺激机体发生体液免疫和细胞免疫反应。

但是,组织内渗出液过多时可压迫血管,常常加重局部的血液循环障碍。体腔内渗出液过多时可压迫邻近器官,如心包腔积液和胸腔积液可压迫心、肺,使心、肺功能发生障碍,严重的喉水肿可引起窒息。若渗出的纤维素过多,又不能完全溶解和吸收时,则可发生机化,导致心包粘连、胸膜粘连,或大叶性肺炎肺肉质变。

(三)白细胞渗出

各种白细胞通过血管壁主动到达血管外的过程,称为白细胞渗出。渗出到血管外的这些白细胞称为炎细胞。炎细胞聚集到组织间隙的现象,称为炎细胞浸润,是炎症反应的重要形态学标志。渗出的白细胞(如中性粒细胞和单核细胞等)可吞噬和降解细菌、免疫复合物及坏死细胞碎屑等,构成了炎症防御反应的中心环节。同时白细胞也释放蛋白水解酶和炎症介质等,由此可能延长炎症过程,并加剧组织损伤。

1.渗出过程 白细胞的渗出是一个极其复杂的连续过程,要经历边集、附壁、黏附、游出和趋化作用等几个阶段(图4-4),才能到达炎症区域,发挥吞噬作用。

(1)边集和附壁 当血管扩张、血流速度减慢甚至停滞时,轴流变宽,白细胞从轴流逐渐进入边流接近血管壁,称为白细胞边集或靠边。靠边的白细胞开始沿着内皮细胞表面缓慢向前滚动,以后停留并贴附在内皮细胞表面,称为白细胞附壁。

(2)黏附 附壁的白细胞最初数量较少,附着不牢固,可重新被血流冲走,随着血流逐渐缓慢或停滞,附壁的白细胞数目也逐渐增多,由单层变成多层。白细胞与血管内皮细胞

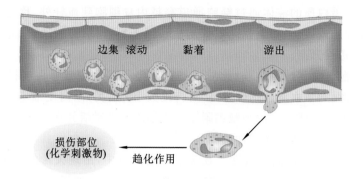

图 4-4　急性炎症时中性粒细胞的游出和聚集过程模式图

黏着的这种现象称为白细胞的黏附。白细胞的黏附主要是通过内皮细胞和白细胞表面的黏附分子及其受体的特异性结合而实现的。在炎症介质的刺激下,机体可表达和合成新的黏附分子,并增加黏附分子的数量和亲和力。

(3)白细胞的游出　黏附的白细胞通过血管壁进入周围组织间隙的过程,称为白细胞游出。黏附于内皮细胞表面的白细胞首先沿着内皮细胞表面缓慢移动,在内皮细胞连接处伸出伪足,整个胞体以阿米巴样运动的方式逐渐从内皮细胞之间挤出,到达内皮细胞和基底膜之间,停留片刻,再以同样的方式穿过基底膜到达血管外。白细胞的游出是主动移动过程,一个白细胞游出需要 2~12 min。白细胞游出后,血管内皮细胞的连接和基底膜恢复正常。游出到血管壁外的白细胞,就不能再回到血管内。游出的白细胞开始围绕在血管周围,以后沿组织间隙向病灶中心游动集中。中性粒细胞、单核细胞、嗜酸性粒细胞、嗜碱性粒细胞和淋巴细胞都以同样的方式游出血管壁。中性粒细胞运动能力最强,游走速度最快;淋巴细胞运动能力最弱,游走速度最慢。

2. 趋化作用　白细胞离开血管后,向着炎症区域化学刺激物所在部位作单一定向的移动,称为趋化作用(chemotaxis)。使白细胞定向移动的化学刺激物称为趋化因子。趋化因子吸引白细胞向炎区集中的现象称阳性趋化作用。反之,炎症区域中某些趋化因子不吸引,甚至排斥白细胞的现象称阴性趋化作用。趋化因子可以是外源性的细菌产物,也可以是内源性的补体成分、白细胞三烯、细胞因子等炎症介质。趋化因子的作用是具有特异性的,有些趋化因子只吸引中性粒细胞,而另一些趋化因子则只吸引单核细胞或嗜酸性粒细胞。此外,不同细胞对趋化因子的反应性也不同,中性粒细胞和单核细胞对趋化因子的反应性比较显著,而淋巴细胞对趋化因子的反应性则较弱。

知识链接

　　不同趋化因子的白细胞的种类不同。化脓性细菌对中性粒细胞有阳性趋化作用,病毒对淋巴细胞有阳性趋化作用,过敏反应和寄生虫对嗜酸性粒细胞有阳性趋化作用。

3. 吞噬作用　白细胞在炎症病灶内吞噬、杀灭、消化病原体和组织碎片的过程,称为吞噬作用（phagocytosis）。吞噬细胞有两种：一种是中性粒细胞，即小吞噬细胞；另一种是单核细胞，即大吞噬细胞。白细胞的吞噬作用是一个极其复杂的过程，包括识别和黏着、吞入、杀伤和降解三个阶段（图 4-5、图 4-6）。

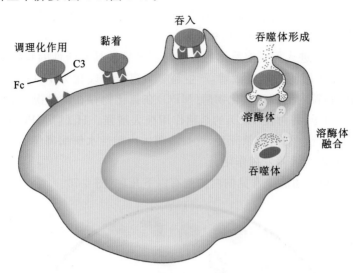

图 4-5 白细胞吞噬过程模式图

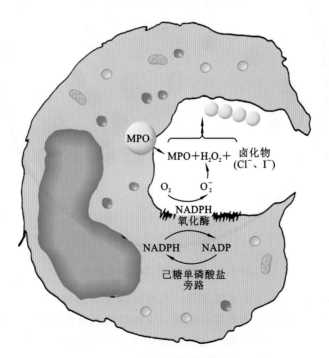

图 4-6 白细胞杀菌机制模式图

（1）识别和黏着 吞噬物（如病原体、坏死组织等）必须被调理素包裹才能被吞噬细胞识别。调理素是存在于血清中的一类蛋白质，能增强吞噬细胞的吞噬功能，常见的有抗体 Fc 段和补体 C3b，吞噬细胞表面有相对应的受体，通过抗体或补体与相应受体结合，吞噬物黏着在吞噬细胞的表面。

(2)吞入 吞噬物黏着在吞噬细胞表面后,吞噬细胞的相应部位出现凹陷,两端胞膜伸出形成伪足,将吞噬物包围,伪足相互融合,形成由吞噬细胞胞膜包围吞噬物的泡状小体,即吞噬体。吞噬体逐渐脱离胞膜,进入吞噬细胞内部,并与初级溶酶体融合,形成吞噬溶酶体,吞噬物在吞噬溶酶体中被杀伤和降解。

(3)杀伤和降解 进入吞噬溶酶体的吞噬物主要是被具有活性的氧代谢产物杀伤的。在吞噬过程中,吞噬作用使耗氧量激增,产生超氧负离子并歧化为 H_2O_2。H_2O_2 具有杀菌能力。中性粒细胞颗粒内的髓过氧化物酶(MPO)在氯化物存在的情况下,可产生次氯酸,是强氧化剂和杀菌因子,并可使 H_2O_2 的杀菌作用极大增强。H_2O_2、MPO、Cl^- 三者共同构成了最有效的杀菌系统。细菌被杀死后,可被溶酶体内酸性水解酶降解。吞噬溶酶体内的酸性环境,有利于酸性水解酶发挥作用。

4. 白细胞的种类和功能 常见的白细胞有以下几种(图 4-7)。

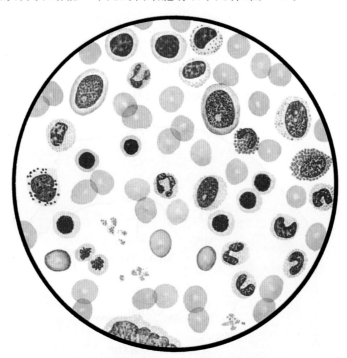

图 4-7 各种类型的白细胞示意图

(1)中性粒细胞 又称为小吞噬细胞。胞核杆状或分叶状(分 2~5 叶),胞浆中含有中性颗粒,即溶酶体,溶酶体中含有多种酶类。中性粒细胞有较强的运动能力,游出早而且快,故常出现在急性炎症、炎症早期及化脓性炎症中。中性粒细胞具有比较强的吞噬能力,能吞噬多种球菌、坏死组织碎片以及抗原-抗体复合物,依靠其细胞内的酸性水解酶、中性蛋白酶和溶菌酶等发挥杀伤、降解作用,所以它在抗损伤中具有重要意义。

中性粒细胞完成吞噬作用后很快会死亡,寿命只有 3~4 天。死亡后的中性粒细胞释放出各种蛋白水解酶,能使坏死组织和纤维素溶解、液化,以利于吸收或排出体外。

(2)巨噬细胞 又称为大吞噬细胞。细胞较大,胞核为肾形或椭圆形。胞浆丰富,含有多量线粒体、溶酶体。溶酶体内含有丰富的酸性水解酶和过氧化物酶。巨噬细胞具有很强的吞噬能力,可以吞噬中性粒细胞不能吞噬的较大病原体、坏死组织碎片、异物、抗原-抗体复合物等。同时还参与机体的免疫反应,处理抗原信息。

巨噬细胞在致敏T淋巴细胞、某些细菌产物或炎症介质的作用下可被激活,激活的巨噬细胞杀伤能力增强。如果被吞噬物体积大而吞噬有困难时,巨噬细胞可以融合或通过细胞核分裂形成多核巨噬细胞来进行包围和吞噬。多核巨细胞有两种类型,一种为朗格汉斯(Langhans)巨细胞,另一种为异物巨细胞。巨噬细胞含有较多的脂酶。如果巨噬细胞吞噬了含脂质较多的结核杆菌,可使细胞变大,与上皮细胞相似,故称为上皮样细胞,上皮样细胞融合或分裂即可形成朗格汉斯巨细胞;如果巨噬细胞吞噬了脂质,则形成泡沫细胞。巨噬细胞寿命较长,可生存数周,甚至数月,常出现在急性炎症后期、慢性炎症、非化脓性炎症以及病毒和原虫感染时。

如果被吞噬的细菌毒力较强,不能被消化时则可在吞噬细胞内继续繁殖,并能随吞噬细胞游走造成病原微生物在患者体内广泛播散。

(3)淋巴细胞和浆细胞 淋巴细胞在炎细胞中体积最小,胞核呈圆形、深染,胞浆极少。淋巴细胞运动能力最弱,无趋化性,也无吞噬作用,是参与免疫反应的主要细胞。常出现在病毒感染和慢性炎症中。

淋巴细胞分为T淋巴细胞和B淋巴细胞两类。T淋巴细胞在接受抗原刺激后转化为致敏T淋巴细胞,当再次接触抗原时,致敏T淋巴细胞释放多种淋巴因子,如巨噬细胞趋化因子、巨噬细胞游走抑制因子、巨噬细胞激活因子、淋巴毒素等,发挥细胞免疫作用。B淋巴细胞在受抗原刺激后可以转化为浆细胞,浆细胞核呈圆形,偏于胞体的一侧,在核旁常形成空晕,核染色质呈辐条状排列,胞浆丰富,略呈嗜碱性。浆细胞无趋化性和吞噬作用,能产生和释放抗体,参与体液免疫反应,主要见于慢性炎症。

(4)嗜酸性粒细胞 细胞核呈分叶状,胞浆内含多量粗大的嗜酸性颗粒(即溶酶体),溶酶体内有多种水解酶,不含溶菌酶和吞噬素。嗜酸性粒细胞运动能力弱,有一定的吞噬能力,可吞噬抗原-抗体复合物,主要见于炎症的后期、寄生虫感染及某些变态反应性炎症。

(5)嗜碱性粒细胞和肥大细胞 这两种细胞在形态和功能方面有很多相似之处,胞浆中均含有粗大的嗜碱性颗粒。脱颗粒后,可释放出肝素、组织胺等,肥大细胞还可释放出5-羟色胺。嗜碱性粒细胞和肥大细胞多见于变态反应性炎症。

总之,渗出的白细胞在炎症灶局部可产生三种作用,即吞噬作用、免疫作用、组织损伤作用。吞噬作用由中性粒细胞和巨噬细胞完成;免疫作用由吞噬细胞、淋巴细胞和浆细胞完成;组织损伤作用是白细胞释放的溶酶体酶、活性氧代谢产物和白细胞三烯引起的。

三、增生

增生(proliferation)是指在致炎因子和组织崩解产物或某些理化因素的作用下,炎症灶局部组织细胞数量的增多。增生的成分主要是血管内皮细胞、成纤维细胞和巨噬细胞。在某些情况下,炎症灶周围的实质上皮细胞和腺体也可增生。

增生一般在炎症反应初期较轻微,在炎症后期、慢性炎症时较显著。但某些急性炎症也可有明显的细胞增生反应,如急性肾小球肾炎,从发病开始就有肾小球内血管内皮细胞和系膜细胞的明显增生;肠伤寒初期有肠壁淋巴组织的明显增生。

增生也是炎症过程中的重要防御反应。增生的巨噬细胞可以吞噬病原体和组织崩解碎片;增生的成纤维细胞、毛细血管以及浸润的炎细胞构成肉芽组织,既可限制炎症的扩散和蔓延,又可填补缺损组织,使受损的组织得以修复;增生的淋巴细胞还可以参加免疫反应,但是,过度增生可对原有组织造成破坏,产生不利影响。如急性肾小球肾炎时,肾小球内细胞数量增多,压迫肾小球毛细血管,使肾小球滤过率下降,患者出现少尿、无尿、水肿、高血压等症状。

综上所述,任何致炎因子引起的炎症都具有变质、渗出、增生这三种基本病理变化,只是不同类型的炎症其病变表现不同,一般以其中一种病变为主,有的以变质为主,有的以渗出为主,有的以增生为主。变质、渗出、增生三者之间存在着内在的密切联系,既互相影响又互相联系,构成一个复杂的炎症反应过程。一般来说,变质是损伤性的反应,而渗出和增生是抗损伤性的反应。但在炎症过程中,变质可以促进渗出或增生性变化的发生,渗出又可以加重变质。过度的增生可压迫周围组织、器官,使疾病不易愈合而导致不良后果。所以,炎症过程并非对机体都是有利的。

第四节　炎症的局部临床表现及全身反应

一、炎症的局部临床表现

炎症的局部临床表现为红、肿、热、痛和功能障碍。

(一) 红

炎症局部呈红色是由于炎性充血所致。炎症病灶的早期呈鲜红色,是由于动脉性充血,血中氧合血红蛋白增多所致。随着炎症发展,血流速度逐渐减慢,甚至停滞,形成静脉性充血,血液中氧合血红蛋白减少,还原血红蛋白增多,故炎症病灶的后期逐渐变成暗红色。急性炎症红的表现很明显,慢性炎症因充血不明显,红的表现也不明显。

(二) 肿

急性炎症病灶区肿胀显著,主要与炎性充血,特别是炎性渗出导致炎性水肿有关。而慢性炎症局部肿胀多由局部组织增生所致。如慢性扁桃体炎时,扁桃体可因大量淋巴细胞增生而明显肿大。

(三) 热

炎症时,局部温度较高,这是由于动脉充血,血流量增多,血流速度增快,局部组织代谢增强,产热增多所致。这种局部发热的表现说明体表急性炎症较明显,因为在正常情况下,体表容易散热,温度低于内脏,即使一个很小的甲沟炎,病灶区也比周围正常组织的温度高。

(四) 痛

炎症时局部组织疼痛的原因常与以下因素有关。①炎症介质(如缓激肽、前列腺素等)

均有较强的致痛作用。②由于炎症组织损伤、细胞破坏，导致局部酸中毒，使钾离子浓度增高，刺激神经末梢，引起疼痛。③局部组织炎性水肿、张力增加，压迫和牵拉感觉神经末梢，引起疼痛。

在结构比较致密或者感觉神经末梢分布较多的部位（如手指、牙髓、肛门、外耳道和骨膜等）的炎症疼痛剧烈。

（五）功能障碍

由于炎症局部组织结构的破坏或因炎症所致的肿胀、疼痛、机械性阻塞等，可引起相应组织、器官的功能障碍，甚至还可引起全身多个器官功能异常。

二、炎症的全身反应

炎症虽然以局部组织改变为主，但在其发生、发展的过程中，机体会发生一系列的全身反应，导致相应的临床表现。

（一）发热

炎症性疾病，特别是急性炎症常常伴有发热的症状。发热是最重要的全身反应之一。一定程度的发热可使机体代谢增强，有利于抗体形成，并能促进吞噬细胞的吞噬作用。同时，也可加强肝脏的解毒功能。因此，发热虽然是炎症疾病的一种表现，但具有一定的防御意义。而高热或长时间的发热会引起消化系统、中枢神经系统的功能紊乱，给机体带来严重后果。如果炎症反应明显，但患者体温不升高，表明患者反应性差或抵抗力低下，是预后不良的表现。

（二）白细胞变化

炎症特别是急性炎症时，外周血液中白细胞数量可以明显增多，具有重要的防御意义。可能是骨髓受病毒、细菌毒素、渗出物中的白细胞崩解产物、炎症区域的代谢产物等刺激所致。

白细胞增多的程度、数量往往反映感染的严重程度和机体免疫力的强弱。如果白细胞明显增多的同时，在外周血液中出现幼稚的中性粒细胞，称为核左移，提示机体感染严重，但免疫力较强。若白细胞增多不明显，甚至有所减少，此时，在外周血液中出现衰老的中性粒细胞，称为核右移，提示感染严重，机体免疫力较差，患者预后不良。

增多的白细胞种类与致炎因子的种类有关。一般细菌感染引起的急性炎症，外周血液中中性粒细胞数量增多，特别是化脓性细菌感染时，中性粒细胞数量会明显增多，但有些感染，如结核病、伤寒病时，巨噬细胞增多，中性粒细胞减少；一些慢性炎症和病毒感染以淋巴细胞增多为主，中性粒细胞相应减少；寄生虫感染和变态反应性炎症以嗜酸性粒细胞增多为主。

（三）单核-巨噬细胞系统细胞增生

单核-巨噬细胞系统细胞增生是机体防御反应的表现。炎症区域的病原体、组织崩解产物和抗原性物质等可经淋巴管进入局部淋巴结或经血液到达其他部位单核-巨噬细胞系统，使全身单核-巨噬细胞系统出现不同程度的反应性增生，增生的巨噬细胞发挥吞噬功能，增生的淋巴细胞可加强机体的免疫功能。临床上常表现为局部淋巴结肿大，有时也出现肝、脾大。

(四)实质器官的改变

较严重的炎症,因发热、局部血液循环障碍、病原微生物及其释放的毒素的作用,患者心、肝、肾等实质器官可出现不同程度的变性、坏死,并发生功能障碍。如白喉感染可导致中毒性心肌炎,使心肌纤维发生变性、坏死,患者可出现心功能障碍的临床表现。

第五节 炎症的类型及特征

一、临床分类

临床上,根据炎症发生的急缓和持续时间的长短,将炎症分为以下四种类型。这种分类方法基本上能反映炎症的临床经过和基本病变特点,有利于临床诊断和治疗,所以常被临床采用。

(一)超急性炎症

超急性炎症(superacute inflammation)起病急速,呈暴发性经过,整个过程仅数小时至数日,而且炎症反应非常剧烈,短期内就可引起组织、器官严重损害,甚至导致患者死亡。超急性炎症多属于变态反应性损害,如青霉素过敏反应,若处理不及时,患者可在数分钟内死亡,又如器官移植超急性排斥反应,可在血管接通后数分钟即导致移植组织或器官发生严重坏死。

(二)急性炎症

急性炎症(acute inflammation)起病较急,病程经过较短,一般持续数日至 1 个月。炎症局部常以变性、坏死和渗出性改变为主,除少数疾病外,增生性变化不明显,渗出和浸润的炎细胞以中性粒细胞为主,如急性扁桃体炎、急性化脓性阑尾炎等。炎症的局部临床表现和全身反应均明显,经过适当的治疗后常可迅速痊愈。

(三)慢性炎症

慢性炎症(chronic inflammation)发展缓慢,经过较长,整个病程持续数月甚至数年。慢性炎症多由急性炎症迁延而来,但也可一开始即为慢性炎症。局部病变以增生性改变为主,变质和渗出性变化较轻微。渗出和浸润的炎细胞以淋巴细胞、浆细胞和单核细胞为主。慢性炎症局部表现及全身反应不明显。由于局部组织的再生修复,常可引起器官的形态变化,并常继发严重的功能障碍。当机体抵抗力降低、病原刺激增强或再感染时,可在慢性炎症的基础上发生急性炎症反应,称为慢性炎症急性发作,如慢性阑尾炎急性发作、慢性胆囊炎急性发作。

(四)亚急性炎症

亚急性炎症(subacute inflammation)的经过介于急性炎症和慢性炎症之间,病程为 1 个月至数月,多由急性炎症转变而来,如急性重型肝炎可转变为亚急性重型肝炎。另外,亚急性炎症也与致炎因子有关,如由毒力较弱的草绿色链球菌引起的感染性心内膜炎常呈亚急性经过。

二、病理分类

任何致炎因子引起的炎症都有变质、渗出、增生这三个基本病理变化,但由于致炎因子、机体的反应状态、炎症发生部位及炎症发展阶段的不同,往往以其中一种基本病理改变为主,故可将炎症分为变质性炎、渗出性炎、增生性炎。各种类型的炎症之间既密切相关,又可互相转化。

(一)变质性炎

以局部组织、细胞变性、坏死为主,渗出、增生较轻微的炎症称为变质性炎(alternative inflammation)。它多由某些重症感染、中毒引起,呈急性经过,在一定条件下也可迁延呈慢性。常发生于心、肝、肾、脑等实质性器官,并可出现明显的器官功能障碍。如:病毒性肝炎以肝细胞的变性、坏死为主(图4-8,图4-9,图4-10);流行性乙型脑炎以神经细胞变性、坏死为主。

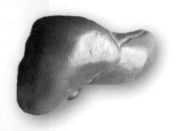

图4-8 病毒性肝炎(肉眼观)

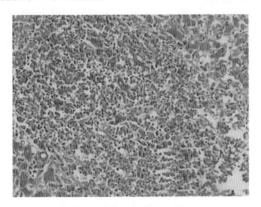

图4-9 病毒性肝炎(低倍镜)

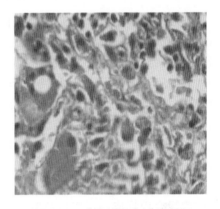

图4-10 病毒性肝炎(高倍镜)
注:大多肝细胞脂肪变性,个别肝细胞出现嗜酸性变,可见核固缩、核溶解。

(二)渗出性炎

以渗出改变为主,并伴有一定程度组织、细胞的变性和坏死,而增生性改变比较轻微的炎症称为渗出性炎(exudative inflammation),这是临床最常见的炎症类型。因致炎因子、组织反应程度及炎症部位的不同,渗出物也不同。根据渗出物的主要成分和病变特点,将渗出性炎分为以下四种类型。

1. 浆液性炎 以血清渗出为主的炎症称为浆液性炎(serous inflammation)。渗出物的主要成分为浆液,其内含有3%~5%的蛋白质,主要是白蛋白,也含有少量纤维蛋白以及白细胞和脱落的上皮细胞。浆液性炎常发生于疏松结缔组织、浆膜、黏膜、滑膜和皮肤等处。高温、强酸、强碱、细菌毒素及蛇毒等均可引起浆液性炎。

由于致炎因子和发生部位的不同,病变表现也不一样。如:毒蛇咬伤后,局部疏松组织常出现明显的水肿;皮肤Ⅱ度烫伤后常形成水疱;结核性胸膜炎在浆膜腔内形成积液;上呼吸道感染初期,由于鼻黏膜浆液渗出较多,患者可有较多清涕流出。

浆液性炎局部主要病变为炎症区域有大量浆液的渗出,毛细血管扩张、充血,间质水肿(图 4-11)。如病变较轻,浆液渗出较少,则易被吸收。但浆液渗出过多时,也会产生不利影响,甚至引起严重后果,如心包腔积液、胸腔积液可分别造成心、肺功能障碍。

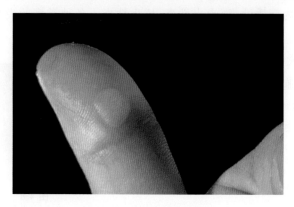

图 4-11　皮肤的浆液性炎

2. 纤维素性炎　以纤维蛋白大量渗出为主的炎症称为纤维素性炎(fibrinous inflammation),一般呈急性经过。在血管损伤严重的时候,血管壁的通透性明显升高,纤维蛋白原渗出到血管外,在凝血酶的作用下转化成丝网状的纤维蛋白(即纤维素),同时伴有中性粒细胞渗出和不同程度组织坏死。纤维素在 HE 染色切片中呈红染的丝网状、条状或颗粒状,可以被中性粒细胞释放的溶蛋白酶溶解吸收,但在中性粒细胞渗出不足或纤维蛋白原渗出过多时,形成的纤维素不能完全溶解吸收,则由肉芽组织长入发生机化。纤维素性炎多见于痢疾杆菌、白喉杆菌、肺炎球菌感染时,也可由尿素、汞等毒性物质引起。病变常发生于黏膜、浆膜和肺。

发生于黏膜的纤维素性炎(图 4-12),由渗出的纤维蛋白、中性粒细胞和坏死的黏膜上皮细胞混合而形成一层灰白色覆盖在黏膜表面的膜状物,称为假膜,这种有假膜形成的炎

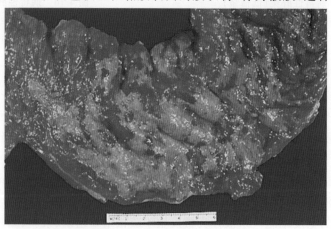

图 4-12　细菌性痢疾(镜下观)

注:肠黏膜表面渗出的纤维蛋白、中性粒细胞和坏死的黏膜上皮细胞混合,形成假膜。

症,称为假膜性炎。因为各部位的黏膜组织结构不同,因此假膜性病变特点也不同。有的假膜附着牢固,不易脱落(如咽白喉),若强行剥离,可引起出血并形成溃疡;有的假膜附着不牢固,易脱落(如气管白喉),脱落的假膜易引起呼吸道阻塞,甚至发生窒息。

浆膜的纤维素性炎常见于心包膜和胸膜。心包膜的纤维素性炎,渗出的纤维蛋白随着心脏搏动形成绒毛状物,覆盖在心脏表面,称为绒毛心(图4-13)。纤维蛋白渗出较少可被吸收,渗出过多不易吸收,则被机化形成粘连。

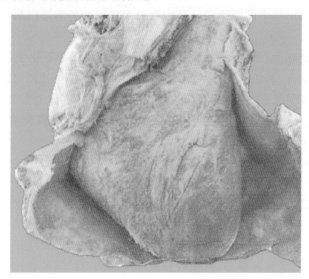

图 4-13 绒毛心(肉眼观)
注:脏层心包膜表面见大量纤维蛋白渗出,呈绒毛状外观。

肺的纤维素性炎见于大叶性肺炎,肺泡腔内有大量的纤维蛋白渗出,纤维素网眼中可见浸润的中性粒细胞(图4-14),造成肺组织的实变。若渗出的纤维蛋白不能被完全吸收而发生机化时,则可致肺肉质变。

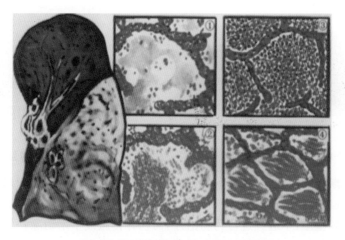

图 4-14 大叶性肺炎的肉眼和镜下观
注:肺泡腔内可见大量连接呈丝网状的纤维素,网眼中为浸润的中性粒细胞。

3. 化脓性炎 以中性粒细胞大量渗出为主,同时伴有不同程度的组织坏死和脓液形成的炎症,称为化脓性炎(suppurative or purulent inflammation)。炎症区域大量中性粒细胞坏死、崩解,释放出溶蛋白酶,使坏死组织溶解、液化的过程称为化脓。化脓形成的液状物称为脓液。脓液是一种混浊的灰黄色或黄绿色的凝乳状液体,黏稠度不一。由葡萄球菌引起的化脓性炎形成灰黄色、浓稠的脓液;由链球菌引起的化脓性炎形成黄绿色、稀薄脓液。脓液的成分包括变性坏死的中性粒细胞(称为脓细胞或称脓球)、溶解的坏死组织、少量浆液和细菌。因渗出物中的纤维素已被中性粒细胞释放的溶蛋白酶溶解,因此脓液一般不凝固。

化脓性炎常由链球菌、葡萄球菌、大肠杆菌、脑膜炎双球菌等化脓菌引起,某些化学物质(如巴豆油、松节油等)和机体的坏死组织(如坏死骨片)也可引起化脓性炎,称为无菌性化脓。化脓性炎一般呈急性过程,但有时也可呈慢性过程。临床上常见的化脓性炎有皮肤的疖、痈以及急性化脓性阑尾炎、急性肾盂肾炎、流行性脑脊髓膜炎等。根据其发生的原因、部位、病变特征不同,分为以下三种类型。

(1)脓肿(abscess) 脓肿是发生在皮肤和组织器官内的局限性化脓性炎症,常伴有脓腔形成,多由金黄色葡萄球菌引起。由于金黄色葡萄球菌可产生大量毒素,使局部组织坏死,中性粒细胞坏死、崩解释放的酶可溶解坏死组织,同时,金黄色葡萄球菌还可产生血浆凝固酶,能使渗出的纤维蛋白原转变为纤维素,纤维素能阻止病原菌的蔓延扩散,使病灶局限,形成含脓液的腔隙。急性期,脓肿周围组织有明显的充血、水肿和炎细胞浸润,以后逐渐被肉芽组织取代,形成脓肿膜,具有吸收脓液和限制病变扩散的作用。若病原体被消灭,渗出则会停止。

脓肿多发生于皮肤和肺、脑、肝(图4-15)、肾(图4-16)等组织、器官内。疖(furuncle)是单个毛囊、皮脂腺及周围组织发生的脓肿。痈(carbuncle)是多个疖的融合,若病变进一步发展,皮下脂肪和筋膜组织发生坏死、液化而形成脓肿,好发于颈、肩、背等毛囊、皮脂腺丰富的部位,患者全身中毒症状明显,必须及时切开引流,才能修复愈合。

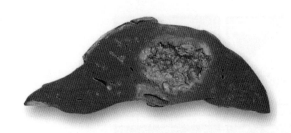

图4-15 肝脓肿(肉眼观)

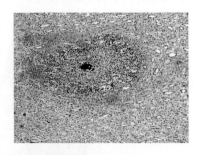

图4-16 肾脓肿(镜下观)

小脓肿可逐渐吸收而愈合;较大脓肿则需切开排脓,而后由肉芽组织增生、修复。脓肿如果经久不愈,脓肿膜的肉芽组织逐渐被纤维组织取代,形成厚壁脓肿,称为慢性脓肿。由于慢性脓肿的脓肿壁厚,不适宜进行药物治疗,需切开排脓或手术切除。

位于皮肤和黏膜的脓肿破溃后,可在局部形成溃疡(ulcer)。组织和器官内较深部位的脓肿可向体表或自然管道穿破,形成只有一个开口的病理性管道,称为窦道(sinus);若脓肿一端向体表或体腔穿破,另一端向内开口于自然管道,形成两个以上开口的管道,称为瘘管(fistula)。例如肛门周围脓肿,可向皮肤穿破形成窦道,也可一侧向皮肤穿破,一侧向肛管穿破,形成瘘管(图 4-17)。窦道和瘘管不易愈合,并不断排出脓性渗出物。

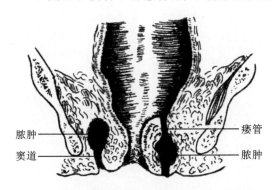

脓肿 ——

窦道 ——

—— 瘘管

—— 脓肿

图 4-17　肛门周围脓肿伴窦道和瘘管形成示意图

(2) 蜂窝织炎(phlegmonous inflammation)　蜂窝织炎是发生于皮肤、肌肉和阑尾(图 4-18)等疏松组织的弥漫性化脓性炎症,多由溶血性链球菌引起。链球菌能分泌透明质酸酶和链激酶。透明质酸酶可溶解结缔组织基质中的透明质酸,链激酶能溶解纤维素,使细菌易于在组织内扩散,并沿着组织间隙和淋巴管弥漫浸润于组织中。炎症区域的组织充血、水肿,有大量中性粒细胞弥漫浸润,一般不发生明显坏死和溶解,与周围正常组织分界不清。严重者病变迅速扩展,全身中毒症状明显。

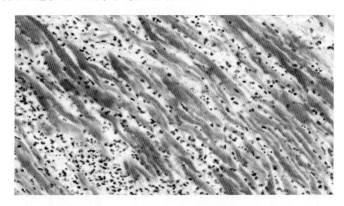

图 4-18　阑尾蜂窝织炎

注:阑尾肌层渗出大量中性粒细胞。

(3) 表面化脓和积脓　表面化脓(superficial purulence)是发生于黏膜、浆膜、脑膜的化脓性炎,中性粒细胞向黏膜、浆膜、脑膜(图 4-19)表面渗出,深部组织炎症反应不明显。黏膜的化脓性炎又称脓性卡他,如淋球菌性尿道炎,黏膜产生的脓液沿尿道排出体外。

化脓性炎发生在浆膜、胆囊、输卵管等黏膜时,脓液不能排出而蓄积在浆膜腔及胆囊、输卵管内,称为积脓(empyema)。

4. 出血性炎　炎性渗出液中出现大量红细胞,称为出血性炎(hemorrhagic inflammation),是血管损伤严重的表现。一般不是独立性炎症类型,常与其他类型炎症同时存在,常见于毒力很强的病原微生物感染,如流行性出血热、鼠疫等传染病。

上述各种渗出性炎可独立发生,但常常随炎症的发展有两种或两种以上渗出性炎并

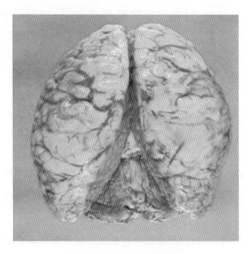

图 4-19　化脓性脑膜炎

存,也可由一种类型转变为另一种类型,如浆液性炎可发展为纤维素性炎或化脓性炎。

知识链接

卡他性炎是指发生在黏膜的渗出性炎。"卡他"来自希腊语,意思是向下流。渗出液沿着黏膜表面渗出并向下流。根据渗出物性质的不同,又可分为不同的卡他性炎。以黏液渗出为主的称黏液性卡他性炎;以浆液渗出为主的称浆液性卡他性炎;以脓液渗出为主的称脓性卡他性炎。在卡他性炎的发展过程中,可由一种类型转变为另外一种类型,或两种类型同时发生,如浆液黏液性卡他性炎。

（三）增生性炎

增生性炎是指以组织、细胞增生性改变为主,而变质和渗出比较轻微的炎症。一般呈慢性经过,但也可一开始即呈急性经过,如急性肾小球肾炎以肾小球的血管内皮细胞和系膜细胞增生为主;伤寒病以全身单核-巨噬细胞系统增生为主。根据细胞增生成分及病变特点的不同,增生性炎可分为以下几种类型。

1. 一般增生性炎　主要表现为纤维结缔组织、血管、上皮细胞、腺体、实质细胞等增生,并伴有淋巴细胞、浆细胞和巨噬细胞浸润。此种增生性炎症无特殊的形态表现,常称为非特异性炎。

2. 肉芽肿性炎　炎症局部以巨噬细胞及其衍生的细胞增生为主,形成境界较清楚的结节状病灶,称炎性肉芽肿。以肉芽肿形成为基本特点的炎症称为肉芽肿性炎(granulomatous inflammation)。因其具有特殊的形态学改变,常称为特异性炎。所形成的肉芽肿一般较小,直径为 0.5～2.0 mm,对疾病常有诊断意义。

肉芽肿性炎多由病原微生物(如结核杆菌、伤寒杆菌、血吸虫、梅毒螺旋体等)和异物(如手术缝线、滑石粉、石棉等)引起。由于致炎因子种类及发病机制不同,所形成的肉芽肿形态也不同,因此将肉芽肿性炎分为以下两类。

（1）感染性肉芽肿　感染性肉芽肿是很常见的一种类型，由病原微生物感染引起，多具有独特的形态特征，有助于临床病因和疾病诊断，常具有病理诊断价值。如风湿性肉芽肿（即风湿小体）、结核性肉芽肿（即结核结节）（图 4-20）、伤寒肉芽肿（即伤寒小结）、血吸虫病的慢性虫卵结节及梅毒肉芽肿等，其中由结核杆菌感染引起的结核结节最具代表性。

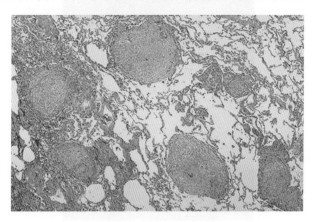

图 4-20　结核性肉芽肿

（2）异物性肉芽肿　由手术缝线、滑石粉、石棉等异物引起。异物性肉芽肿的特点是在异物周围有增生的巨噬细胞、异物性多核巨细胞，结节的外周有成纤维细胞及多少不等的淋巴细胞浸润。

3. 炎性息肉　在致炎因子的长期刺激下，局部黏膜上皮、腺体及肉芽组织增生形成向黏膜表面突出、根部带蒂的肿物，称为炎性息肉（inflammatory polyp）（图 4-21）。息肉可由数毫米至数厘米不等，好发于鼻黏膜、子宫颈黏膜和结肠、直肠黏膜等处，可单发也可多发，患者可有出血症状。

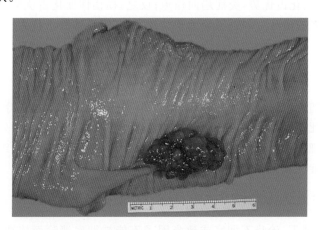

图 4-21　炎性息肉

4. 炎性假瘤　在致炎因子作用下，局部组织增生形成境界清楚的肿瘤样团块，称为炎性假瘤（inflammatory pseudotumor）（图 4-22）。肉眼形态和 X 线表现与肿瘤相似，需注意与肿瘤鉴别。炎性假瘤好发于肺及眼眶。肺的炎性假瘤常由肺泡上皮细胞、血管内皮细胞、巨噬细胞、淋巴细胞、浆细胞和成纤维细胞等构成；眼眶的炎性假瘤以成纤维细胞增生为主,伴有较多淋巴细胞和浆细胞浸润。

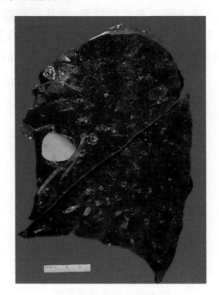

图 4-22　炎性假瘤

第六节　炎症的结局

致炎因子引起的损伤与机体的抗损伤斗争贯穿炎症全过程,决定着炎症的发生、发展和结局。由于致炎因子的性质、机体的功能状态及治疗措施效果的不同,炎症的结局也不同。如果抗损伤性变化占优势,炎症趋向痊愈;反之,损伤性变化占优势,则炎症加剧,蔓延播散,甚至危及患者的生命。如果致炎因子持续存在,或机体的抵抗力较弱,则炎症迁延不愈或转变为慢性。

一、痊愈

多数情况下,随着机体抵抗力逐渐增强、致炎因子的消除及适当治疗,炎症局部的渗出物逐渐被吸收,坏死组织被溶解、液化,通过淋巴道、血管吸收或排出体外。受损的组织通过周围健康组织、细胞的再生而修复,病变趋向痊愈。根据修复后的组织是否形态结构和功能完全恢复,炎症的痊愈分为完全痊愈和不完全痊愈两种。

二、迁延不愈或转为慢性

当机体抵抗力低下、治疗不彻底或致炎因子不能被彻底清除而持续作用于机体时,损伤与抗损伤斗争将在机体内持续存在,反复发作,最终由急性转变为慢性。而有些慢性炎症可长期迁延不愈,如慢性支气管炎,可迁延数十年。

三、蔓延播散

当机体抵抗力差、病原微生物数量多、毒力强时,则病原微生物可在机体内大量生长繁殖并可产生毒素,沿组织间隙、器官的自然管道或进入血管、淋巴管向周围组织、器官或全身蔓延,造成炎症的蔓延播散。

(一)局部蔓延

炎症区域的病原微生物可沿组织间隙或器官的自然管道向周围组织和器官蔓延扩散。如肺结核病,在机体抵抗力较弱时,结核杆菌可沿组织间隙和细支气管向周围肺组织蔓延,使病灶扩大;肾结核可沿泌尿道下行蔓延,引起输尿管、膀胱和尿道结核。

(二)淋巴道播散

病原微生物侵入淋巴管,可引起淋巴管炎,随淋巴流到达局部淋巴结,引起局部淋巴结炎。如原发性肺结核时,原发灶内的结核杆菌经淋巴管蔓延至肺门淋巴结,分别引起结核性淋巴管炎和肺门淋巴结结核,形成影像学上的"哑铃征";足部被毒蛇咬伤后,下肢因浅表淋巴管炎可出现红线,腹股沟淋巴结也因炎症肿大,伴有疼痛。淋巴道的这些变化有时可限制炎症的蔓延,但感染严重时,病原体可经淋巴道入血,引起血道播散。

(三)血道播散

炎症病灶内的病原微生物或其产生的毒性产物可经血道、淋巴道进入血液循环,导致全身播散。

1. 菌血症 细菌由炎症灶经淋巴管或血管入血,但并不生长繁殖,也不产生毒素,称为菌血症(bacteremia)。患者无全身中毒症状,血培养可查到细菌。伤寒、流行性脑脊髓膜炎、大叶性肺炎等疾病的早期常有菌血症的存在。

2. 毒血症 细菌产生的毒素或毒性代谢产物被吸收入血,而细菌并不入血,称为毒血症(toxemia)。临床上常出现高热、寒战、休克等全身中毒症状,同时伴有心、肝、肾等实质细胞的变性或坏死,严重时可出现中毒性休克,但血培养查不到细菌。

3. 败血症 毒力强的细菌进入血中,大量生长繁殖并产生毒素,引起全身中毒症状,称为败血症(septicemia)。患者除有毒血症的表现外,常出现皮肤和黏膜的出血点以及脾大、全身淋巴结肿大,严重者可因中毒性休克而死亡。临床上,常见的致病菌为葡萄球菌、脑膜炎双球菌等,血培养常可查到细菌。

4. 脓毒败血症 化脓性细菌引起的败血症进一步发展,可形成脓毒败血症(pyemia)或脓毒血症。此时不但有败血症的表现,化脓性细菌菌团还可随血流到达全身各处,栓塞组织或器官的毛细血管,导致局部组织坏死、液化而形成多发性小脓肿,称为栓塞性脓肿或迁徙性脓肿,常见于肺、肾等器官。

小 结

1. 炎症是机体组织对致炎因子所致损伤发生的防御性反应。只有活体组织才能对损伤产生炎症反应,机体死亡后的自溶组织周围无炎症反应。

2. 炎症的原因包括生物性因子、物理性因子、化学性因子、免疫因子及组织坏死因子等,其中生物性因子最常见,由生物性因子引起的炎症又称为感染。致炎因子作用于机体后是否引起炎症及炎症反应的强弱不仅与致炎因子有关,还与机体的反应性有关。

3. 任何炎症都具有变质、渗出、增生这三个基本病理变化,但有时以变质为主,有时以渗出或增生为主。变质、渗出、增生三者之间有着内在联系,一般急性炎症或炎症早期往往以变质、渗出为主,慢性炎症或炎症后期则以增生为主。变质属于损伤性改变,而渗出和增生属于抗损伤性改变。以血管反应为中心的渗出病变,特别是炎细胞的渗出是炎症的重要形态学标志。渗出主要包括血管反应、液体渗出及白细胞渗出三个方面的变化。渗出的液体有重要的防御作用,但渗出液体过多会产生不利影响。而渗出的白细胞在趋化因子的吸引下到达炎症局部,发挥重要的吞噬作用、免疫作用及组织损伤作用。

在炎症发生过程中,炎症介质发挥着重要的介导作用。炎症介质是由细胞释放或体液产生的参与或引起炎症反应的化学活性物质。其作用可归纳为血管扩张、管壁通透性升高、趋化作用、发热、疼痛和组织损伤。

4. 炎症以局部组织反应为主,表现为红、肿、热、痛、功能障碍。同时,可出现全身反应,如发热、外周血白细胞数量增多、单核-巨噬细胞系统增生和器官功能障碍等。

5. 炎症的分类很复杂,主要有两种分类方法。

1) 按病程持续时间长短可分为超急性炎症、急性炎症、亚急性炎症和慢性炎症。

(1) 急性炎症以变质、渗出为主,渗出细胞主要为中性粒细胞,增生不明显。

(2) 慢性炎症以增生为主,增生的成分主要是血管、纤维结缔组织和实质细胞,肉芽肿性炎时有大量的巨噬细胞增生。慢性炎症也可急性发作,如慢性阑尾炎急性发作。

2) 按病理变化可将炎症分为变质性炎症、渗出性炎症、增生性炎症。

(1) 变质性炎是局部组织发生的以变性、坏死为主的炎症。

(2) 渗出性炎最为多见,可分为浆液性炎、纤维素性炎、化脓性炎和出血性炎。①浆液性炎是以浆液渗出为主的炎症。好发于皮肤(水疱)、疏松结缔组织(水肿)、黏膜(浆液卡他)、浆膜(积液)等处,炎症较轻时,易于消退,但心包腔、胸膜腔大量积液可压迫心、肺,影响其功能。②纤维素性炎是以纤维蛋白渗出为主的炎症,好发于黏膜(形成假膜性炎)、浆膜(形成绒毛心)、肺(见于大叶性肺炎)。量少时被溶解、吸收;量多时发生机化,引起浆膜增厚、粘连或肺肉质变。③化脓性炎是以中性粒细胞大量渗出为主,同时伴有不同程度的组织坏死和脓液形成的炎症。根据原因和部位的不同,化脓性炎又分为脓肿(组织或器官内发生的局限性化脓性炎)、蜂窝织炎(疏松组织发生的弥漫性化脓性炎)、表面化脓和积脓。脓肿的结局包括吸收愈合或形成溃疡、窦道、瘘管。④出血性炎是指渗出物中有大量红细胞漏出的炎症,通常与其他类型的炎症合并存在。

(3) 增生性炎:有四类。①一般增生性炎。②肉芽肿性炎:以巨噬细胞增生为主,形成的境界清楚的结节状病灶。它分为感染性肉芽肿和异物性肉芽肿两种。感染性肉芽肿因病因不同引起的肉芽肿的形态结构也不同,因此具有病理诊断意义,如结核结节、风湿小体、伤寒小结等。③炎性息肉:致炎因子长期刺激下,局部黏膜上皮、腺体和肉芽组织增生形成的突出于黏膜表面的带蒂肿物,好发于鼻黏膜、子宫颈黏膜、肠黏膜。④炎性假瘤:组织炎性增生形成的境界清楚的肿瘤样团块,肉眼形态和 X 线表现与肿瘤相似,好发于眼眶和肺。

6. 炎症的结局取决于致炎因子的强弱、机体抵抗力的高低及治疗措施是否得当。绝大多数可痊愈(分为完全痊愈和不完全痊愈);少数因致炎因子没有完全消除、机体抵抗力弱或治疗不彻底,而迁延不愈,转为慢性;极少数严重病例,因机体抵抗力过低,细菌毒力过强或数量过多,可蔓延扩散。炎症可局部蔓延,或通过淋巴道、血道扩散,形成菌血症、毒血症、败血症、脓毒败血症。

能力检测

1. 名词解释:炎症、变质、炎症介质、炎细胞浸润、渗出、增生、假膜性炎、绒毛心、化脓性炎、脓肿、蜂窝织炎、窦道、瘘管、炎性肉芽肿、炎性息肉、败血症。

2. 炎症局部的基本病变有哪些?

3. 炎症介质有哪些?请简述其共同的生物学作用。

4. 简述渗出的全过程。

5. 炎症时液体渗出的原因是什么?有什么作用和不良后果?

6. 列表比较渗出液和漏出液有何区别。

7. 炎细胞有哪些?它们在什么情况下会发生渗出?

8. 炎症的局部表现有哪些?请解释其发生机制。

9. 简述巨噬细胞的吞噬过程。

10. 简述纤维素性炎的好发部位,并举例说明其特点。

11. 化脓性炎分为哪三类?各有何特点?

12. 列表比较脓肿与蜂窝织炎的区别。

13. 变质性炎好发于哪些器官?请举出两例以变质为主的炎症。

14. 炎性肉芽肿增生的主要细胞是什么?它和肉芽组织有何区别?

15. 哪些疾病可形成特异的炎性肉芽肿?

16. 炎性息肉好发于哪些部位?

17. 临床病理分析。

患儿,女,12岁。5天前右侧鼻翼旁长了一个疖,疼痛明显。3天前出现脓点,可挤出一些脓性血液,随后出现寒战、高热、呕吐等症状,经治疗未见好转,病情加重,出现昏迷、抽搐,遂被家人急送入院。

体格检查:营养发育可,神志不清,T 40 ℃,P 146 次/分,R 32 次/分。面部有一个约 2 cm×2 cm 的红肿区,有波动感。

实验室检查:血常规示白细胞总数 $20×10^9$/L,中性粒细胞 0.85。血培养示金黄色葡萄球菌阳性。

入院后经抢救无效死亡。

尸检:右鼻翼旁有一个约 2 cm×2 cm 的肿胀区,切开有血性脓液流出。大脑右额区有一境界清楚的约 4 cm×4 cm×4 cm 的脓腔形成,其内的脑组织坏死,有灰黄色浓稠的液体。

病理检查:脑组织坏死,大量中性粒细胞浸润。

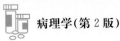

（1）根据所给的病例资料进行诊断，并写出诊断依据。

（2）本例患儿脑部病变是怎么形成的？

（3）从本病例的发生、发展中，我们应该吸取什么教训？

中英文对照

败血症	septicemia
变质	alteration
变质性炎	alternative inflammation
表面化脓	superficial purulence
超急性炎症	superacute inflammation
出血性炎	hemorrhagic inflammation
窦道	sinus
毒血症	toxemia
蜂窝织炎	phlegmonous inflammation
感染	infection
化脓性炎	suppurative or purulent inflammation
积脓	empyema
急性炎症	acute inflammation
浆液性炎	serous inflammation
疖	furuncle
菌血症	bacteremia
溃疡	ulcer
瘘管	fistula
慢性炎症	chronic inflammation
脓毒败血症	pyemia
脓肿	abscess
趋化作用	chemotaxis
肉芽肿性炎	granulomatous inflammation
渗出	exudation
渗出性炎	exudative inflammation
渗出液	exudate
吞噬作用	phagocytosis
纤维素性炎	fibrinous inflammation
亚急性炎症	subacute inflammation
炎性假瘤	inflammatory pseudotumor
炎性息肉	inflammatory polyp
炎症	inflammation
炎症介质	inflammatory mediator

| 痈 | carbuncle |
| 增生 | proliferation |

参考文献

[1] 李玉林.病理学[M].北京:人民卫生出版社,2008.

[2] 高子芬,李良,宋印利.病理学[M].3 版.北京:北京大学医学出版社,2008.

[3] 和瑞芝.病理学[M].北京:人民卫生出版社,2007.

[4] 李甘地.病理学[M].北京:人民卫生出版社,2008.

(肇庆医学高等专科学校　张　霞)

第五章
肿　瘤

 学习目标

　　掌握:肿瘤异型性、肿瘤转移、癌前病变、上皮内瘤变、原位癌的概念;肿瘤的组织结构;肿瘤的生长方式和扩散方式;良、恶性肿瘤的区别;肿瘤的命名原则;癌与肉瘤的区别。

　　熟悉:肿瘤的大体形态;恶性肿瘤的分级与分期;肿瘤对机体的影响;常见的癌前病变;常见肿瘤的病理特点。

　　了解:肿瘤的分类;肿瘤的病因与发病机制。

　　肿瘤(tumor,neoplasm)是一大类以细胞异常增殖为特点的疾病。目前,恶性肿瘤已成为危害人类健康最严重的疾病之一。全世界每年约700万人死于恶性肿瘤。据2005年的统计资料显示,在我国,肿瘤的发病率和死亡率都呈上升的趋势,恶性肿瘤已成为我国城市居民死亡的第一位原因,死亡率约为124.86/10万,在农村地区,恶性肿瘤也居死因的第三位,死亡率约为105.99/10万。其危害最重的恶性肿瘤依次为肺癌、肝癌、胃癌、食管癌、大肠癌、乳腺癌、白血病、宫颈癌、膀胱癌、鼻咽癌等。因此,肿瘤的诊断、预防和治疗,是医学科学十分重要的任务。

第一节　肿瘤的概念

　　肿瘤是机体在各种致瘤因素作用下,局部组织细胞异常增生形成的新生物,常表现为局部肿块。

　　肿瘤的形成,是由于局部组织某个细胞受到致瘤因素的作用,在基因水平上对细胞生长调控发生严重紊乱,导致克隆性的细胞异常增生的结果,也可能与细胞正常的死亡机制发生障碍有关。这种导致肿瘤形成的细胞增生称为肿瘤性增生。肿瘤性增生一般是克隆性的。研究显示,一个肿瘤中的肿瘤细胞群,由单个发生了肿瘤性转化的亲代细胞经过反复分裂增殖产生的子代细胞组成。这个现象称为肿瘤的"克隆性"。肿瘤性增生与炎症等非肿瘤性增生有本质区别(表5-1)。

表 5-1　肿瘤性增生与非肿瘤性增生的区别

区别要点	肿瘤性增生	非肿瘤性增生
病因	环境或内在致瘤因素	炎症或组织损伤
细胞亲缘	克隆性	多克隆性
分化程度	不同程度地失去了分化成熟的能力	具有正常的形态结构和功能
调节控制	具有相对自主性,不受机体控制,致瘤因素消除后仍继续生长	受机体精确调控,原因消除后即停止增生
机体影响	与机体不协调,对机体有害无益	与机体协调,符合机体需要

第二节　肿瘤的特征

一、肿瘤的形态

(一)大体形态

肿瘤的大体形态多种多样。仔细观察肿瘤的大体形态特征,对判断肿瘤的类型和区别肿瘤的良、恶性十分重要。

1. 数目　原发肿瘤的数目通常为一个,但某些类型的肿瘤也可为多个,如多发性子宫平滑肌瘤、家族性结肠多发性息肉等。

2. 大小　肿瘤的大小与很多因素有关,如肿瘤的良恶性、生长时间和发生部位等。发生在体表或体腔内的肿瘤,如临床常见的皮下脂肪瘤、子宫平滑肌瘤,因生长缓慢,对机体影响小,体积较大。发生在密闭的狭小腔道(如颅腔、椎管)内的肿瘤,因生长受限,体积通常比较小。极小的肿瘤,需在显微镜下才能观察到,如发生在甲状腺、前列腺等器官的微小癌。

3. 形状　肿瘤的形状多样,与其组织来源、发生部位、生长方式和良恶性质有关。体表和自然管道(如呼吸道、消化道、泌尿道等)腔面发生的肿瘤,如果是良性的,一般呈息肉状、蕈状、乳头状,如果是恶性的,常呈菜花状、溃疡状,也可呈乳头状。发生在器官和深部组织的肿瘤,若为良性的多表现为结节状、分叶状、囊状;若为恶性的则常表现为菜花状、蟹足状,也可呈囊状(图5-1)。

4. 颜色　肿瘤的颜色一般与其来源正常组织的颜色相近。如脂肪瘤呈黄色,血管瘤呈红色,黑色素瘤常呈黑色。如果伴发一些继发性改变,如变性、坏死、出血、感染等,可使肿瘤原来的颜色发生相应的变化。

5. 质地　肿瘤的质地与其来源的正常组织、实质与间质组成的比例以及有无继发性改变有关。如脂肪瘤、腺瘤一般比较软,骨瘤质地较硬。肿瘤细胞丰富而间质较少的肿瘤一般较软;反之,间质丰富而肿瘤细胞较少的肿瘤,质地较硬。同时伴有一些继发改变的肿瘤其质地也发生变化,如钙化、骨化的肿瘤质地变硬。伴有坏死、液化、囊性变的肿瘤质地

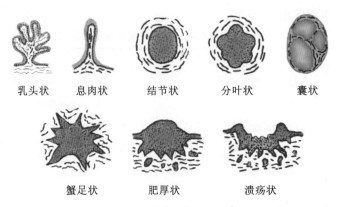

乳头状　　　息肉状　　　结节状　　　分叶状　　　囊状

蟹足状　　　肥厚状　　　溃疡状

图 5-1　肿瘤常见形状模式图

变软。

(二)组织结构

肿瘤组织由实质和间质两部分组成。

1. 实质　肿瘤的实质是指肿瘤细胞。肿瘤的实质细胞是鉴别肿瘤的组织来源的依据。根据其分化程度和异型性可判断肿瘤的良恶性。肿瘤不同其实质也不同,但通常只有一种成分,少数肿瘤由多种实质所组成,如畸胎瘤是来源于三个胚层的实质细胞异常增生而构成。

2. 间质　肿瘤的间质主要由结缔组织和血管组成,其主要作用是支持和营养肿瘤实质。肿瘤间质的血管多少,对肿瘤的生长快慢起着重要作用。血管丰富者其生长快,反之其生长缓慢。有些肿瘤间质还伴有淋巴细胞、单核细胞浸润,这可能是机体肿瘤免疫反应的表现,或是继发感染的反应。

二、肿瘤的分化与异型性

肿瘤的分化是指肿瘤细胞与其起源的正常细胞比较,在组织形态、功能、代谢、细胞生长和增殖等生物学行为上的相似程度。若相似程度高,表明肿瘤的分化程度高或分化好;若相似性较小,表明肿瘤的分化程度低或分化差;若两者缺乏相似性,则称为未分化肿瘤。肿瘤组织在细胞形态和组织结构上与其起源的正常组织有不同程度的差异,这种差异称为肿瘤异型性。肿瘤的分化程度和异型性是诊断肿瘤,区别良、恶性肿瘤的组织学依据。肿瘤分化程度越高,异型性越小,其恶性程度越低或为良性肿瘤;反之,肿瘤分化程度越低,异型性越大,其恶性程度越高。肿瘤的异型性表现在组织结构和细胞两个方面。

(一)肿瘤组织结构的异型性

肿瘤的组织结构异型性是指肿瘤组织在结构排列方式及极性上与起源的正常组织的差异。良性肿瘤的组织异型性一般较小,主要表现为肿瘤组织的分布和瘤细胞的排列不规则,如子宫平滑肌瘤,分化好的肿瘤性平滑肌细胞排列成束状或编织状。

恶性肿瘤的组织结构异型性明显,瘤细胞排列紊乱,失去正常的排列结构、层次及极向,如结肠腺癌,腺体大小不等,形态不一,排列紊乱,出现共壁现象,腺体之间正常的间质减少甚至消失(图 5-2)。

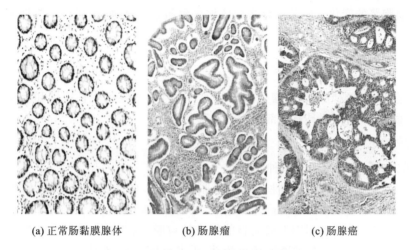

(a) 正常肠黏膜腺体　　　　(b) 肠腺瘤　　　　(c) 肠腺癌

图 5-2　肿瘤的组织结构异型性(镜下观)

（二）肿瘤细胞的异型性

1. 良性肿瘤　由于肿瘤细胞分化程度高,异型性不明显,在光镜下与起源的正常细胞极难区分,需要结合组织结构的异形性改变,方能作出病理诊断。

2. 恶性肿瘤　肿瘤细胞分化差,异型性十分明显,主要表现如下。

（1）肿瘤细胞的多形性　肿瘤细胞大小不等,形态不一,通常比起源的正常细胞大,如多形性横纹肌肉瘤,细胞大小不等,可出现瘤巨细胞。有些肿瘤的瘤细胞比正常细胞小,如发生在肺的小细胞癌。

（2）肿瘤细胞核的多形性　肿瘤细胞核的体积增大,核浆比例增高,可达 1：1(正常为 1：(4～6))。核的大小、形状和染色差别较大,可出现巨核、双核、多核或奇异形核。核内 DNA 增多,核深染,染色质呈粗颗粒状,分布不均匀,常堆积在核膜下;核仁明显,体积大,数目也可增多;核分裂象常增多,出现不对称性核分裂、多极核分裂及顿挫性核分裂等病理性核分裂象(图 5-3),是恶性肿瘤的重要特征,对鉴别良、恶性肿瘤有着非常重要的意义。

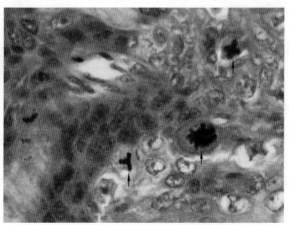

图 5-3　病理性核分裂象(镜下观)

注:箭头所指为三级、四级和多级顿挫性核分裂。

（3）肿瘤胞浆的变化　胞浆内核蛋白体增多致胞浆呈嗜碱性，还可产生糖原、脂质、黏液和色素等。

三、肿瘤的生长和扩散

肿瘤细胞不断分裂增生是肿瘤生长的基础。恶性肿瘤除了生长速度和生长方式上与良性肿瘤有很大的差异，还具有局部浸润和转移的能力。

（一）肿瘤的生长

1. 生长方式　主要有以下三种。

（1）膨胀性生长　大多数良性肿瘤呈膨胀性生长。良性肿瘤分化好，瘤细胞生长较慢，不侵袭周围正常组织。随着肿瘤体积增大，逐渐推挤周围组织，常呈结节状、分叶状，与周围组织分界清楚，在肿瘤周围形成完整的纤维性包膜（图 5-4）。良性肿瘤对周围组织器官的影响，主要是挤压。临床检查肿瘤可活动，手术容易摘除，不易复发。

（2）外生性生长　发生在体表、体腔内面或自然管道腔面（如胸腔、腹腔、消化道等）的肿瘤，常向表面突起形成乳头状、息肉状、蕈状或菜花状，这种生长方式称为外生性生长（图 5-5）。良、恶性肿瘤都可呈外生性生长，但恶性肿瘤在呈外生性生长的同时，其基底部也有浸润，肿瘤中央的表面组织常因血液供应不足而发生坏死脱落形成溃疡。

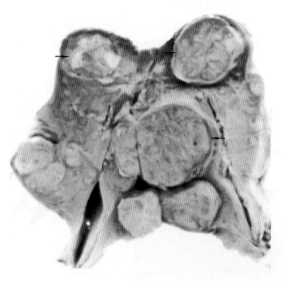

图 5-4　子宫平滑肌瘤（肉眼观）

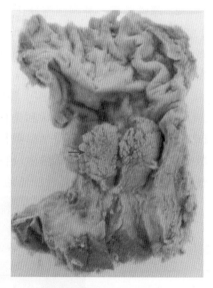

图 5-5　直肠癌（肉眼观）

（3）浸润性生长　这是恶性肿瘤的主要生长方式。肿瘤组织细胞分化差，生长快，似树根样长入周围组织间隙、淋巴管或血管内，并破坏周围组织。浸润性生长的肿瘤一般没有包膜，与邻近的正常组织多无明显界限（图 5-6）。有些分化较好的恶性肿瘤，因生长缓慢，可有假包膜形成。临床检查时，肿块较固定，活动度差，边界不清。手术治疗时，常需较大范围地切除周围组织，且术后易复发。

2. 肿瘤的生长速度　良性肿瘤与恶性肿瘤的生长速度差别很大。良性肿瘤一般生长较缓慢，生长时间可长达数年或数十年。良性肿瘤如果生长速度突然加快、体积迅速增大，

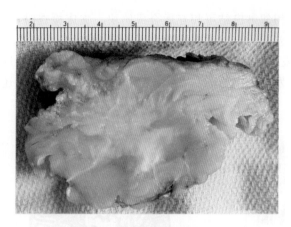

图 5-6　乳腺癌（肉眼观）

注：乳腺组织切面的灰白色组织为癌组织呈浸润性生长。

应考虑有坏死、出血、囊性变尤其是恶变的可能。恶性肿瘤生长较快，特别是分化程度低的恶性肿瘤，容易发生坏死、出血和转移等。

知识链接

　　肿瘤的生长速度，与肿瘤细胞的生成和死亡比例有关，也受营养供应和机体抗肿瘤反应等因素的影响。肿瘤生长过程中，肿瘤细胞的死亡常以凋亡形式发生，肿瘤细胞凋亡的多少会直接影响其生长速度。所以促进肿瘤细胞的死亡和抑制肿瘤细胞的增殖，是肿瘤治疗的两个重要环节。

（二）肿瘤的扩散

　　肿瘤的扩散是恶性肿瘤最重要的生物学特征。恶性肿瘤不仅可以在原发部位呈浸润性生长，累及邻近器官或组织，而且还可以通过多种途径扩散到身体其他部位。肿瘤的扩散方式包括直接蔓延和转移。

　　1. 直接蔓延　恶性肿瘤细胞沿着组织间隙、淋巴管、血管或神经束衣浸润，破坏邻近的正常组织，并继续生长，称为直接蔓延。例如，晚期宫颈癌可直接蔓延到直肠、膀胱或骨盆壁；胰头癌可蔓延到肝脏、十二指肠等处。

　　2. 转移　恶性肿瘤细胞从原发部位侵入淋巴管、血管或体腔，迁徙到他处继续生长，形成与原发瘤同类型的肿瘤的过程称为转移（metastasis），所形成的肿瘤称为转移瘤或继发瘤。转移是恶性肿瘤的特征之一，但也有少数恶性肿瘤几乎不发生转移，例如，皮肤的基底细胞癌，在局部造成破坏，引起皮肤溃疡，而很少发生转移。

　　（1）淋巴道转移　这是癌最常见的转移途径。癌细胞侵入淋巴管，随淋巴流到达局部淋巴结（区域淋巴结），先集聚于淋巴结的边缘窦，后逐渐波及整个淋巴结（图 5-7），并可进一步转移至下一站淋巴结甚至远处淋巴结，也可发生逆行转移，最后经胸导管进入血液，继发血道转移。如乳腺癌常首先转移至同侧腋窝淋巴结，肺癌首先转移到肺门淋巴结。有转移的淋巴结常呈无痛性肿大，质地变硬，切面呈灰白色。当淋巴结的被膜被癌细胞破坏或多个淋巴结被侵及时,相邻淋巴结可相互融合成团块。临床检查时,可触及到广泛粘连的肿大淋巴结,其活动度差。但有时淋巴结肿大不一定有转移,反应性增生的淋巴结也可肿大。有些恶性肿瘤原发部位症状还不明显时淋巴结就有转移,如鼻咽癌早期转移到颈部淋巴结。因此,当临床上发现淋巴结不明原因肿大时,除应考虑炎症外,还要排除恶性肿瘤转移的可能性。

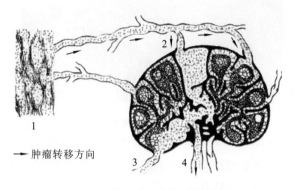

图 5-7 肿瘤淋巴道转移模式图

注:1.原发瘤;2.转移至所属淋巴结;3.逆向转移至附近淋巴结;4.沿输出淋巴管转移至远处淋巴结。

(2)血道转移 这是肉瘤最常见的转移途径。肿瘤细胞多经毛细血管、小静脉直接入血,随血流到达远处的组织、器官,栓塞于相应大小的血管继续生长,形成转移性肿瘤。少数亦可经淋巴系统间接入血。血道转移的途经常与机体血液循环流向一致,肿瘤细胞如侵入体循环静脉先转移到肺。侵入门静脉系统的肿瘤细胞,首先转移到肝。因此,肺、肝是最常发生血道转移的器官。临床上判断有无血道转移,常作肺及肝的影像学检查,以确定患者的临床分期和治疗方案。血道转移性肿瘤形态学上的特点是,边界清楚,常为多个,多散在分布于器官的表面。转移至器官表面的肿瘤,常因中央出血、坏死、下陷而呈脐状,称作"癌脐"。

(3)种植性转移 发生于体腔脏器的恶性肿瘤,侵及器官表面时,瘤细胞可脱落种植于体腔其他器官的表面继续生长,形成多个转移性肿瘤,称为种植性转移。常见的如胃肠道癌侵及浆膜后,种植到大网膜、腹膜、卵巢等处。胃肠道癌(多为黏液癌)种植到卵巢所形成的转移性肿瘤,称为 Krukenberg(库肯勃)瘤。Krukenberg 瘤还可通过淋巴道和血道转移形成。脑、脊髓肿瘤也可经脑脊液转移到脑的其他部位或脊髓(如颅底、脊髓背侧、马尾等处)形成种植性转移。浆膜腔的种植性转移常伴有浆膜腔血性积液,通过细胞学检查,可查找恶性肿瘤细胞。

知识链接

肿瘤局部浸润和蔓延的机制比较复杂。就癌而言,癌细胞局部浸润和蔓延可能与以下因素有关。①癌细胞表面黏附分子减少。正常上皮细胞表面有各种细胞黏附分子,使细胞相互黏附在一起,阻止细胞移动。肿瘤细胞表面黏附分子减少,使细胞相互黏附性下降而易分离。②癌细胞与基底膜的黏着增加。正常上皮细胞基底面是通过层粘连蛋白受体与基底膜附着。癌细胞的层粘连蛋白受体增多,使癌细胞与基底膜的黏着增加。③细胞外基质的降解。癌细胞产生蛋白酶(如Ⅳ型胶原),分解基底膜,使其产生局部缺损,让癌细胞向深层浸润。④癌细胞迁移。癌细胞借阿米巴样运动通过基底膜缺损处移出。癌细胞穿过基底膜后,蛋白酶溶解间质结缔组织,使其在间质中移动,到达血管壁时,又以相似的方式穿过血管的基底膜进入血管。

四、肿瘤细胞的代谢特点

肿瘤细胞在生化组成、物质代谢、能量利用和酶含量及其活性等方面都与正常细胞有明显差异。

1. 糖代谢 肿瘤细胞主要以无氧糖酵解方式获取能量。无论在有氧或无氧条件下,均以糖酵解增强为特点。糖酵解过程中生成的能量和形成的中间代谢产物可被肿瘤细胞消耗和利用合成蛋白质、核酸及脂类,为肿瘤细胞不断增生所需提供必需的物质。糖酵解过程中,肿瘤的恶性程度越高,糖酵解关键酶的活性也越高。肿瘤组织这种糖代谢特点可能与肿瘤细胞线粒体的功能障碍或瘤细胞的酶谱改变有关。

2. 蛋白质代谢 肿瘤细胞的蛋白质合成代谢与分解代谢均增强,但合成代谢明显超过分解代谢,肿瘤细胞可利用氨基酸重新合成肿瘤生长所需要的蛋白质,甚至与机体正常细胞争夺营养,合成肿瘤本身所需的蛋白质,以维持其肿瘤性增生的需要。肿瘤细胞还可合成肿瘤蛋白、某些酶、激素和肿瘤相关抗原,它们作为肿瘤标志物具有相对特异性,利用免疫组织化学的染色方法,可了解肿瘤细胞有无相应的表达,这在肿瘤的诊断和研究中已得到广泛应用。

3. 核酸代谢 肿瘤细胞内合成 DNA 和 RNA 的聚合酶活性均高于正常细胞,而核酸分解明显降低,导致肿瘤细胞内 RNA、DNA 含量增加。DNA 与肿瘤细胞的分裂、增生有关,RNA 与肿瘤性蛋白质的合成有关。核酸增多是肿瘤细胞快速生长的物质基础。

4. 酶系统改变 肿瘤细胞酶的改变较复杂。一般来说,参与核苷酸、DNA、RNA 和蛋白质合成的酶(如 RNA 和 DNA 聚合酶、核苷酸合成酶类)活性增强,而参与其分解过程的酶活性降低。而相对正常组织这些酶的变化只是量及活性的改变,没有质的变化。肿瘤细胞酶的这种改变一般与肿瘤的恶性程度相平行。如肝细胞癌和骨肉瘤患者血清中碱性磷酸酶增加;前列腺癌时酸性磷酸酶增加等。近年来还发现在正常细胞内(除生殖细胞和造血干细胞外)无活性的端粒酶,在大多数恶性肿瘤细胞中呈现一定活性。

五、肿瘤的分级和分期

肿瘤的分级和分期常用于恶性肿瘤。恶性肿瘤的分级和分期是制订治疗方案和估计预后的重要参考。

(一)分级

病理学上,通常根据恶性肿瘤细胞的分化程度、异型性及核分裂象来确定恶性肿瘤的级别。一般分为三级。

Ⅰ级:分化较好(高分化),属低度恶性。

Ⅱ级:分化中等(中分化),属中度恶性。

Ⅲ级:分化差(低分化),属高度恶性。

(二) 分期

分期主要根据原发肿瘤的大小、浸润深度、扩散范围及转移等情况确定。国际上广泛采用 TNM 分期系统。

T:指原发瘤的大小,随着肿瘤体积的增加,依次用 $T_1 \sim T_4$ 来表示。

N:指局部淋巴结受累情况。淋巴结未受累时,用 N_0 表示。随着淋巴结受累程度和范围的增加,依次用 $N_1 \sim N_3$ 表示。

M:指血道转移,没有血道转移者用 M_0 表示,有血道转移者用 M_1 或 M_2 表示。

对于临床制订治疗方案和评估预后,肿瘤的分期尤为重要,但也必须综合考虑肿瘤的生物学特性及全身情况。

第三节 肿瘤对机体的影响

一、良性肿瘤

良性肿瘤对机体影响较小,但因其发生部位或继发改变等,有时也引起较严重的后果。主要表现如下。

1. 局部压迫和阻塞 这是良性肿瘤对机体的主要影响。如家族性结肠多发性息肉可引起肠梗阻,脑膜瘤可压迫脑组织、妨碍脑脊液循环引起颅内高压等。

2. 激素作用 内分泌腺的良性肿瘤,可以过多分泌激素,而引起相应的内分泌症状。例如垂体前叶的生长激素细胞腺瘤可引起巨人症或肢端肥大症,胰岛素瘤分泌过多的胰岛素,可引起阵发性血糖过低等。

3. 继发性改变 肠的息肉状腺瘤,表面可发生溃疡而引起出血和感染。甲状腺腺瘤可发生囊性变而使肿瘤明显增大,压迫呼吸道而引起呼吸困难。

二、恶性肿瘤

恶性肿瘤由于分化不成熟、生长迅速及浸润性生长,可发生转移,因此,除可引起上述良性肿瘤对机体的影响外,还可以引起更为严重的后果。

1. 继发改变 由于恶性肿瘤生长迅速及浸润性生长,常导致坏死、溃疡、出血、穿孔及病理性骨折,并可继发感染及发热。

2. 顽固性疼痛 主要是肿瘤浸润、压迫局部神经而引起。

3. 恶病质 恶病质是恶性肿瘤患者晚期的临床特征,表现为严重消瘦、无力、贫血和全身衰竭等恶病质状态,甚至导致患者死亡。

4. 副肿瘤综合征 一些非内分泌腺发生的恶性肿瘤除肿瘤本身及其转移所直接引起的临床表现外,还可引起内分泌系统、神经系统、肌肉系统、消化系统、造血系统、骨关节系统、肾脏及皮肤等发生病变,出现相应的临床表现,这些表现是通过一系列的神经、体液途径间接引起,故称为副肿瘤综合征。副肿瘤综合征的发生可能与肿瘤的产物(如异位激素)、异常的免疫反应(如交叉免疫、自身免疫和免疫复合物沉着等)或其他不明原因的作用有关。其意义在于:一方面,当临床上尚无任何原发肿瘤的体征时,这些症状已出现,故具有提示作用,如肺小细胞癌的副肿瘤综合征可表现为在无癌细胞骨转移的情况下出现血钙过高,或出现肌无力综合征、库欣(Cushing)综合征,以及肺性骨关节病的症状;另一方面,对于已确诊的肿瘤患者,如果出现上述临床表现,应注意与肿瘤转移相鉴别。

第四节　良性肿瘤与恶性肿瘤的区别

良性肿瘤一般对机体危害性较小,易于治疗;恶性肿瘤危害较大,治疗措施复杂,效果也不够理想。因此,区别良性肿瘤与恶性肿瘤,对于采取恰当的治疗措施和正确估计预后具有十分重要的意义。良性肿瘤与恶性肿瘤的主要区别见表5-2。

表 5-2　良性肿瘤和恶性肿瘤的主要区别

区别要点	良性肿瘤	恶性肿瘤
分化程度	分化好,异型性小	分化差,异型性大
核分裂象	无或少,不见病理性核分裂象	多,可见病理性核分裂象
生长速度	缓慢	较快
生长方式	膨胀性或外生性生长	浸润性或外生性生长
继发改变	少见	常见,出血、坏死、溃疡、感染
转移	不转移	常转移
复发	不复发或很少复发	易复发
对机体的影响	较小,主要为局部压迫或阻塞	较大,破坏原发部位和转移部位的组织结构,有坏死、出血、感染、恶病质、副肿瘤综合征

判断肿瘤的良、恶性时,应根据以上区别要点进行全面、综合地分析,但这些区别要点不是绝对的。有些肿瘤的组织形态和生物学行为介于良性肿瘤和恶性肿瘤之间,称为交界性肿瘤,如卵巢交界性浆液性乳头状囊腺瘤。有些交界性肿瘤有发展为恶性的倾向;有些具有恶性潜能的肿瘤,要通过较长时间的随访观察,才能了解其生物学行为。有些良性肿瘤也可能发展成为恶性肿瘤(即恶变或癌变),如结肠息肉状腺瘤。

第五节　肿瘤的命名与分类

肿瘤的命名和分类是肿瘤病理诊断的重要部分。人类肿瘤的种类繁多,命名也复杂,主要根据其组织类型、细胞类型和生物学行为来命名。

一、肿瘤的命名原则

(一)肿瘤命名的一般原则

1. 良性肿瘤命名　良性肿瘤的命名是在组织、细胞类型的名称后面加一个"瘤"字。命名公式为:部位＋来源组织名称＋瘤。例如:来源于结肠腺上皮的良性肿瘤,称为结肠腺瘤;来源于子宫平滑肌的良性肿瘤,称为子宫平滑肌瘤。

2. 恶性肿瘤命名

(1)癌　来源于上皮组织的恶性肿瘤统称为癌(carcinoma)。命名公式为:部位＋来源组织名称＋癌。例如:来源于子宫颈鳞状上皮的恶性肿瘤,称为子宫颈鳞状细胞癌;来源于乳腺腺上皮的恶性肿瘤,称为乳腺腺癌。有些癌具有多种上皮分化,如子宫内膜的腺鳞癌同时具有腺癌和鳞状细胞癌成分。当有些癌缺乏向某种特定上皮分化的特征时,称为未分化癌。

(2)肉瘤　来源于间叶组织的恶性肿瘤统称为肉瘤(sarcoma)。间叶组织包括纤维组织、脂肪、肌肉、脉管、骨、软骨等组织。命名公式为:部位＋来源组织名称＋肉瘤。例如:来源于手臂纤维组织的恶性肿瘤,称为手臂纤维肉瘤;来源于腹膜后脂肪组织的恶性肿瘤,称为腹膜后脂肪肉瘤。当有些肉瘤缺乏向特定间叶组织分化的特征时,称为未分化肉瘤。若肉瘤的组织结构中含有癌的成分,则称为癌肉瘤。

(二)肿瘤命名的特殊情况

1. 结合形态特征命名　无论是良性肿瘤还是恶性肿瘤,有时根据肿瘤的肉眼形态特征进行命名,如皮肤乳头状瘤、甲状腺乳头状瘤、卵巢浆液性囊腺瘤等。

2. 母细胞瘤　一些肿瘤其形态特征类似某种幼稚组织,称为母细胞瘤,大多数为恶性肿瘤,如神经母细胞瘤、髓母细胞瘤和肾母细胞瘤等。少数为良性肿瘤,如骨母细胞瘤、软骨母细胞瘤。

3. 冠以"恶性"　有些恶性肿瘤,既不叫癌也不叫肉瘤,其命名是在其良性肿瘤的名称前直接加上"恶性",称为"恶性××瘤",如恶性黑色素瘤、恶性畸胎瘤、恶性脑膜瘤、恶性神经鞘瘤等。

4. 用人名命名　一些肿瘤以最初报道或研究者的名字命名,如尤文(Ewing's)肉瘤、霍奇金(Hodgkin)淋巴瘤。

5. 瘤病　同一类型的肿瘤呈多发状态时,称为"瘤病",如神经纤维瘤病、脂肪瘤病、血管瘤病等。

6. 畸胎瘤　起源于性腺或胚胎中的全能细胞的肿瘤,常发生于性腺,一般含有两个以上胚层的多种组织成分,分良性畸胎瘤和恶性畸胎瘤两类。

7. 习惯称呼　一些恶性肿瘤在发现之初,由于对其性质认识不足,以"瘤"或"病"命名,沿用至今,如淋巴瘤、白血病等。

二、分类

肿瘤的正确分类是诊断的需要,也是统计、分析的需要,还是制订治疗计划、判断预后的重要依据。主要根据肿瘤的组织类型、细胞类型和生物学行为进行分类,一般分为两组六大类,见表 5-3。

表 5-3　常见肿瘤分类

组 织 来 源	良 性 肿 瘤	恶 性 肿 瘤
上皮组织		
鳞状上皮	乳头状瘤	鳞状细胞癌
基底细胞		基底细胞癌
腺上皮	腺瘤	腺癌
移行上皮	移行细胞乳头状瘤	移行细胞癌
间叶组织		
纤维组织	纤维瘤	纤维肉瘤
脂肪组织	脂肪瘤	脂肪肉瘤
平滑肌	平滑肌瘤	平滑肌肉瘤
横纹肌	横纹肌瘤	横纹肌肉瘤
血管	血管瘤	血管肉瘤
淋巴管	淋巴管瘤	淋巴管肉瘤
骨	骨瘤	骨肉瘤
软骨	软骨瘤	软骨肉瘤
滑膜	滑膜瘤	滑膜肉瘤
间皮	间皮瘤	恶性间皮瘤
淋巴造血组织		
淋巴细胞		淋巴瘤
造血细胞		白血病
神经组织		
神经鞘细胞	神经鞘瘤	恶性神经鞘瘤
胶质细胞	胶质瘤	恶性胶质瘤
原始神经细胞		髓母细胞瘤
脑膜	脑膜瘤	恶性脑膜瘤
神经细胞	节细胞神经瘤	神经母细胞瘤
其他组织细胞		
黑色素细胞	色素痣	恶性黑色素瘤
胎盘滋养叶细胞	葡萄胎	恶性葡萄胎
		绒毛膜上皮癌
生殖细胞		精原细胞瘤
		无性细胞瘤
		胚胎性癌
性腺或胚胎剩件中的全能细胞(两个以上胚层组织)	畸胎瘤	恶性畸胎瘤

三、癌与肉瘤的区别

恶性肿瘤分为癌和肉瘤,分别来源于上皮组织和间叶组织,其临床表现和病理变化各有特点。正确的掌握癌与肉瘤的特点,对临床诊断和治疗有实际意义。癌和肉瘤的主要区别见表5-4。

表 5-4　癌和肉瘤的区别

区别要点	癌	肉瘤
组织来源	上皮组织	间叶组织
发病率	较高,多见于中、老年人	较低,多发生于青少年
肉眼特点	质较硬、色灰白	质软、色灰红、呈鱼肉状
镜下特点	多形成癌巢,实质与间质分界清楚,常有纤维组织增生	肉瘤细胞呈弥漫分布,实质与间质分界不清,间质血管丰富,纤维组织少
网状纤维	见于癌巢周围,癌细胞间多无网状纤维	肉瘤细胞间多有网状纤维,并包绕瘤细胞
转移	多经淋巴道转移	多经血道转移

第六节　癌前病变、上皮内瘤变

一、癌前病变

癌前病变是指某些具有潜在癌变可能的良性病变,如长期不治愈,有可能发展为癌。临床常见的癌前病变如下。

1. 结肠、直肠腺瘤　以绒毛状腺瘤和家族性腺瘤性息肉病常见(图 5-8)。

2. 慢性宫颈炎伴宫颈糜烂　慢性宫颈炎时损伤的宫颈鳞状上皮被宫颈管内膜的单层柱状上皮取代,在炎症长期刺激下,柱状上皮又可被再生的鳞状上皮取代,反复发生,可发展为鳞状细胞癌。

3. 乳腺纤维囊性病　乳腺纤维囊性病又称乳腺囊性增生症。主要组织学改变为乳腺小叶导管和腺泡上皮细胞增生、导管囊性扩张,并伴有导管内乳头状增生者易发生癌变。

4. 慢性萎缩性胃炎伴肠上皮化生　慢性萎缩性胃炎常有肠上皮化生,尤其是大肠型肠上皮化生有可能发展为胃癌。

5. 溃疡性结肠炎　溃疡周围黏膜增生,特别是伴有异型增生者,易发生结肠腺癌。

6. 皮肤慢性溃疡　常见于小腿的慢性溃疡,如大隐静脉曲张导致小腿胫前下 1/3 皮肤溃疡,由于慢性刺激,皮肤鳞状上皮增生而发生癌变。

7. 黏膜白斑　常见于口腔、外阴等黏膜部位。主要组织学改变为鳞状上皮过度增生、过度角化,可有异型性改变。

8. 结节性肝硬化　肝组织弥漫性破坏,继发肝细胞结节状再生。晚期患者可发展为

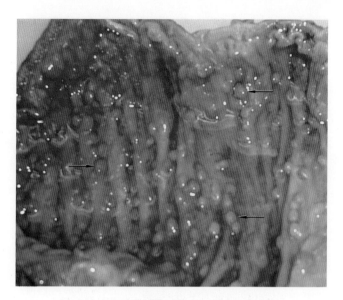

图 5-8　结肠多发性腺瘤性息肉病(肉眼观)

肝细胞性肝癌。

二、上皮内瘤变

上皮内瘤变(intraepithelial neoplasia,IEN)是指被覆上皮、腺泡上皮或导管上皮从非典型增生到原位癌的一系列形态变化。可发生在呼吸道、消化道、胰腺、胆管、乳腺、前列腺、泌尿系统、女性生殖系统和皮肤等器官、组织。上皮内瘤变分为三级:Ⅰ级、Ⅱ级分别与轻度、中度非典型增生相对应,Ⅲ级则包括重度非典型增生和原位癌。

(一)非典型增生

上皮细胞增生并伴有异型性改变,称为非典型增生(atypical hyperplasia,dysplasia),但异型性的程度还达不到癌的诊断标准。根据上皮细胞异型性大小和累及范围,非典型增生分为轻、中、重三度。

轻度:异型性较小,有异型性改变的细胞仅累及上皮层下 1/3。

中度:异型性中等,有异型性改变的细胞累及上皮层下 1/3 以上,但未超过 2/3。

重度:异型性较大,有异型性改变的细胞累及上皮层下 2/3 以上,但未达到全层。

轻、中度非典型增生可恢复正常,重度非典型增生较难逆转。

(二)原位癌

异型增生的细胞累及上皮全层,但没有突破基底膜向下浸润生长者,称为原位癌。常见于鳞状上皮或移行上皮被覆的部位,如子宫颈、食管、皮肤、膀胱等处,也可见于发生鳞状上皮化生的黏膜表面,如鳞化的支气管黏膜。当鳞状上皮的原位癌累及腺体而又未突破腺体的基底膜时,称为原位癌累及腺体,常见于子宫颈的原位癌(图 5-9)。乳腺小叶的导管或腺泡发生癌变而未突破基底膜者,分别称导管内原位癌和小叶原位癌。原位癌是早期癌,如能及早发现和积极治疗,可阻止其发展为浸润性癌,甚至可以治愈。

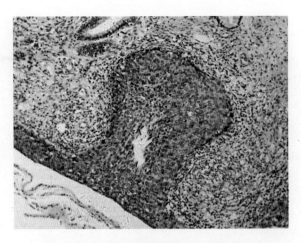

图 5-9　原位癌累及腺体（镜下观）

第七节　常见肿瘤举例

一、上皮组织肿瘤

（一）良性上皮组织肿瘤

1. 乳头状瘤（papilloma）　乳头状瘤是来源于鳞状上皮和移行上皮的良性肿瘤，向体表或腔内呈外生性生长，形成大小不等的乳头状突起，肿瘤的根部常有一个蒂与正常组织相连（图 5-10）。镜下观，乳头表面覆盖增生的上皮细胞，乳头的轴心由血管和结缔组织构成（图 5-11）。常发生在鼻腔、咽喉、外阴、膀胱等部位。

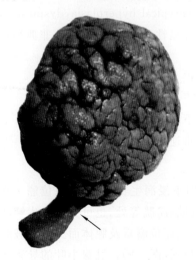

图 5-10　皮肤乳头状瘤（肉眼观）

注：肿瘤向体表呈乳头状生长，根部有蒂（↑）与正常组织相连。

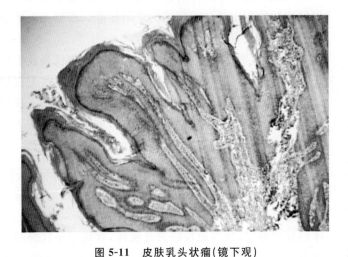

图 5-11　皮肤乳头状瘤（镜下观）

注：肿瘤突出于皮肤呈乳头状，乳头表面覆盖增生的上皮细胞无异型性，其轴心由血管和结缔组织间质构成。

2. 腺瘤(adenoma) 腺瘤是来源于腺上皮的良性肿瘤,多见于乳腺、肠道、甲状腺、卵巢等处。黏膜的腺瘤多呈息肉状,如结肠腺瘤;腺器官内的腺瘤则多呈结节状,与周围正常组织分界清楚,包膜完整,如甲状腺腺瘤。一般腺瘤的腺体与相应正常组织腺体结构相似,而且常具有一定的分泌功能,如卵巢浆液性囊腺瘤、甲状腺腺瘤。常见的腺瘤类型如下。

(1)息肉状腺瘤 多见于结肠、直肠黏膜,呈息肉状,腺瘤可有蒂与黏膜相连,可单发或多发。家族性腺瘤性息肉病和大肠绒毛状腺瘤易癌变,其癌变率几乎为100%。

(2)囊腺瘤 常发生于卵巢、甲状腺、胰腺等部位。肉眼观,肿瘤呈圆形或卵圆形,表面光滑或凹凸不平,切面可为单房或呈多房状。镜下观,腺体增生扩张,有的扩张腺体相互融合形成大的囊腔,囊腔内含有腺体分泌物。卵巢囊腺瘤主要有两种类型:一种为浆液性乳头状囊腺瘤,腺上皮向囊腔内呈乳头状生长,并分泌浆液;另一种为黏液性囊腺瘤,分泌黏液,常为多房性,囊壁多光滑(图5-12,图5-13)。其中浆液性乳头状囊腺瘤较易发生恶变。

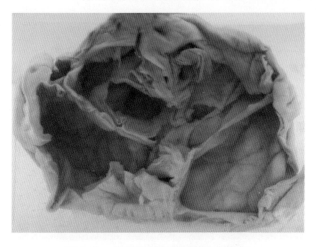

图 5-12 卵巢黏液性囊腺瘤(肉眼观)

注:肿瘤呈卵圆形,分泌黏液,切面呈多房囊性。

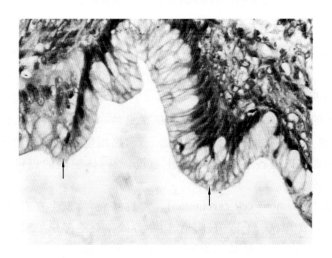

图 5-13 卵巢黏液性囊腺瘤(镜下观)

注:箭头所指为囊壁,肿瘤细胞中有大量黏液。

（3）纤维腺瘤　常见于女性乳腺，多为单个。肉眼观，常呈结节状或分叶状，境界清楚，包膜完整，切面灰白色，有时呈半透明状（图 5-14）。镜下观，主要为乳腺导管上皮细胞和周围的结缔组织增生（图 5-15）。

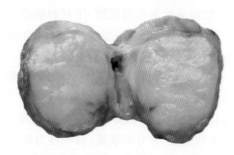

图 5-14　乳腺纤维腺瘤（肉眼观）

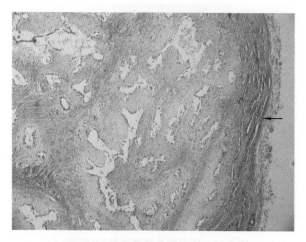

图 5-15　乳腺纤维腺瘤（镜下观）

注：肿瘤由腺体和纤维同时增生形成，箭头所指包膜完整。

（4）多形性腺瘤　又称混合瘤。肉眼观，呈结节状，境界清楚。镜下观，由腺上皮、鳞状上皮、黏液样和软骨样等多种组织成分增生而混合构成。常见于涎腺，术后易复发，多次复发可发生恶变。

（二）恶性上皮组织肿瘤

上皮组织来源的恶性肿瘤称为癌，是临床最常见的一类恶性肿瘤。肉眼观，肿瘤切面呈灰白色，质地较硬，与周围组织界限不清。镜下观，癌细胞常排列呈巢状或条索状，与间质分界清楚。癌多经淋巴道转移，晚期可发生血道转移，体腔内的癌可发生种植性转移。常见类型有以下几种。

1. 鳞状细胞癌（squamous cell carcinoma）　简称鳞癌，常发生在有鳞状上皮覆盖的部位，如皮肤、口腔、唇、食管、喉、子宫颈、阴道、阴茎等处。有些部位如支气管、膀胱等，在鳞状上皮化生的基础上也可发生鳞状细胞癌。肉眼观，肿瘤常呈菜花状或溃疡状。镜下观，癌组织突破基底膜向深层组织浸润，形成癌巢。分化好的鳞状细胞癌，癌巢中央可出现层状角化物，称为角化珠或癌珠，细胞间可见细胞间桥（图 5-16）。分化较差的鳞状细胞癌无角化珠形成,细胞间桥少或无,有较多的核分裂象。

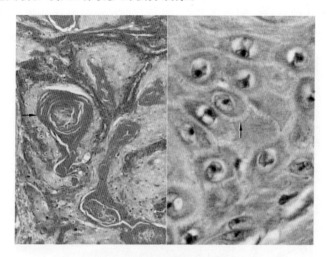

图 5-16 鳞状细胞癌(镜下观)

注:蓝色箭头所指为角化珠;红色箭头所指为细胞间桥。

2. 基底细胞癌(basal cell carcinoma) 起源于皮肤的基底细胞,是一种低度恶性肿瘤,多见于老年人面部。肉眼观,由于肿瘤呈浸润性生长,局部组织坏死脱落形成溃疡,可伴有出血。镜下观,癌细胞呈多角形或梭形,似基底细胞,形成大小不等的癌巢,癌巢周边的癌细胞呈栅栏状排列。此癌生长缓慢,几乎不发生转移,对放射治疗很敏感。

3. 尿路上皮癌(transitional cell carcinoma) 旧称移行细胞癌,发生于膀胱、输尿管或肾盂的移行上皮,常为乳头状或菜花状(图 5-17)。镜下观,癌细胞似移行上皮,异型性明显,呈多层次排列。根据癌细胞的异型性及浸润情况分为Ⅰ级(图 5-18)、Ⅱ级、Ⅲ级。

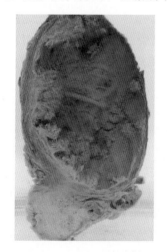

图 5-17 膀胱癌(肉眼观)

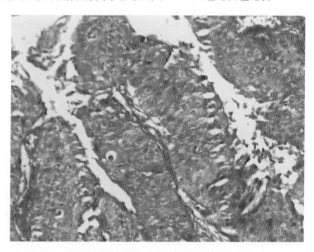

图 5-18 尿路上皮癌Ⅰ级(镜下观)

4. 腺癌(adenocarcinoma) 起源于腺上皮的恶性肿瘤。多见于胃肠道、胆囊、子宫体、乳腺、甲状腺等处。镜下观,肿瘤主要由大小不等、形状不一、排列不规则的腺样结构组成,癌细胞常不规则地排列成多层,核大小不一,核分裂象多见(图 5-19)。发生在乳腺的腺癌

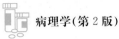

常呈实性癌改变,癌细胞异型性大,形成实性癌巢;当腺癌伴有大量乳头状结构时称为乳头状腺癌,常发生于甲状腺、结肠、胆囊等器官;腺腔高度扩张呈囊状的腺癌称囊腺癌,伴乳头状生长时称乳头状囊腺癌,如卵巢浆液性乳头状囊腺癌和黏液性乳头状囊腺癌。

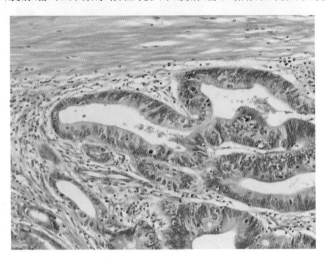

图 5-19 肠腺癌(镜下观)

注:癌组织已经浸润到肌层。

分泌大量黏液的腺癌称为黏液癌,常见于胃和大肠。肉眼观,癌组织呈灰白色,湿润,半透明如胶冻样,又称为胶样癌。镜下观,黏液堆积在腺腔内,并可由于腺体的崩解而形成黏液池。有时黏液聚积在癌细胞内,将核挤向一侧,使癌细胞呈印戒状,称为印戒细胞,当印戒细胞构成癌的主要成分时称为印戒细胞癌。

二、间叶组织肿瘤

间叶组织肿瘤的种类很多,包括来源于脂肪组织、血管和淋巴管、平滑肌、横纹肌、纤维组织、骨组织等的肿瘤。骨肿瘤以外的间叶组织肿瘤又称为软组织肿瘤。间叶组织肿瘤中,良性比较常见,恶性(肉瘤)相对少见。

(一)间叶组织良性肿瘤

1. 纤维瘤(fibroma) 常见于躯干及四肢皮下。肉眼观,肿瘤呈结节状,包膜完整,切面灰白色,质韧,见编织状条纹。镜下观,瘤细胞由分化较好的纤维细胞组成,瘤细胞和胶原纤维呈编织状排列(图 5-20)。纤维瘤生长缓慢,手术切除后不易复发。

2. 脂肪瘤(lipoma) 主要发生在成人,是最常见的良性软组织肿瘤。脂肪瘤好发于背、肩、颈及四肢近端皮下组织。肉眼观,肿瘤常为分叶状,有包膜,质地柔软,切面呈黄色,似脂肪组织(图 5-21)。直径数厘米至数十厘米,常为单发性,亦可为多发性。镜下观,似正常脂肪组织,呈不规则分叶状,有纤维间隔。一般无明显症状,手术易切除。

3. 脉管瘤(hemangioma) 分为血管瘤和淋巴管瘤,以血管瘤较常见。

(1)血管瘤 多为先天性,常见于儿童。可发生于皮肤、肌肉、内脏等器官。内脏器官以肝脏多见。有毛细血管瘤、海绵状血管瘤、混合型血管瘤等类型。无明显包膜,界限不清。在皮肤或黏膜可呈突起的红色肿块,或呈暗红或紫红色斑。内脏血管瘤多呈结节状。

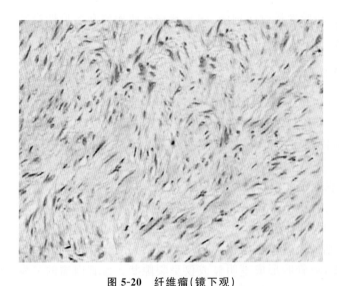

图 5-20 纤维瘤（镜下观）

注：肿瘤细胞似纤维细胞，与胶原纤维呈编织状排列。

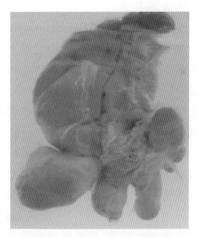

图 5-21 脂肪瘤（肉眼观）

注：肿瘤呈分叶状，包膜完整，似脂肪组织。

发生于肢体软组织的弥漫性海绵状血管瘤可引起肢体增大。儿童血管瘤可随身体的发育而长大，成年后停止发展，甚至可以自然消退。

（2）淋巴管瘤 多发生于舌、颈、腋窝及腹股沟等处。镜下观，增生的淋巴管呈囊性扩张，内含有淋巴液。淋巴管瘤又称为囊状水瘤，多见小儿颈部。

4. 平滑肌瘤（leiomyoma） 多见于子宫和胃肠道。可单发或多发，肉眼观，肿瘤呈结节状，边界清楚，包膜完整。镜下观，瘤组织由梭形平滑肌细胞构成，瘤细胞形态比较一致，排列成束状、编织状，核呈长杆状，两端钝圆，核分裂象少见（图 4-13）。

5. 软骨瘤（chondroma） 自骨膜发生并向外突起生长，称外生性软骨瘤。发生于手足短骨和四肢长骨骨髓腔内者，称为内生性软骨瘤，使骨膨胀，外有薄骨壳。肉眼观，切面呈淡蓝色或银白色，半透明，可有钙化或囊性变。镜下观，瘤组织由成熟的透明软骨组成，呈不规则分叶状，小叶由疏松的纤维血管间质包绕。位于盆骨、胸骨、肋骨、四肢长骨或椎骨者易恶变，发生在指（趾）骨者极少恶变。

（二）间叶组织恶性肿瘤

间叶组织发生的恶性肿瘤称为肉瘤，比癌少见。恶性度较高，以血道转移为主。

1. 脂肪肉瘤（liposarcoma） 成人最多见的肉瘤之一，常发生于下肢深部软组织及腹膜后，极少从皮下脂肪组织发生，与脂肪瘤的分布相反。肉眼观，多呈结节状或分叶状，切面黄色有油腻感，呈黏液样或鱼肉样。镜下观，瘤细胞形态多种多样，以出现脂肪母细胞为特点，胞浆内可见多少不等、大小不一的脂质空泡。脂肪肉瘤分为高分化脂肪肉瘤、去分化脂肪肉瘤、黏液样脂肪肉瘤、圆形细胞脂肪肉瘤、多形性脂肪肉瘤等类型。

2. 横纹肌肉瘤（rhabdomyosarcoma） 较常见，主要发生于 10 岁以下儿童和婴幼儿，少见于青少年和成人。好发于头颈部、泌尿生殖道等，可偶见于四肢。其恶性程度高，生长迅速，易早期发生血道转移，预后极差，90% 以上患者在五年内死亡。镜下观，肿瘤由不同分化阶段的横纹肌母细胞组成，分化较高者，胞浆红染，可见纵纹和横纹。根据分化程度、排列结构和大体特点,横纹肌肉瘤分为胚胎性横纹肌肉瘤、腺泡状横纹肌肉瘤和多形性横纹肌肉瘤等类型。

3. 平滑肌肉瘤(leiomyosarcoma)　多见于子宫及胃肠道,也可见于腹膜后、肠系膜、大网膜及皮肤等处,常见于中老年人。肉眼观,呈结节状,质地软,切面呈鱼肉状,与周围组织界限不清,伴有不同程度的出血、坏死。镜下观,肿瘤细胞丰富,有不同程度异型性,核仁清楚,核分裂象指数通常超过10个/10个高倍视野,并伴有不同程度的凝固性坏死。病理学上常以肿瘤细胞异型性、肿瘤细胞凝固性坏死和核分裂象的多少作为诊断及其恶性程度的判断标准。

4. 血管肉瘤(angiosarcoma)　恶性程度较高,以中老年人多见,常发生于头颈部、四肢和躯干的皮肤、深部软组织及器官。肉眼观,肿瘤多隆起于皮肤表面,呈丘疹或结节状,暗红或灰白色,易坏死出血。有扩张的血管时,切面可呈海绵状。镜下观,肿瘤细胞有不同程度异型性,形成大小不一,形状不规则的血管腔样结构,常互相吻合。分化差的血管肉瘤,细胞异型性明显,呈巢状或弥漫增生,血管腔形成不明显或仅呈裂隙状。血管肉瘤的复发率和转移率都较高,预后很差。

5. 纤维肉瘤(fibrosarcoma)　多见于四肢皮下及深部组织。纤维肉瘤恶性程度高,易复发和转移。肉眼观,肿瘤呈结节状或不规则形,切面灰白色,质软,似鱼肉状,有假包膜。镜下观,分化好者瘤细胞异型性小,多呈梭形,常呈束状排列并相互交织,间质胶原纤维和网状纤维丰富。分化差者瘤细胞丰富,异型性大,核分裂象多见,间质胶原纤维和网状纤维较少(图5-22)。

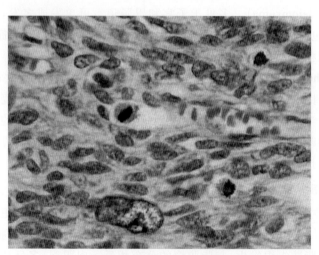

图 5-22　纤维肉瘤(镜下观)

注:肿瘤细胞异型性明显,并可见病理性核分裂象。

6. 骨肉瘤(osteosarcoma)　为最常见的骨恶性肿瘤,常见于青少年。好发于四肢长骨干骺端,尤其是股骨下端和胫骨上端。肉眼观,切面呈灰白色、鱼肉状,常伴出血坏死(图5-23)。镜下观,瘤细胞异型性明显,呈梭形或多边形,有肿瘤性骨样组织或骨组织形成,这是诊断骨肉瘤最重要的组织学依据。骨肉瘤内也可见软骨肉瘤和纤维肉瘤样成分。肿瘤破坏骨皮质,并由新生骨掀起其表面的骨膜,与肿瘤上、下两端骨皮质的连线之间形成三角

形隆起,X线上称为Codman三角。反应性新
生骨小梁垂直于骨皮质,向表面延伸而呈放射
状,在X线上表现为日光放射状阴影。这两点
是骨肉瘤的影像学特征,具有诊断意义。骨肉
瘤恶性程度很高,生长迅速,发现时常已有血行
转移。

7. 软骨肉瘤(chondrosarcoma) 由软骨母
细胞发生,发病年龄多在40~70岁,常见于盆
骨、股骨、胫骨等长骨和肩胛骨等处。肉眼观,
肿瘤位于骨髓腔内,呈灰白色、半透明、分叶状
肿块。镜下观,软骨基质中散布有异型性的软
骨细胞,核大深染,核仁清楚,核分裂象多见,较
多的双核、巨核和多核瘤巨细胞。软骨肉瘤一
般比骨肉瘤生长慢,转移也较晚。

三、淋巴瘤

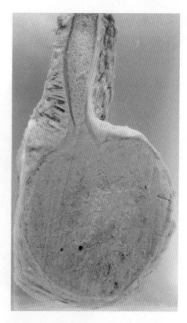

图 5-23 右髂骨成骨肉瘤(肉眼观)
注:下面的膨大处为肉瘤组织,此处骨组织已被破坏。

淋巴瘤(lymphoma)是原发于淋巴结和结
外淋巴组织的恶性肿瘤,绝大多数来源于淋巴细胞,又称为恶性淋巴瘤。淋巴细胞是机体
免疫系统的主要成分,故淋巴瘤也可以说是机体免疫系统的免疫细胞发生的一类恶性肿
瘤。淋巴瘤来源于T细胞、B细胞、NK细胞和组织细胞等,以B细胞来源者最多见。淋巴
瘤可以被看成为B细胞或T细胞分化过程中的某一阶段淋巴细胞的单克隆性增生所致。
常见临床表现为淋巴结无痛性肿大,可出现发热、衰弱、消瘦、贫血和局部压迫症状,伴有
肝、脾肿大。根据淋巴瘤的细胞形态、组织结构、免疫表型和分子生物特点可分为霍奇金淋
巴瘤(Hodgkin lymphoma,HL)和非霍奇金淋巴瘤(non-Hodgkin lymphoma,NHL)两
大类。

(一)霍奇金淋巴瘤(HL)

HL占所有淋巴瘤的10%~20%,好发于儿童和青年人,男性多于女性。主要累及颈
部和锁骨上浅表淋巴结,也可累及腋窝、腹股沟、纵隔、肺门、腹膜后及主动脉旁淋巴结和
脾、肝等处。

1. 病理变化 肉眼观,受累淋巴结肿大,早期可活动。晚期常相互粘连形成不规则结
节状巨大肿块,质地较硬,切面灰白色、鱼肉状,有时可见灰黄色坏死区(图5-24)。镜下观,
淋巴结正常结构被破坏,由肿瘤组织取代。瘤组织内有具病理诊断意义的特征性细胞,即
R-S(Reed-Sternberg)细胞,典型的R-S细胞体积大,直径为20~50 μm,圆形或卵圆形,胞
质丰富,多呈嗜酸性。核呈圆形或卵圆形,双核或多核,核大,核膜厚而清楚,核内见大而圆
的嗜酸性核仁。由于两个核在细胞内面对面并列排列,形如"镜影",故又称镜影细胞(图
5-25),对HL是具有诊断意义的细胞。另外,还有变异性R-S细胞如单核R-S细胞、多形
性R-S细胞、腔隙型(陷窝型)R-S细胞、淋巴和/或组织细胞型(L&H型)R-S细胞等,常见
于本病的某些亚型中,不具有诊断意义。上述典型的R-S细胞和变异性R-S细胞,常单个

或相对集中地分布于淋巴细胞为主的各种炎细胞间,构成了 HL 的组织学特征。非肿瘤细胞包括 T 细胞、B 细胞、嗜酸性粒细胞、组织细胞、中性粒细胞和增生的纤维母细胞及小血管,它们共同构成了 HL 的炎症性背景。

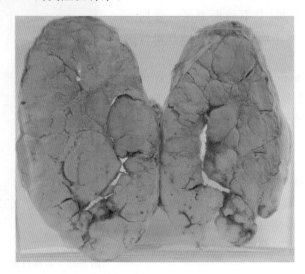

图 5-24　霍奇金淋巴瘤(肉眼观)

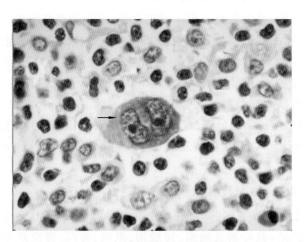

图 5-25　霍奇金淋巴瘤(镜下观)

注:淋巴结正常结构被破坏,箭头所指为具有诊断意义的镜影细胞。

2. 组织学类型　HL 分为经典霍奇金淋巴瘤和结节性淋巴细胞为主型霍奇金淋巴瘤两大类。

(1) 经典霍奇金淋巴瘤　经典霍奇金淋巴瘤又分为四个亚型。①结节硬化型:淋巴结内增生的纤维组织形成胶原束由胞膜向淋巴结内生长,将淋巴结分隔成大小不等的结节,可见大量的腔隙型细胞及典型的 R-S 细胞。②淋巴细胞为主型:以小淋巴细胞为主,其他炎性细胞数量很少,可见少量的典型的 R-S 细胞。③混合细胞型:较多的典型 R-S 细胞分布在混有嗜酸性粒细胞、浆细胞、组织细胞、淋巴细胞和少量嗜中性粒细胞的背景中。④淋巴细胞消减型:瘤组织内淋巴细胞减少,有相对较多的 R-S 细胞或变异型的多形性 R-S 细胞。

（2）结节性淋巴细胞为主型霍奇金淋巴瘤 淋巴结结构被破坏，瘤细胞呈结节性或结节性及弥漫性浸润。在结节内 L&H 型 R-S 细胞散在分布在小淋巴细胞、组织细胞和上皮样细胞中。弥漫性区域有小淋巴细胞、组织细胞或上皮样细胞散在或成簇分布，见有数量不等的 L&H 型 R-S 细胞。在结节边缘有组织细胞和多克隆浆细胞。

（二）非霍奇金淋巴瘤（NHL）

NHL 占所有淋巴瘤的 80%～90%，主要来源于 B 细胞，其次是 T 细胞，起源于 NK 细胞和组织细胞者很少见。约 2/3 的病例累及颈部、纵隔、腹股沟及腹腔等处的淋巴结，1/3 的原发于淋巴结外的黏膜相关淋巴组织，如胃肠道、呼吸道、涎腺、胸腺、泌尿生殖道、脾、骨髓、皮肤和乳腺等处。在我国好发年龄为 40～60 岁，少数类型以青少年多见，男性多于女性。

1. 基本病理变化 NHL 组织结构呈滤泡型或弥漫型。滤泡型的预后较好。淋巴结部分或全部被肿瘤细胞破坏，并可浸润淋巴结的胞膜。其瘤细胞相对单一，具有不同程度的异型性和病理性核分裂象，同时肿瘤组织内可见分布均匀的新生毛细血管。

2. 组织学分类 分为四大类，即前 B 细胞肿瘤、前 T 细胞肿瘤、成熟（外周）B 细胞肿瘤、成熟（外周）T 细胞和 NK 细胞肿瘤。

（1）前 B 细胞肿瘤和前 T 细胞肿瘤 由前 B 细胞或前 T 细胞来源的具有高度侵袭性的肿瘤。镜下观，淋巴结结构有不同程度的破坏，大量淋巴母细胞弥漫性浸润，并可累及淋巴结的胞膜和结外软组织。

（2）成熟（外周）B 细胞肿瘤 可分为以下四种类型。①慢性淋巴细胞白血病/小淋巴细胞淋巴瘤：病变特点是，淋巴结结构有不同程度的破坏，为大量浸润的成熟小淋巴细胞所取代。②滤泡性淋巴瘤：来源于滤泡生发中心细胞惰性 B 细胞肿瘤，其组织特点是，瘤细胞呈明显的结节状生长方式，主要由中心细胞和中心母细胞混合组成。③弥漫性大 B 细胞淋巴瘤：表现为相对单一形态的大细胞弥漫浸润。细胞形态多样，伴有类似中心母细胞、免疫母细胞或浆细胞分化，可见间变的多核巨细胞。④Burkitt 淋巴瘤：来源于滤泡生发中心细胞的高度侵袭性 B 细胞肿瘤。组织学特点是，相对形态单一的中等大小淋巴细胞弥漫性浸润，其间散在吞噬核碎片的巨噬细胞，形成满天星图像。

（3）成熟（外周）T 细胞和 NK 细胞肿瘤 可分为两种类型。①外周 T 细胞淋巴瘤：瘤细胞和核均有一定程度的多形性，主要侵犯副皮质区，伴有血管及非肿瘤性反应性细胞增生。②结外 NK/T 细胞淋巴瘤：来源于细胞毒性细胞的侵袭性肿瘤，属于 EB 病毒相关淋巴瘤。其组织表现多样，主要病变是在凝固性坏死和多种炎性细胞浸润的基础上，肿瘤性淋巴样细胞散在或弥漫分布。肿瘤细胞可浸润血管而致管腔狭窄、闭塞和弹力膜断裂，即血管中心性浸润。

第八节　肿瘤的病因学及发病学

一、肿瘤的原因

肿瘤的原因极其复杂，包括外界环境的刺激和机体内在的变化两个方面。通常是多种因素交互作用。确定致瘤因素并不容易,需要结合临床观察、流行病学资料和实验研究等多方面的结果。虽然外界环境是引起肿瘤的重要条件,但是机体内在因素也起着非常重要的作用。

（一）外界环境致癌因素

1. 化学物质 化学物质多为间接致癌,即需在体内代谢活化后才具有致癌性。少数化学物质可直接致癌,不需在体内进行代谢转化。大多数化学致癌物与环境污染和职业因素有关。

（1）多环芳烃 在空气中广泛存在,主要来源于石油、煤焦油、烟草燃烧后的气体烟雾。致癌性特别强的有 3,4-苯并芘、1,2,5,6-双苯并蒽等。肺癌的发生与 3,4-苯并芘有密切关系。此外,烟熏和烧烤的鱼、肉等食品中也含有多环芳烃,这可能与食管癌、胃癌的发病有一定关系。

（2）芳香胺类 如乙萘胺、联苯胺等,为工业用品和原料。从事印染、橡胶及杀虫剂生产和作业人员的膀胱癌发生率较高与此有关。动物实验证明,食品工业中使用的奶油黄（二甲基氨基偶氮苯）和猩红,可引起肝细胞癌发生。

（3）亚硝胺类物质 硝酸盐、亚硝酸盐和二级胺是合成亚硝胺的前身物,广泛存在于水和食物中。肉类食品的保鲜剂与着色剂含有亚硝酸盐。亚硝酸盐也可由细菌分解硝酸盐产生。在胃内,亚硝酸盐与来自食物的二级胺合成亚硝胺。流行病学资料显示,我国河南省太行山区（如林州）食管癌高发的原因之一,是土壤、水和食物中含有较高的亚硝胺。

（4）真菌毒素 最常见的是黄曲霉菌毒素。黄曲霉菌广泛存在于霉变粮食作物中,如霉变的花生、玉米及谷类等。黄曲霉毒素中以黄曲霉毒素 B_1 致癌性最强,主要诱发肝细胞癌。有关资料显示,其致癌强度比奶油黄高 900 倍,比亚硝胺类高 75 倍。我国（上海、江苏）肝癌高发的主要原因可能是乙型肝炎病毒（HBV）感染与黄曲霉毒素 B_1 的协同作用,即 HBV 感染导致肝细胞慢性损伤和再生,为黄曲霉素 B_1 的致突变作用提供了条件。

（5）其他化学致癌物 如砷、镍、铬及烷化剂和酰化剂。砷可引起皮肤癌,镍和铬引起鼻咽癌。有些烷化剂用于临床,如环磷酰胺既是抗癌药物又是很强的免疫抑制剂,用于抗肿瘤治疗和抗免疫治疗。由于它们可能诱发恶性肿瘤,应谨慎使用。

2. 物理致癌因素

（1）紫外线 紫外线可引起皮肤癌。紫外线可使 DNA 分子复制错误。患有着色性干皮病者,由于先天性缺乏修复 DNA 所需的酶,不能将紫外线所致的 DNA 的损害修复,皮肤癌的发病率很高。

（2）电离辐射 包括 X 射线、γ 射线以及粒子形式的辐射如 β 粒子等。辐射能使染色体发生断裂、易位和点突变,导致癌基因激活或者肿瘤抑制基因灭活。长期接触辐射可导致恶性肿瘤,主要引起皮肤癌和白血病。

（3）慢性刺激和创伤 慢性炎症的损伤及慢性机械的刺激能使局部细胞增生,进一步由异型增生发展为癌。如慢性皮肤溃疡、慢性胃溃疡、慢性子宫颈炎均可发展成癌。

3. 生物致癌因素

（1）病毒 可以导致人类或动物肿瘤的病毒称为肿瘤病毒。与人类肿瘤密切相关的病毒主要有:①人类乳头瘤病毒（HPV）、单纯性疱疹病毒、巨细胞病毒等引起子宫颈癌。

②EB病毒与伯基特淋巴瘤和鼻咽癌等肿瘤的发生有关。③乙型肝炎病毒与肝癌的发生有关,其感染者发生肝细胞癌的概率是未感染者的200倍。

（2）细菌 流行病学资料显示,幽门螺杆菌与胃淋巴瘤、胃癌的发生有关。

（3）霉菌 流行病学资料显示,长期食用被白地霉菌、镰刀菌污染的食物是食管癌发生的原因之一。若长期食用被黄曲霉菌污染的食物可导致肝细胞癌。

（4）寄生虫 日本血吸虫病与大肠癌的发生有关,华支睾吸虫病与胆管细胞性肝癌的发生有关,埃及血吸虫病与膀胱癌的发生有关。

（二）肿瘤发生的内在因素

1. 遗传因素 遗传因素在一些肿瘤的发生中起重要作用,这种作用在遗传性肿瘤综合征上表现最明显。遗传性肿瘤综合征患者的染色体和基因异常,使他们比其他人患某些肿瘤的概率大大增加。

（1）常染色体显性遗传的肿瘤 常见的有家族性视网膜母细胞瘤、家族性腺瘤性息肉病、神经纤维瘤病等。患者从亲代继承了一个异常的基因,当另一个基因发生突变等异常时,发生肿瘤。

（2）常染色体隐性遗传的肿瘤 如着色性干皮病,患者受紫外线照射后易患皮肤癌;毛细血管扩张性共济失调症患者易发生急性白血病和淋巴瘤;先天性毛细血管扩张性红斑及生长发育障碍患者易发生白血病等恶性肿瘤;Li-Fraumeni综合征患者易发生肉瘤、白血病和乳腺癌等。

（3）家族性遗传 如乳腺癌、鼻咽癌、胃癌、肠癌等,可能与多因素遗传有关。

2. 肿瘤免疫因素 正常机体存在免疫监视机制,起到抗肿瘤的作用。机体的抗肿瘤免疫反应主要是细胞免疫,免疫机能低下者,恶性肿瘤的发病率明显增加,如先天性免疫缺陷病患者和接受免疫抑制治疗的患者易患肿瘤。大量临床病理观察显示,恶性肿瘤间质中淋巴细胞浸润较多的患者预后较好。

3. 种族因素 有些肿瘤的发生有明显的种族差异。如欧美人乳腺癌多见;日本人胃癌发病率高;我国广东省的鼻咽癌发病率,其移居海外的华裔发病率也高于当地人。这可能与不同的地理环境、饮食及生活习惯、遗传等多种因素的影响有关。

4. 年龄、性别和激素因素 不同的年龄和性别,其发生肿瘤的类型也有所不同。如男性的肺癌、食管癌、胃癌、大肠癌、肝癌等的发病率明显高于女性;女性的生殖器官肿瘤和甲状腺、乳腺及胆囊的癌的发病率明显高于男性。神经母细胞瘤、肾母细胞瘤、髓母细胞瘤等好发于儿童;横纹肌肉瘤、骨肉瘤常见于青年人;癌以老年人多见。除了与年龄和性别有关外,还可能与激素水平及接触致癌物有关。

二、肿瘤发病机制

肿瘤形成是一个十分复杂的过程,是细胞生长与增殖的调控发生严重紊乱的结果。细胞的生长和增殖受许多调节因子的控制,若调节因子的基因发生异常,则可能导致肿瘤发生。

（一）原癌基因与癌基因

原癌基因是正常细胞内存在的一大类促进细胞增长,阻止其分化作用,并具有潜在诱导细胞恶性转化的基因群,正常时并不导致肿瘤。癌基因是由原癌基因衍生而来的具有转化细胞能力的基因。原癌基因转变为癌基因的过程,称为原癌基因的激活。

原癌基因编码的调节因子(如生长因子、生长因子受体、信号传导蛋白和转录因子等)对促进正常细胞生长增殖十分重要。当原癌基因发生某些异常时,能使细胞发生恶性转化,即在致癌因素的作用下,原癌基因通过点突变、染色体易位、基因扩增等方式激活有致癌作用的癌基因,生成具有致癌能力的癌蛋白。细胞生长的基因扩增,导致基因产物过量表达,产生过多的生长促进蛋白,导致细胞失去正常的生长调节作用,出现持续分裂、过度生长,丧失分化成熟的能力,而使细胞恶变。

(二)肿瘤抑制基因

肿瘤抑制基因本身也是在细胞生长与增殖的调控中起重要作用的基因,是正常细胞内存在的一类可抑制细胞增殖、诱导细胞分化并具有潜在抑制癌变的基因群。在正常情况下,肿瘤抑制基因对细胞的生长、分化起负性调节作用。在致癌因素作用下,肿瘤抑制基因发生突变或缺失,使其对细胞生长的负调节作用减弱或消失,抑癌功能丧失,致细胞过度生长,失去分化成熟的能力,而使细胞恶变。

(三)凋亡调节基因和 DNA 修复基因

肿瘤的生长,取决于细胞增殖与细胞死亡的比例。除了原癌基因和肿瘤抑制基因的作用,细胞的凋亡调节基因和 DNA 修复基因在肿瘤的发生中也起着重要作用。如 Bcl-2 蛋白抑制凋亡,bax 蛋白促进细胞凋亡。在许多滤泡型恶性淋巴瘤中,有 bcl-2 基因的过度表达,抑制凋亡蛋白增多。

正常细胞内 DNA 的轻微损害,可通过 DNA 修复机制予以修复,这对维持基因组稳定性很重要。外源因素如电离辐射、紫外线、烷化剂、氧化剂,以及 DNA 复制过程中出现的错误和碱基的自发改变等,均可造成 DNA 损伤,造成细胞基因突变,而致细胞发生恶变。如着色性干皮病患者,遗传性 DNA 修复基因的突变或缺失,不能修复损伤的 DNA,其皮肤癌的发生率极高,且发病年龄轻。显然,DNA 修复机制有异常时,这些 DNA 损伤保留下来,并可能在肿瘤发生中起作用。

(四)端粒和肿瘤

染色体末端存在称为端粒的 DNA 重复序列,其长度随细胞的每一次复制逐渐缩短。细胞复制一定次数后,缩短的端粒使染色体相互融合,导致细胞死亡。生殖细胞具有端粒酶活性,可使缩短的端粒长度恢复。但大多数体细胞没有端粒酶活性,只能复制大约 50次。许多恶性肿瘤细胞都含有端粒酶活性,可能使其端粒不会缩短。它与肿瘤细胞的永生化有关。

(五)肿瘤发生多步骤的分子基础

流行病学、遗传学以及化学致癌的动物模型等方面的研究显示,肿瘤的发生并非单个分子事件,而是一个多步骤过程。细胞的完全恶性转化,一般需要多个基因的改变,即数个癌基因的激活、肿瘤抑制基因的失活,以及凋亡基因和 DNA 基因的变化。如大肠癌从上皮过度增生到癌的演变过程中,涉及多个步骤的癌基因突变和肿瘤抑制基因失活。一个细胞要积累这些基因改变,一般需要较长的时间。这是癌症在年龄较大的人群中发生率较高的一个原因。

目前肿瘤发生的基本模式:致瘤因素引起基因损伤,激活原癌基因和/或灭活肿瘤抑制基因,可能还累及凋亡调节基因和/或 DNA 修复基因,使细胞出现多克隆性增殖,在进一步基因损伤的基础上,发展为克隆性增殖,通过演进,形成具有不同生物学特性的亚克隆,获得浸润和转移的能力。恶性肿瘤的发生发展是一个长时间、多因素、多步骤的演化过程。在这过程中,有多次不同基因突变的累积,完成癌细胞的转变。

第九节　肿瘤的病理学诊断

一、细胞学检查

应用细胞学检查,能够做到肿瘤的早发现、早诊断,而早诊断的重要方法之一是进行肿瘤普查。由于细胞学检查简便安全、癌细胞检出率较高,故除用于临床诊断以外,还常用于肿瘤的普查。主要方法如下。

1. 脱落细胞学检查　脱落细胞学标本是采集人体各部位,如呼吸道、泌尿道、阴道黏膜上皮和乳腺导管上皮等自然脱落的上皮细胞。鼻咽部、口腔、食管和胃黏膜的标本除自然脱落细胞外,亦可人工钳取或刷取所得。还可从胸膜腔、腹膜腔、心包腔和脑脊髓膜腔抽出积液等收集脱落细胞。然后经过染色,用显微镜观察这些细胞的形态,并作出诊断。

2. 针吸细胞学检查　利用细针对病灶或肿块进行穿刺,抽吸出少许病变组织细胞作涂片检查。针吸细胞学检查常用于乳腺、甲状腺、前列腺及皮下肿块的诊断和淋巴结肿大性质的判断。为提高阳性率,减少对组织的损伤,对肝、胰等内脏器官肿块的穿刺,需在超声定位下进行。

二、活体组织检查

通过活体组织检查(简称活检),可以:①作出病理诊断,明确病变性质;②帮助临床确定治疗方案,如乳腺癌患者是否需作根治术(腋窝淋巴结有无转移)和激素治疗(雌激素受体、孕激素受体是否阳性)等;③估计预后;④了解治疗效果。

常用的方法如下。

1. 光学显微镜观察　即传统的诊断方法,主要观察肿瘤的细胞形态、组织结构、分化程度、有无包膜、有无淋巴结和血道转移,手术切缘有无肿瘤细胞浸润。

2. 超微结构观察　电子显微镜能很好地鉴别良、恶性肿瘤及正常组织细胞,特别是对光学显微镜下不能确定组织来源的肿瘤。

3. 免疫组织化学检查　其方法是用示剂(酶或荧光)标记单克隆或多克隆抗体,以肿瘤抗原定性定位,用于肿瘤的诊断、鉴别诊断和指导临床制订治疗方案。

4. 肿瘤的 DNA 分析和细胞的动力学检查　①流式细胞技术:分析细胞 DNA 含量出现二倍体和非整倍体数量,可提示恶性肿瘤诊断。②显微分光光度计:对癌症早期诊断和预后判断有帮助。③银染核仁组成区技术:测定核仁组成区颗粒量,发现软骨肉瘤等核仁组成区颗粒量明显增加。④自动图像分析:用病理切片,测定 DNA 含量和细胞核面积,为肿瘤的早期诊断和鉴别诊断提供依据。另外,还可用电子计算机对病理图像统计学分析,测量细胞组织学指数。⑤原位核酸分子杂交:用放射性核素或非核素(荧光)标记的探针与细胞或组织原位杂交,可测定 DNA 序列并对其定位定性,现已用于鼻咽癌、宫颈癌、神经母细胞瘤和白血病等的诊断。

小 结

1. 肿瘤是细胞异常增生所形成的新生物。肿瘤性增生与生理性再生、炎性增生有本质区别:①肿瘤的增生与机体的不协调,呈相对无限制性;②肿瘤细胞具有异常的形态、代谢和功能,不同程度地失去了分化成熟的能力。

2. 肿瘤的组织结构分为实质和间质。肿瘤的实质是肿瘤细胞,是肿瘤的主要成分,决定了肿瘤的生物学特性及肿瘤特殊性,是判断肿瘤良、恶性的形态学依据。肿瘤的间质是由结缔组织、血管和淋巴管组成,起着支持和营养肿瘤细胞的作用。

3. 肿瘤的异型性是肿瘤分化程度在形态学上的表现。肿瘤的异型性分为组织结构的多形性和细胞的多形性。肿瘤组织分化程度高,与其来源的正常细胞和组织相似,则异型性小,恶性程度低。反之,则异型性大,恶性程度高。

4. 肿瘤的扩散是恶性肿瘤的生物学特征,是肿瘤良、恶性鉴别的重要依据。肿瘤可通过直接蔓延、淋巴道、血道或种植方式扩散到机体的其他部位。癌多通过淋巴道转移,肉瘤多通过血道转移。

5. 肿瘤的命名原则如下。良性肿瘤,一般称为瘤,命名方式为:部位＋组织来源＋瘤。恶性肿瘤,其来源于上皮的称为癌,命名方式为:部位＋组织来源＋癌;来源于间叶组织的称为肉瘤,命名方式为:部位＋组织来源＋肉瘤;有些肿瘤使用特殊命名和习惯命名。

6. 癌前病变是指具有癌变倾向的良性病变。常见的癌前病变有:慢性宫颈炎伴宫颈糜烂、乳腺纤维囊性增生症、大肠息肉状腺瘤、慢性萎缩性胃炎、胃溃疡、溃疡性结肠炎、皮肤慢性溃疡、黏膜白斑和结节性肝硬化等。

7. 上皮内瘤变是指被覆上皮、腺泡上皮或导管上皮从非典型增生到原位癌的一系列形态变化。分为三级,Ⅰ级、Ⅱ级分别与轻度、中度非典型增生相对应,Ⅲ级则包括重度非典型增生和原位癌。非典型增生是指上皮细胞过度增生,并呈现出一定的形态异型性。原位癌是指异型性增生的细胞累及上皮全层,但没有突破基底膜向下浸润生长者。常见于鳞状上皮或移行上皮被覆的部位。

能力检测

1. 名词解释:肿瘤、异型性、转移、癌前病变、非典型增生、原位癌。
2. 列表比较肿瘤性增生与非肿瘤性增生的区别。
3. 简述肿瘤的形态特点、生长和扩散方式。

4. 列表比较良性肿瘤与恶性肿瘤的区别。
5. 肿瘤的命名原则及分类依据有哪些？
6. 列表比较癌与肉瘤的区别。
7. 简述引起肿瘤的环境因素。

中英文对照

癌	carcinoma
非典型增生	atypical hyperplasia
非霍奇金淋巴瘤	non-Hodgkin lymphoma(NHL)
骨肉瘤	osteosarcoma
横纹肌肉瘤	rhabdomyosarcoma
霍奇金淋巴瘤	Hodgkin lymphoma(HL)
基底细胞癌	basal cell carcinoma
角蛋白	cytokeratin (CK)
结蛋白	desmin
淋巴瘤	lymphoma
鳞状细胞癌	squamous cell carcinoma
脉管瘤	hemangioma
平滑肌瘤	leiomyoma
平滑肌肉瘤	leiomyosarcoma
肉瘤	sarcoma
乳头状瘤	papilloma
软骨瘤	chondroma
软骨肉瘤	chondrosarcoma
纤维瘤	fibroma
纤维肉瘤	fibrosarcoma
腺癌	adenocarcinoma
腺瘤	adenoma
血管肉瘤	angiosarcoma
移行细胞癌	transitional cell carcinoma
异型增生	dysplasia
脂肪瘤	lipoma
脂肪肉瘤	liposarcoma
肿瘤	neoplasm
肿瘤	tumor
转移	metastasis

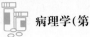

参考文献

[1] 李玉林.病理学[M].6 版.北京:人民卫生出版社,2007.

[2] 和瑞芝.病理学[M].5 版.北京:人民卫生出版社,2006.

[3] 武忠弼,杨光华.中华外科病理学[M].北京:人民卫生出版社,2002.

（首都医科大学燕京医学院　张丹丹　刘立新）

第六章
呼吸系统疾病

 学习目标

掌握：慢性支气管炎、支气管哮喘、肺气肿、支气管扩张症、慢性肺源性心脏病、大叶性肺炎、小叶性肺炎的病变及临床病理联系，肺硅沉着病的病变特点及合并症。

熟悉：慢性支气管炎、支气管哮喘、支气管扩张症、肺气肿、慢性肺源性心脏病、各型肺炎的病因及发病机制。病毒性肺炎、支原体肺炎的病变特点。肺硅沉着病的临床分期原则。

了解：肺硅沉着病的病因及发病机制。鼻咽癌、肺癌、喉癌的病因、病变、转移途径及常见类型。

呼吸系统由鼻、咽、喉、气管、支气管和肺组成。呼吸系统的主要功能是吸入氧气，呼出血液中的二氧化碳。呼吸系统具有很强的自净和防御功能。当机体免疫力降低时，环境中的有害物质（如粉尘、有害气体、病原微生物等）可进入呼吸系统，引起疾病。

常见的呼吸系统疾病可归纳如下。①感染性疾病：如鼻炎、鼻窦炎、咽喉炎、支气管炎、肺炎、肺结核和流行性感冒等。②慢性阻塞性肺疾病：如慢性支气管炎、肺气肿、支气管哮喘、支气管扩张症等。③限制性肺疾病：如呼吸窘迫综合征、肺尘埃沉着症、肺纤维化等。④肿瘤：如鼻咽癌、肺癌等。

第一节　慢性阻塞性肺疾病

慢性阻塞性肺疾病（chronic obstructive pulmonary diseases，COPD）是一组肺实质与气道受到病理性损伤后出现的以慢性不可逆性气道阻塞、呼气阻力增加、肺功能不全为共同特征的肺疾病的总称，主要包括慢性支气管炎、肺气肿、支气管哮喘和支气管扩张症等疾病。

一、慢性支气管炎

慢性支气管炎(chronic bronchitis)是指气管、支气管黏膜及其周围组织的慢性非特异性炎症。本病是一种常见病、多发病。多见于老年人,冬、春季易发病。临床上以反复发作的咳嗽、咳痰或伴有喘息症状为特征,每年持续 3 个月,连续 2 年以上。病情进展可并发肺气肿和慢性肺源性心脏病。

(一)病因及发病机制

慢性支气管炎是多种因素长期综合作用的结果。

1. 感染因素 呼吸道病毒和细菌的反复感染是引起本病发生、发展的重要因素。慢性支气管炎常发生在上呼吸道感染或流行性感冒等病毒感染性疾病之后,如鼻病毒、腺病毒感染等。病毒感染不仅损伤呼吸道黏膜上皮,还使其防御功能降低,易合并细菌感染。致病菌主要有流感嗜血杆菌、肺炎球菌、奈瑟球菌和甲型链球菌等。

2. 理化因素 吸烟,空气污染,长期接触工业粉尘及寒冷、潮湿的空气与本病的发生有密切关系。特别是吸烟可损伤呼吸道黏膜的纤毛的自身净化功能,降低肺泡巨噬细胞的吞噬能力,引起黏膜下腺体肥大、增生及小气道的炎症。

3. 过敏因素 部分患者对某些物质(如粉尘、烟草及某些药物等)过敏,特别是喘息型慢性支气管炎患者往往有过敏史。

4. 其他因素 患者自身的免疫力降低、呼吸系统防御功能损伤及神经内分泌功能失调是本病发生的内在因素。

(二)病理变化

慢性支气管炎是气道的慢性炎症,各级支气管均可受累。

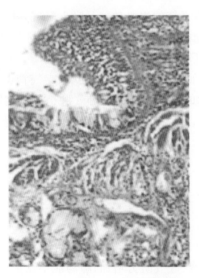

图 6-1 慢性支气管炎(镜下观)

注:支气管黏膜上皮出现较多杯状细胞,固有层及黏膜下层慢性炎细胞浸润,腺体增多。

1. 支气管黏膜上皮的损伤与修复 慢性支气管炎发生时,首先受损的是黏液-纤毛排送系统。纤毛粘连、倒伏,甚至脱失,上皮细胞变性、坏死。黏膜上皮进行再生修复时,杯状细胞增多,并可发生鳞状上皮化生(图 6-1)。

2. 腺体增生、肥大、黏液化 黏膜下腺体增生、肥大,浆液腺上皮发生黏液腺化生。因此,黏液分泌亢进,支气管腔内形成黏液栓,导致气道的完全或不完全阻塞。后期腺体萎缩、消失,气道内黏液减少。

3. 支气管壁的变化 支气管壁充血,有较多淋巴细胞、浆细胞浸润,管壁平滑肌束断裂、萎缩。喘息型患者平滑肌可增生、肥大,软骨可发生变性、萎缩、钙化或骨化。慢性支气管炎反复发作,病变逐渐加重,可引起细支气管周围炎,甚至闭塞性细支气管炎,进而引起阻塞性肺气肿。

（三）临床病理联系

慢性支气管炎的主要临床表现为咳嗽、咳痰。这是由于支气管黏膜受炎症刺激后腺体分泌亢进引起的。痰液多呈白色黏液泡沫状，黏稠，不易咳出。急性发作伴有感染时痰液可变为黏液脓性。由于细支气管痉挛（或支气管狭窄）及黏液、渗出物阻塞可引起喘息。体格检查时，两肺可闻及哮鸣音，呼吸急促，患者不能平卧。慢性支气管炎后期，因支气管黏液腺分泌减少，气道狭窄等使痰液不能排出，患者可出现少痰或无痰。渗出物、分泌物阻塞气道，引起通气功能障碍，可并发阻塞性肺气肿和慢性肺源性心脏病。

二、支气管哮喘

支气管哮喘（bronchial asthma）简称哮喘，是一种由呼吸道过敏引起的以支气管可逆性发作性痉挛为特征的慢性阻塞性炎性疾病。患者大多具有特异性变态反应体质。临床表现为反复发作的伴有哮鸣音的呼气性呼吸困难、咳嗽或胸闷等症状。发作间歇期可完全无症状。严重病例常合并慢性支气管炎，并导致肺气肿和慢性肺源性心脏病。

（一）病因及发病机制

本病的病因复杂，诱发哮喘的过敏原种类较多，如花粉、尘埃、动物毛屑、真菌、某些食品和药品。这些物质主要经呼吸道吸入，也可由消化道或其他途径进入人体。呼吸道感染和精神因素亦可诱发哮喘发作。其发作机制复杂，尚未完全明了。除过敏原方面的影响和机体本身的状态外，其发作过程主要涉及多种细胞（淋巴细胞、单核细胞、肥大细胞和嗜酸性粒细胞等）表面的受体及他们合成和分泌的多种介质和细胞因子，并经过信息的接受、传递和调控等复杂步骤共同完成全部反应过程。如过敏原可激活 T 淋巴细胞分化为 Th_1 和 Th_2 两个亚群，它们能释放多种白细胞介素（Ils）。Th_2 可释放 IL-4 和 IL-5，IL-4 可促进 B 细胞产生 IgE，促进肥大细胞生成，并由 IgE 包裹的致敏肥大细胞与抗原反应，引发哮喘；而 IL-5 则可选择性的促使嗜酸性粒细胞分化、激活并滞留于炎症灶内，在气道上皮损伤、平滑肌细胞收缩、成纤维细胞增生和细胞外基质的形成等方面发挥重要作用。一般在接触过敏原后 15 min 左右哮喘发作称为速发性反应，而 4～24 h 发病则称为迟发性反应。

此外，机体的特应性、气道壁的炎性增生和气道的高反应性均导致对过敏原的敏感性增高，以至轻微的刺激即可使气道发生明显的收缩，引起气道阻力显著增高，也是哮喘发病的重要环节。

（二）病理变化

肺因过度充气而膨胀，常伴有灶性萎陷。支气管管腔内可见黏液栓，偶尔可见支气管扩张。镜下见黏膜上皮局部脱落，基底膜显著增厚及玻璃样变，黏膜下水肿，黏液腺增生，杯状细胞增多，管壁平滑肌增生肥大。管壁各层均可见嗜酸性粒细胞、单核细胞、淋巴细胞和浆细胞浸润。在管壁及黏液栓中常可见嗜酸性粒细胞的崩解产物夏科-雷登（charcot-Leyden）结晶。

（三）临床病理联系

哮喘发作时，因细支气管痉挛和黏液栓阻塞，引起呼气性呼吸困难并伴有哮鸣音。症状可自行缓解或经治疗后缓解。长期反复的哮喘发作可致胸廓变形及弥漫性肺气肿，有时可合并自发性齐胸。

三、肺气肿

肺气肿(pulmonary emphysema)是指末梢肺组织(包括呼吸性细支气管、肺泡管、肺泡囊和肺泡),因空气含量过多而呈持久性扩张,并伴有肺泡间隔破坏的一种常见而重要的慢性阻塞性肺疾病。

(一)病因及发病机制

肺气肿多继发于慢性支气管炎及其他阻塞性肺疾病,也与吸烟、空气污染、各种有害气体和粉尘的吸入,以及先天性 α_1-抗胰蛋白酶缺乏等因素有关。肺气肿的发生包括以下三个基本环节。

1. 细支气管阻塞性通气障碍 慢性支气管炎时,由于细支气管管壁发生炎性肿胀、增厚、变硬,管腔内有炎性渗出物及黏液形成的黏液栓,使气道发生不完全阻塞,并产生"活瓣"作用。吸气时,细支气管扩张,空气进入肺泡;呼气时,因细支气管腔内黏液栓阻塞,管腔缩小,肺泡间孔关闭,空气不能充分排出,导致肺泡壁弹性减退,末梢肺组织过度充气、膨胀,肺泡壁破裂,形成肺气肿。因通气障碍而引起的肺气肿又称为阻塞性肺气肿。

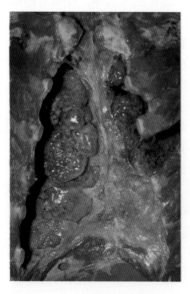

图 6-2　肺气肿(肉眼观)

2. 细支气管管壁和肺泡壁的结构损伤 细支气管管壁的弹性纤维放射状地分布于周围的肺泡上,对维持细支气管的形态和管径大小起着重要的支撑作用。当弹性纤维损伤时,一方面细支气管因失去支撑而使管壁塌陷,引起阻塞性通气障碍;另一方面使末梢肺组织在呼气时回缩力下降。两者均导致末梢肺组织含气量增多,逐渐形成肺气肿(图 6-2)。

3. α_1-抗胰蛋白酶缺乏 α_1-抗胰蛋白酶是存在于血清、组织液及巨噬细胞中的多种蛋白水解酶的抑制物。肺部炎症时,中性粒细胞释放的弹性蛋白酶对肺泡间隔弹性蛋白有破坏作用,而正常水平的 α_1-抗胰蛋白酶可抑制这种破坏作用。小气道炎症时,由中性粒细胞、巨噬细胞释放的氧自由基能氧化 α_1-抗胰蛋白酶,并使之失活,从而导致肺组织中弹性蛋白、Ⅳ型胶原和蛋白多糖过多降解,肺泡壁破坏、融合而发生肺气肿。

(二)类型及病理变化

根据受累部位不同,可将肺气肿分为肺泡性肺气肿和间质性肺气肿两大类。

1. 肺泡性肺气肿(alveolar emphysema) 病变发生于肺腺泡内,常合并有小气道的阻塞性通气障碍,又称阻塞性肺气肿。

肉眼观,肺气肿呈弥散性病变,肺显著膨大,边缘圆钝,颜色苍白,肺组织柔软而缺少弹性,指压后遗留压痕;镜下观,末梢肺组织膨胀,肺泡间隔变窄,互相融合成大小不一的气囊腔,细支气管可有慢性炎症改变,肺泡壁毛细血管床减少(图 6-3),肺小动脉内膜因纤维增生而增厚。

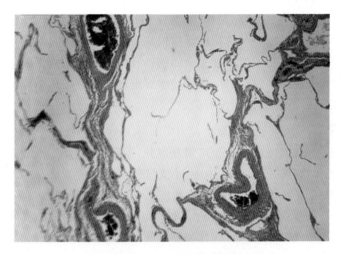

图 6-3　肺气肿（镜下观）
注：肺泡扩张，肺泡壁变薄，毛细血管减少。

2. 间质性肺气肿　由于肺内压突然升高（如剧烈咳嗽）造成肺泡过度扩张、破裂，空气进入肺间质引起。主要见于急性或慢性阻塞性肺气肿时，还可见于肺泡壁受炎症刺激、痉挛性吸气、胸部强有力的顿挫伤、爆炸时气浪及高压下的人工呼吸等。本型肺气肿可见针头至豌豆大的小泡，分布在肺表面的胸膜下，沿肺泡间隔呈串珠状排列。

另外，还有代偿性肺气肿、老年性肺气肿等类型，实际上属于非真性肺气肿。其中，代偿性肺气肿是实变病灶周围的肺组织或肺叶切除后剩余肺组织由于通气过度而发生膨胀。老年性肺气肿则是由于老年人肺的弹性降低，弹性回缩力减小，呼吸时肺泡不能充分扩张和回缩，储气过多而形成。

（三）临床病理联系

本病病程进展缓慢，轻度和早期慢性肺气肿常无明显症状，随着肺气肿程度的加重，可出现气促、呼吸困难及胸闷。当合并呼吸道感染时，症状加重，并可出现缺氧、酸中毒等症状。这是由于大量肺泡间隔的变窄、断裂，使呼吸面积和肺泡壁毛细血管床大为减少，造成通气与换气严重障碍，出现缺氧和二氧化碳潴留所致。重度肺气肿患者，由于肺内残气量明显增多，肺容积增大，使患者胸廓前后径加大，肋间隙增宽，横膈下降，形成桶状胸。X 线胸片检查可见肺透明度增加，横膈下降。肺膜下肺泡若发生破裂，则可引起自发性气胸。肺泡间隔毛细血管床减少及其受压后引起循环阻力增加，导致慢性肺源性心脏病。

四、支气管扩张症

支气管扩张症（bronchiectasis）是指以肺内细小支气管持久性扩张为特征的慢性呼吸道疾病，是一种较常见的肺部慢性疾病，多见于成人，但大多起病于儿童时期，常为麻疹、百日咳、流行性感冒等引起的支气管肺炎的并发症。患者主要有长期咳嗽、咳大量脓痰和反复咯血等临床表现。

（一）病因及发病机制

支气管扩张症多继发于一些肺部疾病,常见于慢性支气管炎、麻疹和百日咳后的支气管肺炎、肺结核等。因反复感染和化脓性炎症损坏了支气管壁的重要支撑结构,如平滑肌、弹力纤维和软骨等,管壁在呼气时不能完全回缩;同时,因支气管周围肺组织的慢性炎症和纤维化,使支气管管壁受到牵拉;此外,长期咳嗽可造成支气管内压增高。最终导致支气管持久性扩张。少数支气管扩张与遗传有关。

（二）病理变化

病变可局限于一侧肺叶或肺段,也可累及双肺,左肺多于右肺,下叶多于上叶。病变累及肺段支气管以下和直径大于 2 mm 的中、小支气管。

1. 肉眼观 病变支气管呈圆柱状或囊状扩张,扩张支气管的数目多少不等,多者肺切面呈蜂窝状(图 6-4)。扩张的支气管腔内含有黏液脓性渗出物,常继发腐败菌感染。周围肺组织常发生程度不一的肺萎缩、纤维化和肺气肿。囊状扩张常发展为肺脓肿。炎症波及胸膜时,可引起纤维素性或化脓性胸膜炎。

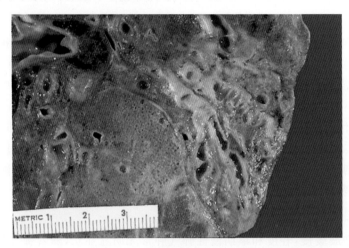

图 6-4 支气管扩张症(肉眼观)

注:肺切面可见多数支气管呈囊状或圆柱状扩张,部分区域呈蜂窝状。

2. 镜下观 支气管黏膜上皮发生变性、坏死、脱落,甚至有糜烂和小溃疡形成。支气管管壁的弹力纤维、平滑肌、腺体和软骨可发生变性、萎缩或破坏后消失。残存的柱状上皮可发生鳞状上皮化生。管壁有炎性肉芽组织形成,上皮下见淋巴细胞、浆细胞和中性粒细胞浸润。

（三）临床病理联系

支气管扩张症患者常有慢性咳嗽、咳脓痰和咯血、胸痛等症状。慢性咳嗽和咳脓痰主要是由于支气管慢性炎症刺激,黏液分泌增多和继发化脓性感染所致。咯血是因支气管管壁的血管被炎症破坏所致。胸痛与并发胸膜炎有关。部分患者可并发肺脓肿、脓胸、脓气胸,引起发热、食欲缺乏、消瘦等全身症状。晚期肺组织可发生广泛纤维化,肺血管床减少,引起肺循环阻力增加和肺动脉高压,导致慢性肺源性心脏病。

第二节 慢性肺源性心脏病

慢性肺源性心脏病(chronic cor pulmonale)是由肺或肺血管等疾病引起肺循环阻力增加而导致以肺动脉压力升高和右心室肥厚、扩张为特征的心脏病,简称肺心病。我国发病率较高(约为4‰),患者年龄多在40岁以上,发病率随年龄增长而增高。冬、春季气候骤然变化是肺心病急性发作的重要因素。

一、病因及发病机制

引起肺心病的原因很多,但共同的发病机制是肺动脉高压。

1. 原发性肺疾病 引起肺源性心脏病的主要原因。如肺阻塞性疾病(包括慢性支气管炎、支气管哮喘、支气管扩张症、慢性阻塞性肺疾病等)、肺广泛纤维化(如硅肺沉着病、慢性纤维空洞型肺结核等)等引起肺小动脉反射性痉挛、血管破坏、血管床减少、血管壁增厚、血管受压等,导致肺动脉高压,造成右心室负荷加重,并逐渐发生肥大、扩张。

2. 限制性肺疾病 如胸膜纤维化、胸廓和脊柱畸形及胸廓成形术后等。这些疾病不仅能导致肺的伸展或胸廓运动受限而引起限制性通气障碍,同时又使支气管和肺血管发生扭曲,导致肺动脉高压。

3. 肺血管疾病 主要见于原因不明的原发性肺小动脉硬化症,因肺小动脉肌层肥厚,管腔变小,而使肺循环阻力增加。偶见于结节性多动脉炎、反复发生的肺小动脉栓塞等,可直接导致肺动脉压升高。

二、病理变化

肺心病的病理变化包括肺部病变和心脏病变两部分。

(一)肺部病变

1. 肺组织病变 肺心病多是各种慢性肺部疾病的晚期并发症,因此,具有原发肺部疾病的病理变化特征。这些肺部疾病均以弥散性肺纤维化或肺气肿为共同结局,形成不可逆性肺部病变。

2. 肺血管病变 肺血管病变主要表现为肺泡壁毛细血管数目显著减少,肺小动脉中膜平滑肌增生使血管壁增厚、管腔狭窄。还可发生肺小动脉炎,有时可见有动脉内血栓形成和机化。这些病变都能使肺循环阻力增加而引起肺动脉压升高。

(二)心脏病变

右心室因肺动脉压升高而发生代偿性肥厚,这是肺心病最主要的病理形态学标志。

肉眼观,心脏体积明显增大,重量增加,肺动脉圆锥明显膨隆,心尖钝圆,右心室明显肥厚。后期随着右心室收缩力不断下降,右心室扩张,使心腔横径增大,并将心尖区推向右后方,形成横位心。心尖钝圆,右心室前壁肺动脉圆锥显著膨隆。肥厚的右心室内乳头肌、肉柱、室上嵴显著增粗,肺动脉圆锥处心壁增厚。通常以肺动脉瓣下2 cm处右心室壁厚度超过0.5 cm(正常为0.3~0.4 cm)作为诊断肺心病的病理学标准。

镜下观,心肌细胞肥大,胞核大且深染,由缺氧导致部分心肌纤维萎缩、肌浆溶解、横纹消失、间质水肿和胶原纤维增生等所致。

三、临床病理联系

肺心病发展缓慢,临床表现除原有肺部疾病的症状和体征外,逐渐出现呼吸功能不全和右心衰竭的症状和体征,如呼吸困难、发绀、心悸、气促、肝大、下肢水肿等。由于脑缺氧、二氧化碳潴留可导致肺性脑病,患者出现头痛、烦躁、抽搐、嗜睡,甚至昏迷等。若能早期发现和积极治疗,可延缓肺动脉高压的形成和发展,而控制病因是预防肺心病发生的根本措施。

第三节　肺　炎

肺炎(pneumonia)是发生于肺的急性渗出性炎症,是呼吸系统的常见病,它可以是原发的独立性疾病,也可继发于其他疾病,由不同的致病因素引起。根据病因可将肺炎分为感染性肺炎(如细菌性、病毒性、支原体性、真菌性和寄生虫性肺炎)、理化性肺炎(如放射性、吸入性和类脂性肺炎)以及变态反应性肺炎(如过敏性、风湿性肺炎)。根据炎症发生的部位、累及的范围,可将肺炎分为大叶性肺炎、小叶性肺炎、间质性肺炎等不同类型(图 6-5)。按病变性质,可分为浆液性、纤维素性、化脓性、出血性及肉芽肿性肺炎等不同类型。

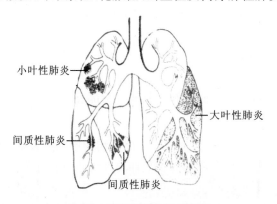

图 6-5　肺炎病变范围示意图

一、细菌性肺炎

(一)大叶性肺炎

大叶性肺炎(lobar pneumonia)是主要由肺炎球菌引起的以肺泡内弥漫性纤维蛋白渗出为主的急性炎症。病变可累及一个肺段,甚至整个肺叶。临床上起病急骤,有发热、咳嗽、胸痛、咳铁锈色痰、呼吸困难、发绀、肺实变征及外周血白细胞增高等表现,病程约为1周。本病多见于青壮年,男性较多,常发生于冬、春季,多为散发。

1. 病因及发病机制　大叶性肺炎 90% 以上由肺炎球菌引起,此外,溶血性链球菌、肺炎杆菌、金黄色葡萄球菌也可引起。肺炎球菌可以寄生于正常人的鼻、咽部,因为在健康状态下,呼吸道有自净和防御功能,少量细菌进入末梢支气管和肺泡,可很快被肺内的巨噬细胞所吞噬,一般不会发病。因病毒感染、劳累、受寒、胸廓外伤、麻醉、乙醇中毒等导致机体免疫力降低而诱发本病。此时,细菌侵入肺泡并迅速生长繁殖,通过肺泡间孔或呼吸性细支气管向邻近肺组织蔓延,形成一个肺段或整个肺叶的病变。细菌还可以随渗出液经肺内支气管播散,引起数个肺叶的病变。

2. 病理变化及临床病理联系 大叶性肺炎的病变特点是发生在肺泡内的纤维素性炎,以下肺多见,一般发生在单侧肺,以左肺下叶居多,其次右肺下叶,也可同时发生于两个以上肺叶。按病变发展过程可分为以下四期。

(1)充血水肿期 发病第1~2日的变化。肉眼观,病变肺叶肿大,重量增加,呈暗红色,切面能挤出较多泡沫状液体。镜下观,肺泡壁毛细血管扩张、充血,肺泡腔内有较多浆液渗出,混有少量红细胞、中性粒细胞和巨噬细胞(图6-6),渗出物中可检出肺炎球菌。此期患者因毒血症,表现为寒战、高热、咳嗽等症状,实验室检查外周血白细胞计数增高,听诊可闻及湿性啰音,X线胸片检查可见片状模糊阴影。

(2)红色肝样变期 发病后第3~4日的变化。肉眼观,病变肺叶肿大,呈暗红色,重量增加,质地变实如肝,病变处胸膜上有渗出物覆盖。镜下观,肺泡壁毛细血管显著扩张、充血,肺泡腔内充满大量红细胞、纤维素、少量的中性粒细胞和巨噬细胞(图6-7)。纤维素连接成网,穿过肺泡间孔与相邻肺泡中的纤维素网相连。这有利于吞噬细胞吞噬病原菌,并限制细菌的扩散。渗出物中仍能检出肺炎球菌。临床上,由于肺泡腔内大量的红细胞被巨噬细胞吞噬,崩解后释放出含铁血黄素,随痰液排出,故患者常咳铁锈色痰。由于炎症波及胸膜,引起纤维素性胸膜炎,患者常感胸痛,并随呼吸、咳嗽加重。当病变范围广泛时,因肺泡换气或通气功能下降,患者可出现呼吸困难和发绀。X线胸片检查可见大片致密阴影。实变肺叶叩诊呈浊音;触诊示语颤增强,胸廓呼吸动度不对称(患侧减弱);听诊示肺泡呼吸音减弱或消失,可闻及支气管呼吸音。

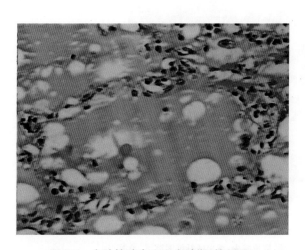

图6-6 大叶性肺炎充血水肿期(镜下观)

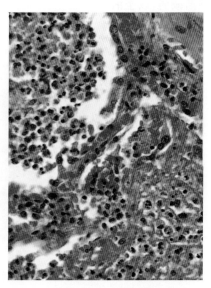

图6-7 大叶性肺炎红色肝样变期(镜下观)

（3）灰色肝样变期　发病后第5～6日进入此期。肉眼观,病变肺叶肿大,呈灰白色,实变如肝。镜下观,肺泡腔内纤维素渗出增多,纤维素网中有大量中性粒细胞,红细胞几乎消失;肺泡壁毛细血管受压关闭,充血消退;纤维素通过肺泡间孔互相连接更为明显(图6-8)。渗出物中不易检出病原菌。患者咳出的痰液逐渐由铁锈色变成黏液脓性痰。叩诊、听诊及X线胸片检查的表现与红色肝样变期相同。

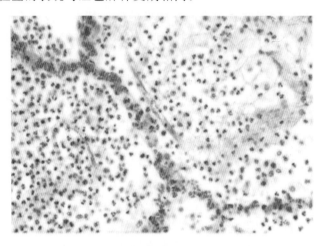

图6-8　大叶性肺炎灰色肝样变期(镜下观)

（4）溶解消散期　发病后第7日进入此期。肉眼观,病变肺叶质地变软,渐呈黄色,切面实变病灶消失,胸膜渗出物被吸收。镜下观,肺泡腔内中性粒细胞变性、坏死,释放出大量蛋白溶解酶,使渗出的纤维素溶解(图6-9)。溶解物一部分由气道咳出,另一部分经淋巴管吸收或被巨噬细胞吞噬,最后渗出物完全消除。临床上表现为体温降至正常,实变体征消失。由于渗出物溶解、液化,听诊时可闻及湿性啰音。X线胸片检查可见病变区阴影密度逐渐减弱,以至消失。

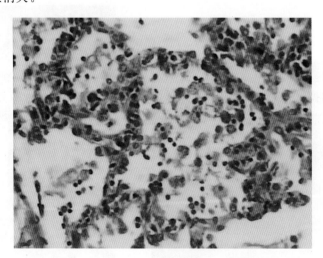

图6-9　大叶性肺炎溶解消散期(镜下观)
注:肺泡腔内的中性粒细胞变性、坏死,数量减少,渗出的纤维素溶解、消散。

大叶性肺炎时,肺组织常无坏死,肺泡壁结构也未破坏。痊愈后,肺组织可完全恢复其正常结构和功能,病程需 1～3 周。现在由于治疗及时,抗生素的广泛应用,大叶性肺炎病程缩短,上述四期病变可不典型,病变往往呈现为节段性肺炎。

3. 并发症

(1)肺肉质变 由于病灶内中性粒细胞渗出过少,释放的蛋白溶解酶不足,肺泡腔内的纤维素渗出物不能及时被溶解和消除,而由肉芽组织予以机化,病变部位肺组织变成褐色肉样纤维组织,称为肺肉质变。

(2)肺脓肿及脓胸或脓气胸 多见于由金黄色葡萄球菌引起的肺炎。肺组织发生坏死、液化,形成脓肿,如扩散至胸膜则引起纤维素性化脓性胸膜炎,甚至脓液流入胸腔可形成脓胸或脓气胸。

(3)败血症或脓毒血症 见于严重感染时,由细菌侵入血流,并大量繁殖所致。

(4)中毒性休克 大叶性肺炎严重的并发症,常见于重症大叶性肺炎的早期。严重的毒血症可引起中毒症状和微循环衰竭,肺部病变可不典型,如不及时抢救,可引起患者死亡。

(二)小叶性肺炎

小叶性肺炎(lobular pneumonia)又称支气管肺炎,是由化脓性细菌感染引起的以细支气管为中心的急性化脓性炎症。病变起始于细支气管,并向周围或末梢肺组织发展,形成以肺小叶为单位的肺组织炎症。临床上有发热、咳嗽、咳痰、呼吸困难等症状。肺部听诊时可闻及干、湿性啰音。多见于小儿、年老体弱者。

1. 病因及发病机制 本病由细菌感染引起,病原菌经呼吸道侵入肺组织。常见的致病菌有葡萄球菌、肺炎球菌、流感嗜血杆菌、肺炎杆菌、链球菌、铜绿假单胞菌及大肠杆菌等,往往是由几种细菌混合感染引起。这些病原菌通常是口腔或上呼吸道内的常驻寄生菌,在某些诱因作用下,如患传染病(如麻疹、百日咳、流行性感冒等)、营养不良、昏迷、麻醉、手术后等,使机体免疫力降低,呼吸系统的防御功能受损,这些常驻菌就可能侵入细支气管及末梢肺组织生长、繁殖,引起小叶性肺炎。因此,小叶性肺炎常是某些疾病的并发症。

长期卧床患者或慢性心力衰竭患者,两肺下叶及背部往往出现淤血、水肿,病原菌易生长、繁殖,引起坠积性肺炎。此外,昏迷、麻醉患者,因吞咽、咳嗽反射减弱或消失,分泌物蓄积于肺,有利于病原菌繁殖,也可引起坠积性肺炎。异物吸入可引起吸入性肺炎,如新生儿羊水吸入性肺炎。

2. 病理变化 小叶性肺炎的病变特征是以细支气管为中心的化脓性炎症。病变散在分布于两肺各叶,以两肺下叶及背部多见。

肉眼观,两肺表面及切面可见散在的灰黄色的实变病灶,以下叶多见。病灶大小不一,直径多为 0.5～1.0 cm(相当于肺小叶范围),形状不规则,病灶中央可见病变细支气管断面。严重者病灶互相融合,形成融合性小叶性肺炎。一般不累及胸膜。

镜下观,病灶内细支气管黏膜充血、水肿,黏膜表面附着黏液性渗出物。随着病变进展,细支气管管腔内及周围肺泡腔内充满中性粒细胞、少量红细胞和脱落的肺泡上皮细胞;渗出物呈脓性,纤维素一般较少(图 6-10)。病灶周围肺组织充血,可有浆液渗出,或伴不同程度的代偿性肺气肿。严重时病灶互相融合形成融合性肺炎。由于各个病灶的发展阶段和病变严重程度不同,在同一病理切片上,各个病灶内的渗出物性状也不相同,有的呈脓性,有的呈浆液或浆液脓性,部分病灶可能仅仅停留在细支气管周围炎的阶段。

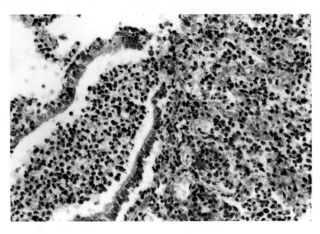

图 6-10　小叶性肺炎(镜下观)

3. 临床病理联系　由于炎性渗出物对支气管黏膜的刺激,患者可有咳嗽、咳黏液脓痰或脓痰。因病灶一般较小,而且散在分布,故除融合性肺炎外,肺实变体征一般不明显。听诊可闻及湿性啰音。X线胸片检查可见肺内散在的灶性阴影。病情较重患者可出现发热、咳嗽、呼吸困难、发绀等临床表现,实验室检查外周血白细胞计数升高。

4. 结局及并发症　小叶性肺炎经及时治疗,多数可以治愈。但婴幼儿、老年人和久病体弱者可出现并发症,预后较差,常见的并发症如下。

(1) 呼吸衰竭　炎症渗出可导致通气与换气功能障碍,出现明显的缺氧和二氧化碳潴留,进而发生呼吸衰竭。

(2) 心力衰竭　肺部病变广泛,使肺循环阻力增加,加上缺氧和中毒,使心肌细胞变性、坏死,右心负荷加重而引起右心衰竭。

(3) 肺脓肿和脓胸　多见于金黄色葡萄球菌引起的小叶性肺炎。

(4) 支气管扩张　支气管破坏严重且病程较长者可导致支气管扩张。

> **知识链接**
>
> 　　军团菌肺炎是由嗜肺军团杆菌引起的一种以急性纤维素性化脓性炎为主要病变特点的急性传染病,1976年在美国费城退伍军人中首次暴发。该病起病急,除高热和呼吸道症状外,尚可出现消化系统及神经系统症状,主要病变为肺组织急性纤维素性化脓性炎,早期有大量纤维素和中性粒细胞渗出,常伴有肺组织和支气管坏死,晚期肺组织发生纤维化。

二、病毒性肺炎

病毒性肺炎(viral pneumonia)多因上呼吸道感染向下蔓延所致。引起肺炎的病毒种类较多,常见的是流感病毒,其次是腺病毒、呼吸道合胞病毒、麻疹病毒、巨细胞病毒、冠状病毒等。流感病毒性肺炎多见于成人,其余病毒性肺炎多见于儿童。

（一）病理变化

病毒性肺炎表现为间质性肺炎。

肉眼观,肺组织充血、水肿,体积轻度增大。

镜下观,早期病变较轻,表现为肺泡间隔明显增宽,肺间质内血管充血、水肿,并有淋巴细胞及单核细胞浸润。肺泡腔内一般无渗出物。病变较重者,肺泡腔内可出现浆液、少量纤维素、红细胞及巨噬细胞等组成的炎性渗出物(图6-11)。部分病例,肺泡腔内的浆液性渗出物可浓缩而形成一层红染的透明膜。细支气管及肺泡上皮可发生坏死和增生,在增生的支气管上皮细胞或肺泡上皮细胞的胞浆内或胞核内可见病毒包涵体,包涵体呈球形,约红细胞大小,呈嗜酸性染色,其周围有一清晰的透明晕。找到病毒包涵体是病理诊断病毒性肺炎的重要依据。

若有混合感染或继发细菌感染,则可出现坏死性支气管炎或坏死性支气管肺炎。

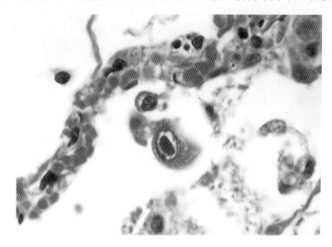

图6-11 病毒性肺炎(镜下观)

（二）临床病理联系

临床症状轻重不一,患者除发热或全身中毒症状外,可有剧烈咳嗽、气促、发绀等症状。严重病例,肺部可出现实变体征,甚至导致心力衰竭或中毒性脑病。

知识链接

急性呼吸窘迫综合征(acute respiratory distress syndrome,ARDS)是指全身遭受严重创伤、感染及肺部严重疾患时出现的一种急性呼吸衰竭综合征。患者呼吸窘迫症状严重、预后差、病死率高。病变主要为肺间质毛细血管扩张、充血,肺泡腔内有大量水肿液,肺泡内有表面透明膜形成。

由冠状病毒亚型变种引起的非典型肺炎(简称"非典")具有极强的传染性,主要通过空气飞沫和密切接触传播,在家庭和医院有聚集感染现象。潜伏期为2～21天,通常为 4～5 天。临床上常常表现为严重急性呼吸综合征(severe acute respiratory syndrome,SARS),患者有发热、头痛、全身酸痛、乏力、干咳、少痰和呼吸困难等症状。该病预后较差,病死率较高,在我国属于法定传染病。

三、支原体肺炎

支原体肺炎(mycoplasmal pneumonia)是由肺炎支原体引起的一种间质性肺炎。支原体是一种介于细菌与病毒之间的微生物,通常为散发,偶尔流行,主要经飞沫传播。本病多发生于青少年,秋、冬季好发。

(一)病理变化

肺炎支原体可引起整个呼吸道的炎症。肉眼观,肺部病变常累及一个肺叶,以下叶多见,病灶呈节段性分布,暗红色。镜下观,病变主要发生在肺间质,肺泡间隔增宽、充血、水肿,有大量淋巴细胞及单核细胞浸润,肺泡腔内无渗出物或仅有少量浆液及单核细胞渗出。小支气管、细支气管管壁及周围肺组织有淋巴细胞、单核细胞浸润。严重病例,肺泡上皮可发生坏死、脱落。伴细菌感染时,可见中性粒细胞浸润。

(二)临床病理联系

临床上,患者起病较急,有乏力、头痛、发热等一般症状。突出的症状是支气管和细支气管的急性炎症引起的顽固和剧烈的咳嗽,由于肺泡腔内渗出物很少,故为干咳。X 线胸片检查可见肺部呈节段性分布的纹理增粗,并呈现网状或片状阴影。患者痰液、鼻分泌物能培养出肺炎支原体。支原体肺炎预后较好,病程为 1～2 周,可完全痊愈。

第四节 肺硅沉着病

肺硅沉着病(silicosis)简称硅肺,是长期吸入大量含游离二氧化硅(SiO_2)的粉尘微粒,微粒沉着于肺部而引起的一种慢性职业病。其主要病变为硅结节的形成和肺间质广泛纤维增生。

二氧化硅的分布很广,约 70%的岩石中含有二氧化硅。石英中二氧化硅的含量为 97%～99%。因此,长期从事开矿、采石以及石英加工厂、玻璃厂、耐火材料厂、陶瓷厂等生产作业的工人,如不采取恰当的防护措施,可因长期吸入硅尘微粒而引起肺硅沉着病。

一、病因及发病机制

游离的二氧化硅能否进入肺泡引起硅肺,首先取决于硅尘微粒的大小、浓度。硅尘微粒愈小,在空气中悬浮的时间愈长,被吸入的机会就愈多。一般来说,直径较大的硅尘,通常被上呼吸道黏膜所阻挡和排除,不能进入肺内。小于 5 μm 的硅尘才能被吸入肺泡,并进入肺泡间隔引起病变,尤以 1～2 μm 的硅尘微粒引起的病变最为严重。硅尘微粒在空气中的浓度愈高,发病率愈高。其次,也与从事硅尘作业的持续时间以及机体的防御功能等因素有关。

硅肺的发病机制尚未完全清楚,主要有化学毒性学说和免疫学说。现在普遍认为,化学毒性作用是发病的关键。硅尘微粒被肺泡和间质的巨噬细胞吞噬后在细胞内形成吞噬体,继而与溶酶体相融合,形成次级溶酶体。硅尘表面的二氧化硅与水聚合成硅酸,其羟基基团与溶酶体膜内的脂蛋白中的氢形成氢键,破坏了溶酶体膜的稳定性或完整性。溶酶体膜损伤释放的水解酶或激活的巨噬细胞形成的氧自由基可直接损伤细胞膜,最终导致巨噬细胞的自溶、崩解。激活和崩解的巨噬细胞可释放出巨噬细胞生长因子、白细胞介素、纤维化因子等,从而引起肺组织发生炎症反应,导致细胞坏死和肺间质纤维增生。溶酶体膜损伤后,释放出硅尘和细胞崩解产物,又可吸引更多的巨噬细胞聚集,巨噬细胞再吞噬并形成结节。这种过程不断重复,使病变不断发展加重。而免疫学说认为硅肺的纤维化与抗原-抗体反应有关。

二、病理变化

硅肺的基本病变是硅结节的形成和弥漫性肺纤维组织增生。硅结节是硅肺的特征性病变。硅结节呈圆形或椭圆形,境界清楚,直径 2～5 mm,灰白色,质硬,触之有砂粒感。硅结节的形成分如下三个阶段。①细胞性结节:由吞噬硅尘微粒的巨噬细胞聚集而成。②纤维性结节:由成纤维细胞、纤维细胞和胶原纤维构成。③玻璃样结节:由纤维性结节发生玻璃样变性而成(图 6-12)。玻璃样变性从结节中央开始,逐渐向四周发展。镜下观,典型的硅结节呈同心圆样,胶原纤维呈漩涡状排列。结节中心可见内膜增厚的血管。肺内还有不同程度的弥漫性间质纤维化。晚期硅结节与纤维化的肺组织融合成团块状,团块的中央由于缺血、缺氧而发生坏死,形成硅肺性空洞,胸膜由于纤维组织弥漫性增生而广泛增厚。

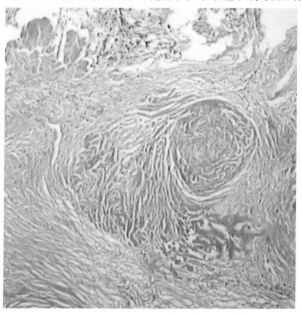

图 6-12 硅肺(镜下观)

注:硅结节由呈漩涡状的玻璃样变性的胶原纤维构成。

三、分期和病变特征

根据肺内硅结节的数量、分布范围和直径大小,可将硅肺分为三期。

(一) Ⅰ期硅肺

硅结节主要局限在肺门淋巴结内,肺组织中硅结节数量较少,直径为 1～3 mm,主要分布在两肺中、下叶近肺门处。X 线胸片检查可见肺门阴影增大,密度增大,肺内可见少量的硅结节阴影,胸膜可有硅结节形成。肺的重量、体积和硬度无明显改变。

(二) Ⅱ期硅肺

硅结节数量增多,弥散于全肺,但仍以中、下肺叶靠近肺门附近比较集中,病变范围不超过全肺 1/3。X 线胸片检查可见肺门阴影增大、致密,肺内的硅结节阴影密集。肺的重量增加、体积增大、硬度增强。

(三) Ⅲ期硅肺

硅结节密集融合成肿瘤样团块。X 线胸片检查可见在肺内有直径超过 2 cm 的巨大结节阴影,胸膜增厚,肺门淋巴结肿大,密度增加,出现蛋壳样钙化,病变范围往往超过全肺的 2/3,肺纤维化明显,可有硅肺性空洞形成。肺的重量明显增加,硬度明显增强。

四、并发症

(一) 肺结核病

硅肺易合并结核病,称为硅肺结核病。愈是晚期,重症硅肺肺结核的合并率愈高,其机制可能是由于肺间质弥漫性纤维化,导致血管闭塞、肺组织缺血,以及游离二氧化硅对肺巨噬细胞的毒性作用,降低了肺组织对结核杆菌的防御能力。

(二) 慢性肺源性心脏病

60％～75％的硅肺患者并发肺源性心脏病。由于肺间质弥漫性纤维化,导致毛细血管床减少。硅结节内闭塞性血管内膜炎以及呼吸功能障碍造成的缺氧,可引起肺小动脉痉挛,导致肺循环阻力增加,最终可致肺动脉高压和右心室肥大、扩张。严重者可因右心衰竭而死亡。

(三) 肺气肿和自发性气胸

晚期硅肺患者常并发不同程度的阻塞性肺气肿和肺大疱,肺大疱破裂可引起自发性气胸。

第五节 呼吸系统常见肿瘤

一、鼻咽癌

鼻咽癌(nasopharyngeal carcinoma)是起源于鼻咽黏膜上皮和腺体的恶性肿瘤。在我国为常见肿瘤,广东、广西、福建、台湾、四川、香港等地区为高发地区。发病年龄多在40~50岁,男性多于女性。患者早期有头痛、鼻塞、鼻出血、耳鸣、听力减退、颈部肿块等症状。

（一）病因

1. 病毒感染　近年来的研究显示,鼻咽癌的发生与EB病毒感染有非常密切的关系。已发现癌细胞内有整合于基因组内的EB病毒DNA,癌细胞胞核内还有该病毒的基因产物EB抗原,患者血清中可检出高效的抗EB病毒抗原的抗体。

2. 环境因素　研究发现,有些化学物质(如多环芳烃类、亚硝胺类、微量元素镍等)与鼻咽癌有一定关系。我国学者曾用亚硝胺诱发出大鼠鼻咽癌,提示外界环境中的化学致癌物质可能是鼻咽癌的病因之一。

3. 遗传因素　患者常有家族史,鼻咽癌高发区的居民移居外地或国外,其后裔发病率远远高于当地居民。提示机体的遗传素质在鼻咽癌发病中具有重要作用。

（二）病理变化

鼻咽癌最多见于鼻咽顶部,其次为外侧壁和咽隐窝,有时可同时在顶部及外侧壁发生。

肉眼观,早期局部黏膜粗糙或稍隆起,肿瘤逐渐增大,可表现为结节型、菜花型、黏膜下型、溃疡型四种形态。有时在原发部位未发现肿瘤时,已发生颈部淋巴结转移。

镜下观,鼻咽癌绝大多数起源于鼻咽黏膜柱状上皮的储备细胞,少数来源于鳞状上皮的基底细胞。鼻咽癌组织结构复杂,分类不统一,一般分为以下四种主要类型。

1. 鳞状细胞癌　分为高分化和低分化两种,后者多见。无角化现象,常形成各种不规则形癌巢,细胞分层不明显,癌细胞呈多角形或卵圆形。胞浆丰富,境界清楚,部分癌细胞可出现细胞间桥。高分化鳞状细胞癌的癌巢分层明显,可见明显的细胞间桥和大量角化珠。

2. 腺癌　较少见,低分化腺癌稍多于高分化腺癌。癌细胞呈不规则条索状或成片排列,有时可见腺腔结构或有围成腺腔的倾向。

3. 泡状核细胞癌　又称为大圆形细胞癌,较多见。癌巢不规则,癌细胞胞浆丰富,境界不清楚,往往呈合体状,胞核大,圆形或卵圆形,染色质较少,常呈空泡状,有1~2个肥大核仁,核分裂象不多见(图6-13)。癌细胞之间常可见淋巴细胞浸润。

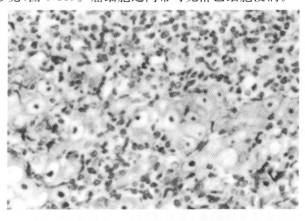

图6-13　泡状核细胞癌(镜下观)

4. 未分化癌　少见,恶性程度高。癌细胞小,胞浆少,呈小圆形或短梭形,弥漫分布,不形成明显的巢状结构。

(三)临床病理联系

鼻咽癌早期有头痛、鼻塞、鼻出血、耳鸣等症状。颈部淋巴结转移时,常在胸锁乳突肌上缘内侧出现无痛性肿块。癌细胞侵犯脑神经,可出现相应脑神经受损的症状和体征,如视力模糊、眼睑下垂、面部麻痹、复视与头痛等。

(四)蔓延和转移

1. 直接蔓延　癌细胞向上蔓延可破坏颅底骨,经破裂孔侵入颅内,使第Ⅱ对、第Ⅲ对脑神经受损。向外侧扩散,可侵犯耳咽管进入中耳,向前侵犯鼻腔甚至眼眶,向后还可侵犯颈椎甚至颈段脊髓。

2. 淋巴道转移　癌细胞早期经淋巴道转移,先至咽后淋巴结,然后至颈上深部淋巴结。其中,颈静脉二腹肌淋巴结往往首先受累,进而向下累及颈内静脉淋巴结,极少转移到颈浅淋巴结。颈淋巴结转移常为同侧,其次为双侧。临床上,一般多在颈上部胸锁乳突肌上端内出现无痛性结节,继而向下沿淋巴流向转移。多数肿大的淋巴结可互相粘连,在颈部形成大而硬的肿块。可压迫穿出颅底的第Ⅸ对至第Ⅻ对脑神经和颈交感神经而引起相应症状。

3. 血道转移　以肝、肺、骨转移为常见,也可转移至纵隔、硬脑膜、肾、肾上腺和胰腺等处。

鼻咽癌对放射治疗比较敏感,疗效显著,其中以泡状核细胞癌最为敏感,其次为鳞癌。

二、肺癌

肺癌(carcinoma of the lung)绝大多数起源于支气管黏膜上皮,也称支气管肺癌,是我国最常见的恶性肿瘤之一。据不完全统计,肺癌在我国多数大城市的发病率居所有恶性肿瘤的第一位或第二位,尤其是人口密度较高的工业城市,发病率和病死率近几年来成倍增长。肺癌多发生于40岁以后,60岁以上的肺癌患者明显增多。肺癌患者多为男性,男女之比为(4～5):1。但近年来女性肺癌的患病率呈上升趋势。

(一)病因

肺癌的病因较复杂,主要与下列因素有密切关系。

1. 吸烟　吸烟是肺癌发生的最危险因素。大量资料证明,吸烟者比不吸烟者的肺癌发生率高25倍,80%～90%的男性肺癌患者与吸烟有关,吸烟时间越长,且吸烟量越大,患肺癌的危险性越大。戒烟后,患肺癌的危险性随着戒烟时间的延长而逐渐降低。烟雾中含有多种化学致癌物质,如尼古丁、苯并芘、煤焦油、镍、砷等,均与肺癌发生有关。

2. 空气污染　工业及生活常用能源(如煤、柴油、汽油等)燃烧后产生的废气或烟尘、机动车排气管的尾气均可造成空气污染。被污染的空气中含有苯并芘、二乙基亚硝胺等致癌物质。调查表明,工业城市中肺癌的发生率与空气中苯并芘的浓度呈正相关。

3. 职业因素　长期从事某种职业,如开采锡矿、萤石矿、石棉矿以及冶炼、接触砷化物的工人,在工作中长期接触化学致癌物质和放射性物质,使肺癌的发生率上升。

（二）病理变化

1. 肉眼观　根据肺癌的发生部位和形态可分为中央型、周围型和弥漫型肺癌三种主要类型。

（1）中央型肺癌　由主支气管或叶支气管发生的肺癌最多见。肿块位于肺门部,常破坏支气管壁,并向周围肺组织浸润、扩散,晚期形成巨大肿块,与周围组织分界不清,肿块周围可有卫星癌结节(图 6-14)。

（2）周围型肺癌　起源于肺段以下的末梢支气管或肺泡。在靠近胸膜的肺周围部形成结节状肿块,直径在 2～8 cm(图 6-15)。本型发生肺门淋巴结转移较中央型为迟,但可侵犯胸膜。

（3）弥漫型肺癌　少见。癌组织沿肺泡管、肺泡呈弥漫性浸润生长,侵犯部分肺大叶或全肺叶,结节大小不等,呈多发性散布于多个肺叶内,外观似小叶性肺炎(图 6-16)。

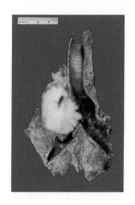

图 6-14　中央型肺癌

注:主支气管壁增厚,可见灰白色的癌结节。

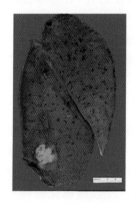

图 6-15　周围型肺癌

注:肿块呈结节状,位于肺叶的周边部。

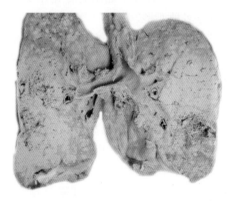

图 6-16　弥漫型肺癌

注:肿块呈大小不等的多发性结节,散布于多个肺叶内。

关于早期肺癌的形态学分型和意义,国内外尚未统一。通常将早期肺癌分为管内型、管壁浸润型和管壁周围型,但无淋巴结转移。我国多数学者认为,肿瘤直径小于 2 cm 且局限于肺内的管内型和管壁浸润型肺癌为早期肺癌。若痰脱落细胞学检查癌细胞阳性,体格检查及 X 线检查均为阴性,而手术切除标本经病理学检查证实为支气管黏膜原位癌或早期浸润癌,但无淋巴结转移者,被称为隐性肺癌。

2. 镜下观　1999 年世界卫生组织(WHO)将肺癌分为鳞状细胞癌、小细胞癌、腺癌、大细胞癌、腺鳞癌、肉瘤样癌、类癌、唾液腺型癌、不能分类的癌等九种类型。

（1）鳞状细胞癌　肺癌中最常见的类型,多数为中央型肺癌。好发于老年男性,多有吸烟史。组织学上分为高分化、中分化和低分化三型。高分化鳞癌癌巢中多有角化珠形成;中分化鳞癌癌巢中有细胞内角化,但无角化珠;低分化鳞癌,无细胞内角化和角化珠,癌细胞异型性明显。

（2）小细胞癌　发生率占肺癌的 20%～25%。好发于中年男性,本癌与吸烟及职业性接触有一定关系,是肺癌中分化最低的一种。癌细胞小,呈短梭形或淋巴细胞样,胞浆少,形似裸核,典型的癌细胞似燕麦状。癌细胞常常聚集成群,有时围绕小血管排列成假菊花团样结构。小细胞癌具有神经内分泌功能,癌细胞胞浆中含有神经内分泌颗粒,属神经内分泌癌。

(3) 腺癌 多为周围型,女性患者较多见。肿瘤直径在 4 cm 以上,常累及胸膜,肿瘤的组织结构与其他腺癌相似,亦可分为高分化、中分化、低分化和未分化四型。镜下可见肺泡管及肺泡异常扩张,内壁被覆单层或多层柱状癌细胞,形成腺样结构,其中大部分肺泡间隔仍存在。肺腺癌的特殊类型有肺泡细胞癌、胶样癌和瘢痕癌,均少见。肺泡细胞癌在肉眼上可表现为弥漫型或多结节型。

(4) 大细胞癌 恶性程度高,生长快,容易侵入血管,形成广泛转移。癌细胞体积大,呈多边形,胞浆丰富,异型性明显,胞核深染,可见多核瘤巨细胞或透明细胞。有的癌细胞可有神经内分泌功能。

(5) 腺鳞癌 肺癌含有腺癌细胞和鳞癌细胞两种成分,属于混合性癌。

(6) 肉瘤样癌 癌细胞分化不成熟,高度恶性,有多形性细胞、梭形细胞、巨细胞及癌肉瘤等多种亚型。

(7) 类癌 包括典型类癌和不典型类癌两种。

(8) 唾液腺型癌 包括黏液表皮样癌和腺样囊性癌。

(9) 不能分类的癌。

(三) 临床病理联系

肺癌早期症状不明显,易被忽视。患者可有咳嗽、痰中带血及胸痛。中央型肺癌临床症状出现较早,由于肿块位于大支气管内,易造成对支气管的刺激、压迫或阻塞,患者常表现为呛咳、咯血。有时可引起局限性肺不张或肺气肿,癌组织侵及胸膜可引起胸腔血性积液。有时肿块位于肺尖部可累及颈交感神经丛,出现交感神经麻痹综合征(Horner 综合征),表现为同侧上眼睑下垂、瞳孔缩小、皮肤无汗等。侵犯喉返神经可引起声音嘶哑。小细胞肺癌可有异位内分泌症状,因 5-羟色胺分泌过多而引起类癌综合征,表现为哮喘样支气管痉挛、阵发性心动过速、水样腹泻、皮肤潮红等。

(四) 扩散与转移

1. 直接蔓延 中央型肺癌常直接侵犯纵隔、心包及周围血管或沿支气管蔓延。周围型肺癌可直接侵犯胸膜,并在胸壁生长。

2. 淋巴道转移 首先转移到肺门淋巴结,再扩散至纵隔、锁骨上、腋窝、颈部淋巴结。

3. 血道转移 晚期可经血道转移至脑、肾上腺、肝及骨等处。

肺癌的早期发现、早期诊断和早期治疗至关重要。对于 40 岁以上的成年人,有长期吸烟史并伴有咳嗽、痰中带血、气促、胸痛等表现,要引起重视,及时进行 X 线检查、痰涂片细胞学检查或纤维支气管镜活检,以期能做到早期诊断。

三、喉癌

喉癌(carcinoma of the larynx)是上呼吸道最常见的肿瘤之一。发病年龄多在 50～70 岁,男性多于女性。引起喉癌发生的主要原因是长期大量吸烟。此外,长期吸入有害物质、酗酒和环境污染等原因也与喉癌的发生有一定关系。

喉黏膜白斑、喉乳头状瘤已被认为是喉癌的癌前病变。

（一）病理变化

喉癌可以发生于喉的不同部位，按发生部位的不同可将喉癌分为声门型（声带癌）、声门上型、声门下型及声门横跨型，其中以声带癌最多见。

肉眼观，肿块呈乳头状或疣状，或呈扁平状隆起，有时局部形成溃疡，浸润喉头壁。镜下观，主要是鳞状细胞癌，占全部喉癌的95%～98%；腺癌较少，约占2%。

（二）病理分型

鳞状细胞癌根据发生情况可分为三种类型。

1. 原位癌 癌组织仅局限于上皮层内，尚未突破基底膜。原位癌可以维持较长时间而不发展。

2. 早期浸润癌 一般是原位癌部分突破基底膜后，在下方固有层内形成癌巢。

3. 浸润癌 已经浸润至喉壁，临床上凡经喉镜检查出来并被病理学诊断为喉癌的病例，多为此型。组织学上可分为高、中、低分化三种类型，以高分化型最为多见，癌巢中可见角化珠及细胞间桥。分化较差者，癌细胞多以梭形细胞为主，称为梭形细胞癌，癌细胞排列紊乱，不形成癌巢，颇似肉瘤。

疣状癌（verrucous carcinoma）是喉浸润型鳞状细胞癌的一种独立类型，较为少见，占喉癌的1%～2%。肿块向喉腔呈疣状突起，癌组织表面呈结节状或菜花状，组织学表现为高分化鳞癌，生长缓慢，很少发生转移。

（三）扩散与转移

原位癌对组织破坏小，随着病变的发展，癌组织向黏膜下浸润生长时，可直接蔓延侵犯附近软组织，并可破坏甲状软骨，侵犯颈前组织及甲状腺，甚至可向下蔓延至气管。

喉癌转移一般见于晚期，主要经淋巴道转移至淋巴结，多见于颈总动脉分叉处淋巴结。血道转移较少见，主要转移到肺、骨和肝等处。

小 结

1. 慢性支气管炎是发生于气管及支气管的慢性非特异性炎症，老年人多见。病因主要是感染、理化因素、过敏因素等。主要临床表现是反复咳嗽、咳痰、气促，主要并发症是肺气肿和慢性肺源性心脏病。

2. 肺气肿是各种原因引起末梢肺组织含气量增多。慢性支气管炎是最主要的原因。病变主要是肺泡因过度充气而扩张、膨大、破裂、融合，肺泡壁因受压而变窄。主要临床表现为气促、胸闷和呼吸困难。

3. 慢性肺源性心脏病是各种原因引起肺循环阻力增加，导致肺动脉高压和右心衰竭。主要原因是原发性肺部疾病、胸廓疾病和肺血管疾病。病变包括肺部原发病变和心脏病变两部分，主要临床表现为右心衰竭的症状和体征。

4. 大叶性肺炎是发生在一个或几个肺叶的纤维素性炎，病理变化分充血水肿期、红色肝样变期、灰色肝样变期和溶解消散期。主要临床表现有发热、咳嗽、咳铁锈色痰、胸痛、呼吸困难等，并出现肺实变体征，其并发症有肺肉质变、肺脓肿、脓胸、败血症、中毒性休克等。

5. 小叶性肺炎是以细支气管为中心的肺组织的化脓性炎,病变累及双肺各叶。主要临床表现有发热、咳嗽、呼吸困难等,其并发症有肺脓肿、脓胸、心力衰竭和呼吸衰竭。

6. 病毒性肺炎和支原体肺炎均属间质性肺炎,病理变化表现为肺泡壁、小叶间隔和细支气管壁充血、水肿,大量淋巴细胞和单核细胞浸润,病毒性肺炎可见病毒包涵体。

7. 肺硅沉着病由长期吸入二氧化硅粉尘微粒引起,主要病变为硅结节形成和弥漫性纤维组织增生,呈三期经过,主要并发症有肺结核和肺源性心脏病。

8. 肺癌肉眼观可分为中央型、周围型和弥漫型,镜下观以鳞状细胞癌为主,主要临床表现为咳嗽、咯血、胸痛。

9. 鼻咽癌好发于鼻咽顶部,鳞癌多见。主要临床表现为头痛、鼻塞、鼻出血、耳鸣等。颈部淋巴结转移发生较早。

能力检测

1. 简述慢性支气管炎的病理变化及其并发症。
2. 列表比较大叶性肺炎与小叶性肺炎在病因、病理变化及并发症等方面的异同。
3. 简述肺气肿、支气管扩张、肺源性心脏病、肺肉质变、硅沉着病的概念。
4. 简述肺硅沉着病的病因、病理变化及并发症。
5. 简述肺癌、鼻咽癌的病理变化。

中英文对照

鼻咽癌	nasopharyngeal carcinoma
大叶性肺炎	lobar pneumonia
肺癌	carcinoma of the lung
肺泡性肺气肿	alveolar emphysema
肺气肿	pulmonary emphysema
肺炎	pneumonia
硅肺	silicosis
硅结节	silicon nodules
喉癌	carcinoma of the larynx
急性呼吸窘迫综合症	acute respiratory distress syndrome(ARDS)
慢性肺源性心脏病	chronic cor pulmonale
慢性支气管炎	chronic bronchitis
慢性阻塞性肺疾病	chronic obstructive pulmonary disease
小叶性肺炎	lobular pneumonia
严重急性呼吸综合征	severe acute respiratory syndrome(SARS)
支气管肺炎	bronchial pneumonia

支气管扩张症　　　　　　　　　　bronchiectasis

参考文献

[1] 李琳.病理学[M].北京:人民卫生出版社,2008.

[2] 白石华.病理学[M].西安:世界图书出版社,2008.

[3] 杨光华.病理学[M].北京:人民卫生出版社,2002.

（益阳医专病理学教研室　谌　伍　刘圆月）

第七章
心血管系统疾病

 学习目标

掌握:动脉粥样硬化、冠状动脉粥样硬化性心脏病、高血压病、高血压性心脏病、风湿病、风湿小体、心脏瓣膜病的概念;动脉粥样硬化的基本病理变化;冠状动脉粥样硬化的病理变化及临床病理联系;高血压病的病理变化及临床病理联系;风湿病的基本病理变化和心脏病变。

熟悉:动脉粥样硬化的病因与发生机制;主动脉、脑动脉、肾动脉粥样硬化的病变;高血压病的类型和分期;风湿病引起的关节、皮肤、动脉和脑等器官的病变;亚急性感染性心内膜炎病理变化与临床病理联系;心脏瓣膜病的类型和心脏病理变化的特征;心肌病的概念。

了解:高血压病的判断标准、病因、发病机制及结局;风湿病的病因与发病机制;亚急性感染性心内膜炎的病因、结局;心肌病的类型和病理变化。

第一节 动脉粥样硬化

动脉粥样硬化(atherosclerosis,AS)是一种与血脂异常及血管壁成分改变有关的动脉疾病。动脉粥样硬化主要累及大、中动脉,其病变特征是血液中的脂质沉积于动脉内膜,引起内膜灶状纤维化、粥样斑块形成,使管壁变硬、管腔狭窄,进而导致局部组织发生一系列的缺血性改变,特别是发生在心和脑等重要器官时常造成严重后果。

动脉粥样硬化多发生于中老年人,是严重危害人类健康的常见病。

一、病因与发病机制

动脉粥样硬化的病因和发病机制仍不十分清楚。目前认为高脂血症和动脉内膜损伤是引起动脉粥样硬化的两大基本因素,其发病与下列危险因素有关。

1. 高脂血症 高脂血症是指血总胆固醇和甘油三酯的异常升高,是动脉粥样硬化发生的主要危险因素。血胆固醇含量高于 6.76 mmol/L 的人,其动脉粥样硬化发病率比血胆固醇含量低于 5.7 mmol/L 的人高 7 倍。高脂血症主要与进食过多脂类,特别是多食动物性脂肪有关,此类人群中血胆固醇含量较高,动脉粥样硬化的发病率也较高。

血中胆固醇和甘油三酯并不是以游离的形式存在,而是与蛋白质和磷脂结合成脂蛋白在血浆中运行。血浆脂蛋白分为乳糜微粒(CM)、极低密度脂蛋白(VLDL)、低密度脂蛋白(LDL)和高密度脂蛋白(HDL)四种。LDL 易被动脉壁细胞氧化,形成氧化 LDL,可损伤血管内皮细胞和平滑肌细胞,同时氧化 LDL 易被巨噬细胞摄取,促使巨噬细胞转变成泡沫细胞,从而促进粥样斑块的形成。VLDL 降解后可形成 LDL,因此,LDL 和 VLDL 与动脉粥样硬化的发病密切相关。但 HDL 可竞争性抑制 LDL 与血管内皮细胞的结合,并通过逆向转运机制清除动脉壁中的胆固醇,使动脉壁中胆固醇降低,因而具有抗动脉粥样硬化的作用。

2. 高血压 高血压时由于血流对血管壁的机械性压力和冲击作用,易引起动脉内膜损伤,使血管壁通透性增加,血中脂质易沉积动脉壁。同时,血小板黏附并释放血小板因子,刺激动脉中膜平滑肌细胞移入内膜,从而促进动脉粥样硬化的发生和发展。故高血压患者与同年龄、同性别的无高血压者比较,其动脉粥样硬化发病早,且病变较重。

3. 吸烟 吸烟可促进动脉粥样硬化的发生,使发生心肌梗死的危险性增加。原因如下。①吸烟使血中 LDL 易于氧化。②吸烟使血中一氧化碳浓度升高,碳氧血红蛋白增多,血管内膜发生缺氧性损伤。③烟草中所含的有害物质可刺激血管平滑肌细胞增生。

4. 遗传因素 临床资料显示,动脉粥样硬化的发生与遗传因素有一定的关系。在具有冠心病家族史人群的血液中,LDL 水平明显高于一般人群,这可能与 LDL 受体的某些基因突变有关。

5. 导致继发性高脂血症的疾病 ①糖尿病:糖尿病患者血中 HDL 水平降低,而甘油三酯和 VLDL 水平升高;同时,高血糖易使 LDL 氧化,形成氧化 LDL,促使巨噬细胞转变成泡沫细胞。②高胰岛素血症:血中胰岛素升高可促进动脉壁平滑肌细胞增生,并能降低血中 HDL 的水平。③甲状腺功能减退症和肾病综合征:可引起高胆固醇血症,使血 LDL 水平明显增高。

6. 其他因素 ①年龄:由于随年龄的增长,动脉壁清除脂质的能力降低,故动脉粥样硬化的发生随年龄的增高而增加。②性别:因雌激素具有改善血管内皮细胞功能和降低血中胆固醇水平的作用,故女性在绝经期前动脉粥样硬化的发病率低于同龄组男性,而绝经后这种差别消失。③肥胖:肥胖易患高脂血症和糖尿病,间接促进动脉粥样硬化的发生。

二、基本病理变化

动脉粥样硬化主要发生于大、中动脉,特别易发生于动脉分支开口处、分叉处以及血管弯曲的凸面。在疾病的不同阶段,出现不同的病理变化。

1. 脂纹 脂纹是本病的早期病变。常见于主动脉后壁及其分支开口处内膜表面。肉眼观,脂纹呈黄色斑点或条纹状,不隆起或微隆起于内膜。镜下观,病灶处的内皮下有较多脂质沉积和大量泡沫细胞聚集,该细胞来源于血液中的单核细胞和血管壁的平滑肌细胞,在吞噬了沉积于内膜下的脂蛋白后,细胞体积增大,胞浆呈泡沫状,故称为泡沫细胞(图7-1)。

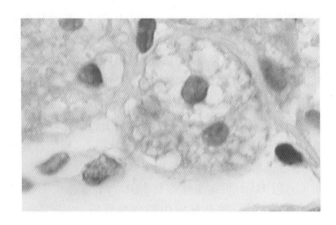

图 7-1 泡沫细胞
注:吞噬了脂蛋白的单核细胞和平滑肌细胞,胞浆呈泡沫状。

2. 纤维斑块 纤维斑块是由脂斑、脂纹发展而来。肉眼观,内膜表面有黄色或灰白色隆起斑块。镜下观,斑块表层为纤维帽,其下为泡沫细胞、平滑肌细胞、细胞外基质(胶原纤维和蛋白多糖)和炎细胞,深层可见沉积的脂质。

3. 粥样斑块 粥样斑块又称为粥瘤。为纤维斑块深层组织因营养不良发生坏死、崩解,并与脂质混合而成。肉眼观,内膜见灰黄色隆起斑块,切面见纤维帽下有多量黄色粥样物质。镜下观,在玻璃样变性纤维帽的深部有大量不定形坏死物质,其内可见呈针状裂隙的胆固醇结晶和钙盐沉积,斑块底部和边缘为肉芽组织、少量泡沫细胞及淋巴细胞。动脉中膜因斑块压迫而出现不同程度萎缩、变薄(图 7-2)。

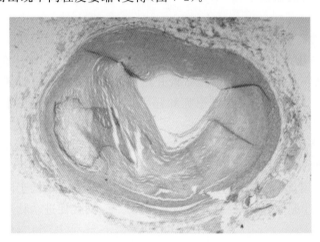

图 7-2 动脉粥样硬化的粥样斑块(镜下观)
注:纤维组织增生,动脉管壁增厚、管腔狭窄,纤维帽深部可见粥样斑块。

4. 复合性病变 复合性病变是指在纤维斑块或粥样斑块的基础上继发的病变。

(1)斑块内出血 斑块内新生的毛细血管破裂、出血,在斑块内形成血肿,使斑块进一步隆起,并突入血管腔,易造成动脉管腔狭窄,甚至完全堵塞。

(2)斑块破裂 斑块表面破裂,粥样物质自破裂口溢入血流,形成栓子而引起栓塞。在破裂处可形成粥样溃疡。

（3）血栓形成 粥样溃疡导致胶原纤维暴露，激活内源性凝血系统，促使血栓形成，病变的动脉管腔可进一步发生狭窄，甚至闭塞，从而导致器官梗死。

（4）动脉瘤形成 严重粥样斑块由于其底部的中膜平滑肌萎缩和弹性下降，在血管内压力的作用下，动脉壁局限性向外扩张、膨隆，似肿瘤外观，故称动脉瘤。若动脉瘤破裂，则可引起大出血。

（5）钙化 在纤维帽和粥样斑块内可见钙盐沉积，钙化灶可使动脉管壁变硬、变脆，在血压骤然升高时极易破裂。

三、重要器官的病理变化与临床病理联系

（一）主动脉粥样硬化

主动脉粥样硬化好发于主动脉后壁及其分支开口处，以腹主动脉病变最重，其余依次为胸主动脉、主动脉弓和升主动脉壁。其病变如前基本病变所述。由于主动脉管腔增大，虽然病变较重，但一般不引起明显的症状。少数病变严重者，因动脉中膜萎缩及弹力板断裂，使管壁变薄，受血压作用向外膨出而形成动脉瘤。动脉瘤破裂可引起致命性大出血。

（二）冠状动脉粥样硬化及冠状动脉粥样硬化性心脏病

冠状动脉粥样硬化最常发生于左冠状动脉前降支，其余依次为右冠状动脉主干及左冠状动脉主干、左旋支和后降支。

冠状动脉粥样硬化具有动脉粥样硬化的基本病变。病变近心端较重，早期呈节段性分布，随病变发展而互相融合。斑块性病变多发生于血管的心壁侧，使血管壁呈新月形增厚，管腔有不同程度狭窄。按管腔狭窄程度分为四级：Ⅰ级＜25％，Ⅱ级26％～50％，Ⅲ级51％～75％，Ⅳ级＞75％。

由狭窄性冠状动脉疾病所致的心肌缺血而引起的心脏病，称为冠状动脉性心脏病（coronary heart disease，CHD），简称冠心病，又称缺血性心脏病。因冠状动脉粥样硬化是冠心病最常见的病因，因此，习惯上把冠心病视为冠状动脉粥样硬化性心脏病。

冠心病时心肌缺血、缺氧的原因如下。①冠状动脉供血不足：当冠状动脉管腔狭窄大于50％时，常伴有冠状动脉痉挛或复合性病变，使冠状动脉血灌流量减少。②心肌耗氧量剧增：由于患者情绪激动、过度劳累、心动过速等导致心脏负荷增加，使心肌消耗大量氧，而冠状动脉供血、供氧并未相应增加。

因心肌缺血的严重程度和持续时间不同，冠心病患者可出现以下临床表现。

1. 心绞痛 以由冠状动脉供血不足和（或）心肌耗氧量骤增导致心肌发生急剧、暂时性缺血、缺氧所造成的心前区疼痛为特征的临床综合征。

（1）原因 心绞痛可因心肌耗氧量剧增超出了狭窄的冠状动脉的供氧能力而引起，也可因冠状动脉痉挛而导致心肌供氧不足而引起。

（2）临床表现 为阵发性心前区剧痛和压迫感，疼痛可放射至左肩和左上臂，持续3～5 min，常由情绪激动、体力活动、受寒或暴饮、暴食等因素诱发，含化硝酸甘油或稍休息后可缓解。

> **知识链接** ·-·-·-·-·-·-·-·-·-·-·-·-·-·-·-·-· •
>
>　　心绞痛根据引起的病因和疼痛程度的不同,分为以下几个类型。
>
>　　1. 稳定性心绞痛　稳定性心绞痛又称轻型心绞痛,一般不发作,仅在体力活动过度、心肌耗氧量增加时发作。冠状动脉狭窄程度往往达Ⅳ级。
>
>　　2. 不稳定性心绞痛　此型心绞痛以进行性加重、发作频率和持续时间不断增加为特征,在体力活动、休息时均可发作,大多数患者有一支较大的冠状动脉发生显著狭窄。
>
>　　3. 变异性心绞痛　多无明显诱因,常在休息时发作。患者冠状动脉明显狭窄,但也可见于冠状动脉无明显病变的患者。

　　2. 心肌梗死　心肌梗死是由冠状动脉严重而持久的供血中断所引起的心肌坏死。临床上有剧烈而较持久的胸骨后疼痛,休息及药物均不能使其完全缓解。

　　(1)病因　在冠状动脉粥样硬化的基础上,继发以下改变。①血栓形成或斑块内出血引起冠状动脉急性阻塞。②持续性痉挛使冠状动脉血流进一步减少或中断。③运动量过大使心脏负荷过重,心肌相对缺血。

　　(2)类型根据心肌梗死范围的大小,分为心内膜下心肌梗死和区域性心肌梗死(透壁性心肌梗死)两类。

　　① 心内膜下心肌梗死:坏死主要累及心室壁心腔侧 1/3 的心肌,并累及肉柱及乳头肌,常为多发性、小灶性坏死,不规则地分布于左心室四周,严重者坏死灶扩大、融合,累及整个心内膜下心肌,称为环状梗死。

　　② 区域性心肌梗死(透壁性心肌梗死):心肌坏死累及心室壁全层组织或虽未累及全层组织,但已达心室壁 2/3,梗死范围常较大。

　　(3)病理变化　梗死灶多发生在左冠状动脉前降支供血区,即左室前壁、心尖部和室间隔前 2/3;其次为左室后壁、室间隔后 1/3 及右心室,相当于右冠状动脉供血区;少数见于左心室侧壁,该处为左冠状动脉左旋支供血区。右心室和心房发生心肌梗死者较为少见。

　　肉眼观,心肌梗死属贫血性梗死,一般于梗死 6 h 后肉眼才能辨认。梗死灶形状不规则,呈苍白色或土黄色,干燥,无光泽,梗死边缘有充血、出血带(图 7-3)。起病 1~2 周后边缘出现肉芽组织,并向梗死灶内生长,呈红色,3~5 周后肉芽组织转变成瘢痕组织。

　　镜下观,心肌梗死属凝固性坏死。心肌细胞胞核碎裂、溶解,胞浆均质、红染,间质水肿,少量中性粒细胞浸润。

　　心肌细胞坏死后,细胞内的酶(如天冬氨酸氨基转移酶(SGOT)、谷氨酸氨基转移酶(SGPT)、肌酸磷酸激酶(CPK)、乳酸脱氢酶(LDH)等)释放入血,引起相应酶在血中浓度升高,及时检测血中这些酶的变化,有助于心肌梗死的早期诊断,特别是测定血中 CPK 的含量对心肌梗死具有诊断意义。

　　(4)并发症　心肌梗死后可导致以下并发症。

　　① 心力衰竭:梗死的心肌收缩力丧失,可引起左心衰竭、右心衰竭或全心衰竭,是患者常见的死亡原因之一。

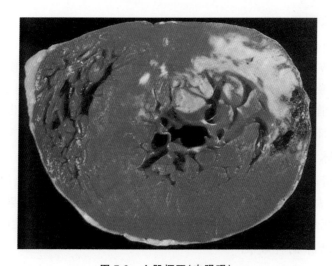

图 7-3 心肌梗死(肉眼观)

注:左心室后壁可见灰白色、不规则的梗死灶,累及心室壁全层。

② 心源性休克:当心肌梗死的范围超过 40% 时,心肌收缩力极度减弱,心排血量显著减少,可导致心源性休克,这是患者死亡的常见原因。

③ 心脏破裂:急性透壁性心肌梗死的严重并发症,占心肌梗死死亡病例的 10% 左右,常发生于心肌梗死后的 2 周内。破裂的原因是由于梗死的心肌失去弹性,以及中性粒细胞释放蛋白水解酶溶解坏死的心肌所致。心脏破裂后血液流入心包腔,造成心包填塞而引起猝死。

知识链接

猝死就是指急性症状发生后即刻或 24 h 内发生的意外死亡。目前大多数学者倾向于将猝死的时间限定在发病 1 h 内。猝死的原因很多,临床上以心血管疾病所引起的猝死最为常见,所以将心血管疾病导致的猝死称为心源性猝死或心脏性猝死。猝死的主要表现是意识丧失、心跳骤停、呼吸停止。一旦发生猝死,应立即进行心肺复苏,并在抢救的同时查明病因,以便进行针对性治疗。

④ 室壁瘤:梗死心肌或瘢痕组织在心室内压作用下形成局限性向外膨隆。可发生在心肌梗死的急性期,但更多发生在愈合期。室壁瘤多发生于左心室前壁近心尖处,可引起心功能不全或继发附壁血栓形成。

⑤ 附壁血栓形成:由于梗死区心内膜粗糙或因室壁瘤形成处血流形成漩涡等原因,为血栓形成提供了条件。附壁血栓脱落可引起栓塞。

⑥ 心律失常:心肌梗死累及心脏传导系统,引起心脏传导阻滞,严重可导致心跳骤停。

3. 心肌纤维化 心肌纤维化是由于冠状动脉粥样硬化致管腔中到重度狭窄,可引起心肌发生持续性和(或)反复加重的缺血、缺氧,由此所致的慢性缺血性心脏病可逐渐发展为心力衰竭。肉眼观,心脏增大,所有心腔均扩张,以左心室明显。镜下观,病变特征是广泛性、多灶性心肌纤维化,以心内膜下病变最为明显。

（三）脑动脉粥样硬化

脑动脉粥样硬化要比冠状动脉粥样硬化发生晚，一般在 40 岁以后才出现。病变好发于大脑中动脉和 Willis 环。病变血管弯曲，动脉内膜不规则增厚，管腔狭窄。脑动脉粥样硬化时，由于管腔狭窄，脑长期供血不足而发生脑萎缩，严重者智力减退，甚至痴呆。若并发血栓形成，导致管腔阻塞，则可引起脑梗死（脑软化）。脑动脉粥样硬化病变处可形成动脉瘤，患者血压突然升高时动脉瘤可破裂，引起脑出血。

（四）肾动脉粥样硬化

病变好发于肾动脉开口处及主干近侧端。因肾动脉管腔狭窄，肾组织可出现缺血、萎缩、纤维化。临床表现为肾血管性高血压。若合并血栓形成，则引起受累动脉供血区肾组织梗死。多个梗死灶机化后可致肾体积缩小、变硬，称为动脉粥样硬化性固缩肾。

（五）四肢动脉粥样硬化

病变好发于下肢动脉，多见于髂动脉、股动脉和胫动脉。由于下肢供血不足，患者出现间歇性跛行，即行走时出现疼痛，休息后可缓解。若长期慢性缺血，可引起萎缩。严重狭窄或并发血栓形成者可发生梗死或坏疽。

第二节　高　血　压　病

高血压（hypertension）是指体循环动脉血压升高超过正常，分为原发性高血压（primary hypertension）和继发性高血压（secondary hypertension）两大类。原发性高血压是一种病因未明、以体循环动脉血压升高为特征的独立性全身性疾病，其基本病变是全身细动脉硬化，常引起心、脑、肾及眼底病变，并伴有相应的临床表现，又称为高血压病。继发性高血压是指继发于某个器官病变而出现的血压升高，如慢性肾小球肾炎、慢性肾盂肾炎、嗜铬细胞瘤等所致的血压升高，又称为症状性高血压。

高血压病是我国最常见的心血管疾病，多发生于中老年人。其诊断标准为：收缩压≥140 mmHg（18.6 kPa）或舒张压≥90 mmHg（12.0 kPa）。

一、病因与发病机制

高血压病的病因和发病机制未完全清楚，可能与下列因素有关。

1. 遗传因素　约 75% 的高血压病患者具有遗传因素。双亲有高血压病史者，其高血压病患病率比无高血压家族史者高 2～3 倍，比单亲有高血压病史者高 1.5 倍。近来研究发现，某些基因的变异或突变，或遗传缺陷与高血压病的发生有密切关系，有这种遗传物质改变的高血压病患者，其血管紧张素水平高于对照组。

2. 职业社会心理因素　长期精神过度紧张或从事相应职业的人，可使大脑皮质功能紊乱，失去对大脑皮质下血管舒缩中枢的调控能力，使其长期处于收缩冲动占优势的状态，引起全身细小动脉痉挛，导致外周阻力增加，血压升高。持久的血管收缩，动脉血管缺氧，进一步引起细小动脉硬化，血压持续升高。

3. 饮食因素 摄钠过多可引起高血压。日均摄盐量高的人群,其高血压病的患病率明显高于日均摄盐量低的人群;限制盐的摄入或增加钠的排泄可降低已升高的血压。这是因为钠的潴留可使血容量增加、血管紧张素产生增多以及血管对血管紧张素的敏感性增加,同时还可使激肽、前列腺素等扩血管物质的产生减少,从而使血压升高。

4. 肾源性因素 肾血流量减少可使肾素-血管紧张素-醛固酮系统的活性增强,一方面使全身细小动脉强烈收缩,外周阻力增加;另一方面引起水、钠潴留,血容量增加而导致血压升高。

二、类型和病理变化

高血压病分为缓进型高血压和急进型高血压两类。

(一)缓进型高血压

缓进型高血压(chronic hypertension),又称良性高血压,多发生于中老年人,病程长,进展缓慢,约占高血压病的95%。早期多无临床症状,常被偶然发现。其病变发展过程分为三期。

1. 功能紊乱期 功能紊乱期主要表现为全身细小动脉间歇性痉挛,当血管出现痉挛性收缩时血压升高,当痉挛缓解后,血压可恢复正常,血管、心脏及其他器官无明显器质性改变。临床表现为血压呈波动状态,可伴有头晕、头痛等表现,经适当休息和治疗,可恢复正常。

2. 动脉病变期 主要病变为全身细小动脉硬化。

(1)细动脉硬化 为高血压病的基本病变,表现为细动脉玻璃样变性。高血压病时最易累及肾入球动脉和视网膜动脉。由于细动脉长期痉挛,内皮细胞和基底膜受损,内膜通透性增加,血浆蛋白沉积于内皮下间隙;同时平滑肌细胞分泌大量细胞外基质,而平滑肌细胞可因缺氧发生变性、坏死。此时,血管壁被沉积的血浆蛋白、细胞外基质、坏死的平滑肌产生的胶原蛋白以及蛋白多糖凝固成的均质、红染的玻璃样物质所代替,致使细动脉管壁增厚、管腔狭窄,失去弹性而变硬(图7-4)。

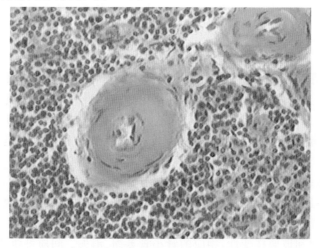

图 7-4 脾脏细动脉玻璃样变性(镜下观)
注:细动脉管壁呈均质、半透明状,管壁增厚,管腔狭窄。

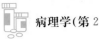

(2) 小动脉硬化　表现为小动脉内膜胶原纤维及弹性纤维增生,中膜平滑肌细胞增生,致使管壁增厚,管腔狭窄(图7-5)。

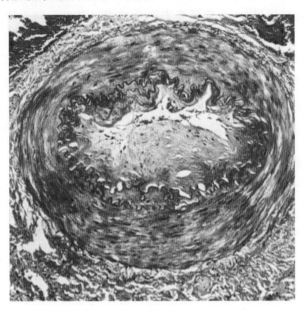

图7-5　小动脉硬化(镜下观)

此期,全身细小动脉的上述变化,导致外周阻力持续增加,血压进一步升高,并持续在较高水平,可有心、脑、肾等器官的轻度器质性损伤。

知识链接

　　管径在0.3 mm以下的动脉,称为细动脉,其内膜无内弹性膜,中膜由1~2层平滑肌组成,如肾入球动脉、视网膜动脉、脾中央动脉等。管径为0.3~1.0 mm的动脉称为小动脉,属于肌性动脉。较大的小动脉,内膜有明显的内弹性膜,中膜有3~9层平滑肌,如肾叶间动脉、弓形动脉及脑的小动脉等。

3. 内脏病变期　由于血压持续升高,机体重要器官可出现相应的改变。

(1) 心脏　由于细动脉、小动脉硬化,外周阻力持续增高,左心室负荷增加,导致左心室代偿性肥大。肉眼观,心脏重量增加,可达400 g以上,左心室壁增厚,可达1.5~2.0 cm,乳头肌和肉柱增粗,但心腔不扩张或相对缩小,称为向心性肥大。镜下观,心肌细胞肥大,伴有较多分支。晚期左心室代偿失调,心腔扩张,称为离心性肥大。

这种由高血压引起的左心肥大、扩张,并伴有心肌收缩力减弱,甚至心力衰竭的心脏病被称为高血压性心脏病。患者可有心悸、心界扩大,并出现左心衰竭的表现。

(2) 肾脏　因肾细动脉、小动脉硬化,管壁增厚,管腔狭窄,病变区的肾小球缺血、缺氧而发生萎缩、纤维化和玻璃样变性,相应的肾小管萎缩、消失。间质纤维组织增生伴淋巴细胞浸润。相对正常的肾小球则发生代偿性肥大,相应的肾小管发生代偿性扩张。肉眼观,双侧肾脏对称性缩小,重量减轻,质地变硬,表面呈均匀弥漫的细颗粒状,切面肾皮质变薄,皮质、髓质分界不清。肾脏的这种改变称为原发性颗粒性固缩肾。

临床上早期可无明显症状，但随着病情的加重，相对正常的肾单位越来越少，不足以排出体内代谢产物，可发生慢性肾衰竭，严重者可出现尿毒症。

（3）脑　高血压病时，由于脑细动脉、小动脉硬化，管腔狭窄，常引起下列脑病变。

① 高血压脑病：由于脑细动脉、小动脉硬化，毛细血管壁通透性增加，引起脑水肿。表现为头痛、头晕、呕吐、视物模糊、心悸等症状。如患者血压急剧升高，可出现剧烈头痛、抽搐，甚至昏迷等，称为高血压危象。

② 脑软化：由于脑细动脉、小动脉硬化、痉挛，局部脑组织缺血，而发生液化性坏死，形成质地疏松的筛网状病灶。后期坏死组织被吸收，由胶质细胞增生修复。由于软化灶较小，一般不引起严重后果。

③ 脑出血：高血压病最常见、最严重的并发症。高血压病时脑出血的原因是脑内细动脉、小动脉硬化，使管壁变脆，或血管壁弹性下降，形成微小动脉瘤，加之脑组织较软，对血管的支持作用减弱，当血压突然升高时易引起血管破裂而出血。

脑出血常发生于大脑基底节和内囊部，这是因为供应该区域的豆纹动脉从大脑中动脉呈直角分出，受到血流的冲击力较大，易发生破裂而出血。少数可发生在大脑白质、脑桥和小脑。出血区的脑组织被完全破坏，形成充满血凝块和坏死脑组织的囊腔（图 7-6）。当出血量大时，可破入侧脑室。

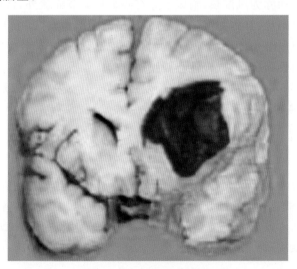

图 7-6　脑出血（肉眼观）
注：左侧大脑内囊处出血，形成血肿，该处脑组织破坏，同侧侧脑室受累。

脑出血的临床表现和影响取决于出血的部位和出血量的多少。内囊出血的患者可出现对侧肢体偏瘫和感觉障碍；出血破入侧脑室时，患者常发生昏迷，甚至死亡；脑桥出血可引起同侧面神经及对侧上、下肢瘫痪。多数脑出血往往导致患者死亡，少数脑出血后仍存活的患者，其出血灶发生液化，由胶质细胞增生包绕，形成囊腔。

（4）视网膜　高血压病时，视网膜血管的改变与各期细小动脉的病变相一致，临床上可通过检查视网膜血管的变化来判断高血压病的程度及预后。眼底检查可见血管变细，呈银丝状，变硬而迂曲，反光增强，动、静脉交叉处出现压痕。严重者可出现视盘水肿，视网膜出血,视力下降。

(二) 急进型高血压

急进型高血压(accelerated hypertension),又称为恶性高血压,本病少见,约占高血压病的 5%,多发生于青壮年。其起病急,血压显著升高,常超过 230/130 mmHg。病变发展迅速,可发生高血压脑病,出现肾衰竭较早。多数患者在 1 年内死于尿毒症、脑出血或心力衰竭。

增生性小动脉硬化和坏死性细动脉炎是急进型高血压的病变特征。病变主要累及肾、脑和视网膜。增生性小动脉硬化表现为动脉内膜显著增厚,伴平滑肌细胞增生,胶原纤维增多,导致血管壁呈洋葱皮样增厚,血管腔狭窄。坏死性细动脉炎可累及内膜和中膜,使管壁发生纤维素样坏死,周围有单核细胞和中性粒细胞浸润。

第三节 风 湿 病

风湿病(rheumatism)是一种与 A 组乙型溶血性链球菌感染有关的变态反应性疾病。病变主要累及全身结缔组织,属于结缔组织病。最常累及心脏、关节、皮肤和血管,以心脏病变最为严重。急性期称为风湿热,临床上除有心脏和关节症状外,常伴有发热、皮肤环形红斑、皮下结节、小舞蹈症、红细胞沉降率增高、抗链球菌溶血素"O"抗体(抗"O")滴度升高等表现。本病以形成风湿小体为病理特征。风湿热常反复发作,多次发作后,常造成轻重不等的心脏瓣膜器质性损害,形成慢性心瓣膜病。

风湿病多发生于 5~15 岁,以 6~9 岁为发病高峰,男女发病率无差别。出现心脏瓣膜器质性损害多在 20~40 岁。

知识链接

风湿热的诊断主要依靠临床表现和辅助检查。其主要表现有心脏炎、关节炎、环形红斑、皮下结节、小舞蹈症,次要表现有关节痛、发热、抗"O"滴度升高和红细胞沉降率增高等。如具有以上两项主要表现,或一项主要表现加两项次要表现,并有发病前链球菌感染的证据,即可诊断为风湿热。

一、病因与发病机制

风湿病的发生与 A 组乙型溶血性链球菌感染有关,其依据如下。①患者在发病前2~3 周有链球菌感染史,如急性扁桃体炎、咽峡炎等。②发病时多数患者血抗"O"滴度升高。③多发生于链球菌感染盛行的冬、春季和潮湿地区。④应用抗生素治疗链球菌感染可明显降低风湿病的发生和复发。但是,风湿病并非由链球菌感染直接引起。其依据如下。①风湿病发病不是在链球菌感染当时,而是在链球菌感染后 2~3 周。②患者血液或病灶中查不到链球菌。③风湿病的病变性质与链球菌感染所引起的化脓性炎完全不同。

关于风湿病的发病机制仍不十分清楚,目前多数学者倾向于抗原-抗体交叉反应学说,即链球菌细胞壁上的 M 蛋白和 C 抗原(糖蛋白)引起的抗体分别与心脏、关节及其他结缔组织中的糖蛋白发生交叉免疫反应,导致组织损伤。

二、基本病理变化

风湿病的病变可累及全身结缔组织,其发展过程可分为以下三期。

1. 变质渗出期 变质渗出期为风湿病的早期阶段。在心脏、浆膜、关节、皮肤等处的结缔组织发生黏液样变性、纤维素样坏死,并有浆液或浆液纤维素渗出及淋巴细胞、浆细胞、单核细胞等炎细胞浸润。此期持续 1 个月。

2. 增生期或肉芽肿期 增生期或肉芽肿期主要改变是形成风湿小体。在变质、渗出病变的基础上,巨噬细胞增生,吞噬纤维素样坏死物质后转变成风湿细胞,又称为阿少夫细胞(Aschoff cell)。风湿细胞体积大,呈圆形或多边形,胞浆丰富,嗜碱性,单核或双核,胞核大,圆形或卵圆形,核膜清楚,染色质集于中央并以细丝与核膜相连,胞核的横切面如枭眼状,纵切面如毛虫状。风湿小体是一种境界较清楚的肉芽肿性病变,中央为聚集成团的风湿细胞和纤维素样坏死物,外周有多少不等的淋巴细胞和成纤维细胞浸润,又称为阿少夫小体(Aschoff body)(图 7-7),多分布于心肌间质、心内膜下和皮下结缔组织,是风湿病特征性病变,具有病理诊断意义。此期可持续 2~3 个月。

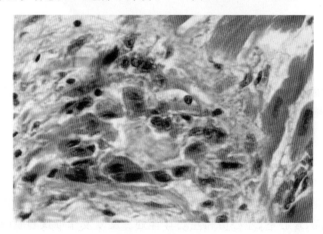

图 7-7 风湿小体

3. 纤维化期或愈合期 纤维素样坏死物被溶解、吸收,风湿细胞转变为成纤维细胞,使风湿小体逐渐纤维化,最终成为梭形瘢痕而愈合。此期持续 2~3 个月。

风湿病整个病程为 4~6 个月。由于风湿病常反复发作,故受累器官和组织可见新旧病变共存,纤维化的瘢痕不断形成,破坏组织结构,影响器官功能。

三、心脏病变

风湿性心脏病(rheumatic heart disease)可表现为风湿性心内膜炎、风湿性心肌炎和风湿性心外膜炎。若病变累及心脏全层,则称为风湿性全心炎。

(一) 风湿性心内膜炎

风湿性心内膜炎(rheumatic endocarditis)的病变常侵犯心瓣膜,以二尖瓣受累最常见,其次为二尖瓣和主动脉瓣同时受累,三尖瓣和肺动脉瓣很少受累。

肉眼观,受累瓣膜肿胀、增厚,瓣膜闭锁缘上有呈单行排列、粟粒大小、灰白色、半透明的疣状赘生物(图7-8),赘生物黏着牢固,不易脱落。镜下观,瓣膜内有黏液样变性、纤维素样坏死、浆液渗出和炎细胞浸润,赘生物为血小板和纤维素构成的白色血栓,其周围可见少量散在的风湿细胞。

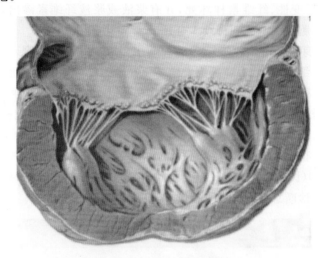

图 7-8 风湿性心内膜炎心瓣膜赘生物(肉眼观)

病变后期,赘生物被机化,纤维组织大量增生,形成灰白色瘢痕。由于风湿病常反复发作,瘢痕形成越来越多,致使瓣膜增厚、变硬、卷曲、缩短、粘连,腱索也发生缩短和融合,最后导致瓣膜口狭窄和(或)关闭不全。

(二) 风湿性心肌炎

风湿性心肌炎(rheumatic myocarditis)由风湿性心内膜炎发展而来。病变主要累及心肌间质结缔组织,呈现典型的风湿病基本病变过程,特别是在心肌间质血管旁可见风湿小体,并多见于室间隔、左心室、左心房和左心耳等处。反复发作可致心肌间质形成小瘢痕。

风湿性心肌炎常影响心肌收缩力,患者可出现心率加快、第一心音减弱等临床表现,严重者可发生心力衰竭。

(三) 风湿性心外膜炎

风湿性心外膜炎(rheumatic pericarditis)由风湿性心肌炎发展而来。病变主要累及心包脏层,呈浆液性炎或浆液纤维素性炎。当为浆液性炎时,心包腔内有大量浆液渗出形成心包积液,此时,叩诊示心界扩大,听诊示心音遥远。若渗出以纤维素为主,因心脏的搏动和牵拉,可使覆盖于心外膜脏、壁层表面的纤维素呈绒毛状,称为绒毛心,听诊时可闻及心包摩擦音。若心包表面纤维素未被溶解、吸收而发生机化,心包脏层和壁层互相粘连,则可发展为缩窄性心包炎。

四、其他器官的病变

（一）风湿性关节炎

约75%的风湿热患者出现风湿性关节炎，主要累及髋、膝、踝、肩、肘和腕等大关节。多个关节常先后反复受累，故称为游走性关节炎。病变主要为关节滑膜的浆液性炎。临床表现为关节红、肿、热、痛、功能障碍。愈合时，浆液可完全吸收，一般不留后遗症。

（二）皮肤病变

风湿热时，皮肤出现环形红斑和皮下结节，具有诊断意义。

1. 环形红斑 属于渗出性病变，多见于躯干和四肢皮肤，为环形或半环形淡红色斑，中央皮肤色泽正常。镜下观，红斑处真皮浅层充血、水肿及淋巴细胞、单核细胞浸润。1～2 d后消退。

2. 皮下结节 属于增生性病变，多见于四肢大关节附近伸侧面皮下组织，直径为0.5～2.0 cm，圆形或卵圆形，质硬，活动，无压痛。镜下观，组织中有风湿小体形成。

（三）风湿性动脉炎

风湿性动脉炎多发生于冠状动脉、肾动脉、脑动脉和肺动脉等处。急性期，血管壁黏液样变性和纤维素样坏死，伴淋巴细胞浸润及风湿小体形成。病变后期，血管壁纤维化，导致管壁不规则增厚和管腔狭窄。

（四）风湿性脑病

风湿性脑病多见于5～12岁儿童，以女性多见。主要病变为脑的风湿性动脉炎和皮质下脑炎。皮质下脑炎常累及大脑皮质、基底核、丘脑和小脑皮质，表现为神经细胞变性、胶质细胞增生及胶质结节形成。当锥体外系受累时可出现肢体不自主运动，称为小舞蹈症。

第四节　亚急性感染性心内膜炎

亚急性感染性心内膜炎（subacute infective endocarditis），也称为亚急性细菌性心内膜炎，是由致病力相对较弱的病原微生物感染心内膜，特别是心脏瓣膜而引起的炎性疾病，病程常在6周以上，甚至1年以上。

一、病因与发病机制

最常见的致病菌为毒力较弱的草绿色链球菌（约占75%），也可由肠球菌、革兰氏阴性杆菌、立克次体、真菌等引起。当有扁桃体炎、牙周炎、咽喉炎、骨髓炎等疾病存在时，病原体可自感染灶入血，随血流侵入瓣膜；也可因拔牙、心导管及心脏手术等医源性操作致细菌入血，并侵犯瓣膜。病变通常多发生于原有病变的瓣膜（如风湿性心内膜炎），其次是先天性心脏病或行修补术后的瓣膜。

二、病理变化与临床病理联系

病变最常侵犯二尖瓣或主动脉瓣，也可累及其余心内膜。肉眼观，在病变瓣膜上形成单个或多个较大的息肉状或菜花状赘生物(图7-9),灰黄色,干燥,松脆,易脱落;瓣膜常有不同程度增厚,重者可发生溃疡、穿孔。镜下观,赘生物由血小板、纤维素、细菌、坏死组织和中性粒细胞构成。

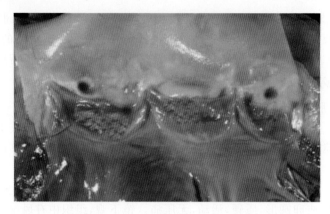

图 7-9　亚急性感染性心内膜炎时心瓣膜赘生物(肉眼观)

瓣膜损害可导致瓣膜口狭窄或关闭不全,临床上出现相应表现(详见第七章第五节心脏瓣膜病),严重者可出现心力衰竭。如赘生物脱落,可引起动脉栓塞和血管炎,由于栓子常来自赘生物表层,不含细菌或极少量的细菌,细菌毒力弱,故常为无菌性梗死。赘生物内的细菌进入血液可引起败血症,患者出现发热、脾大、出血点、白细胞数增多等表现。此外,患者指、趾末节掌面皮肤还可出现红色、微隆起、有压痛的小结节,称为欧氏结节(Osler nodule),这可能与细菌感染引起的变态反应有关。

三、结局

本病经及时治疗,绝大多数患者可治愈,特别是由毒力较弱的草绿色链球菌感染者治愈率可高达90%。但患者如有瓣膜损害,可引起心瓣膜病,少数严重病例可发生心力衰竭而死亡。

第五节　心脏瓣膜病

心脏瓣膜病(valvular vitium of the heart)是指心瓣膜受到各种致病因素损伤后或先天性发育异常所造成的器质性病变,表现为瓣膜口狭窄和(或)关闭不全,最后常导致心功能不全,引起全身血液循环障碍。

瓣膜口狭窄是指瓣膜在开放时不能充分张开,瓣膜口缩小,导致血液通过障碍。这是由于相邻瓣膜之间互相粘连、瓣膜纤维性增厚、弹性减弱或丧失、瓣膜环硬化和缩窄等引起。

瓣膜关闭不全是指瓣膜关闭时不能完全闭合,使一部分血液反流。瓣膜关闭不全是由于瓣膜增厚、变硬、卷曲、缩短,或由于瓣膜破裂和穿孔,也可因腱索增粗、缩短和粘连而引起。

心瓣膜狭窄和关闭不全,可单独发生,但两者常合并存在。病变可发生在一个瓣膜,也可两个或两个以上瓣膜同时或先后受累,后者称为联合瓣膜病。最多见于二尖瓣,其次为主动脉瓣。

一、二尖瓣狭窄

二尖瓣狭窄(mitral stenosis)大多由风湿性心内膜炎反复发作所致,少数由感染性心内膜炎引起。正常成人二尖瓣口面积为 $4 \sim 6$ cm^2,可通过两个手指。当瓣膜口狭窄时,瓣口面积可缩小到 $1 \sim 2$ cm^2,甚至 0.5 cm^2。病变轻者,瓣膜轻度增厚;病变重者,瓣膜极度增厚、硬化,瓣叶间粘连,腱索缩短,使瓣口呈"鱼口状"。

知识链接

二尖瓣狭窄的分度

根据二尖瓣狭窄的程度不同,可将其分为以下三度:瓣口面积低于正常值,但大于 1.5 cm^2 为轻度狭窄;瓣口面积在 $1.0 \sim 1.5$ cm^2 为中度狭窄;瓣口面积低于 1.0 cm^2 为重度狭窄。

1. 血流动力学和心脏变化 二尖瓣狭窄时,在舒张期左心房血流入左心室受阻,舒张末期仍有部分血液滞留于左心房内,加上来自肺静脉的血液,使左心房血量较正常增多,逐渐发生代偿性扩张、肥大。后期左心房代偿失调,造成左心房淤血,使肺静脉回流受阻,引起肺淤血、肺水肿和漏出性出血。由于肺静脉血压升高,通过神经反射引起肺内小动脉收缩,使肺动脉血压升高、右心室输出困难,逐渐引起右心室代偿性肥大,继而失代偿,出现右心室扩张,最终引起右心衰竭。

2. 临床病理联系 二尖瓣口狭窄,血液快速通过狭窄口,引起漩涡和振动,在心尖区可闻及舒张期隆隆样杂音。由于肺淤血、水肿,患者出现呼吸困难、发绀、咳嗽、咳出带血的泡沫状痰等左心衰竭症状。右心衰竭时,体循环淤血,出现颈静脉怒张、肝大、下肢水肿等表现。X线胸片检查可见左心房增大,呈"梨形心"。

二、二尖瓣关闭不全

二尖瓣关闭不全(mitral insufficiency)常由风湿性心内膜炎引起,也可由亚急性感染性心内膜炎等引起。二尖瓣狭窄和关闭不全常合并发生。

1. 血流动力学和心脏变化 由于二尖瓣关闭不全,左心室收缩时左心室的部分血液通过关闭不全的二尖瓣口反流到左心房,加上肺静脉输入的血液,左心房因容量负荷过重而发生代偿性扩张、肥大。当左心室舒张时,左心房将多于正常的血量排入左心室,加大了左心室的负担,导致左心室代偿性扩张、肥大。若代偿失调,则依次出现左心衰竭、肺淤血、肺水肿、右心肥大扩张、右心衰竭。

2. 临床病理联系 听诊时心尖区可闻及收缩期吹风样杂音。X线胸片检查可见左心室肥大,呈"球形心"。

三、主动脉瓣狭窄

主动脉瓣狭窄(aortic stenosis)主要由风湿性主动脉瓣膜炎引起,少数由先天性发育异常,或动脉粥样硬化引起主动脉瓣钙化所致。常与二尖瓣病变共同存在。

1. 血流动力学和心脏变化　主动脉瓣狭窄后左心室血液排出受阻,左心室出现代偿性肥大,表现为向心性肥大。后期,由于代偿失调可出现左心衰竭,进而引起肺淤血、水肿及右心衰竭。

2. 临床病理联系　患者出现心绞痛、脉压减小等冠状动脉供血不足的症状。听诊时,主动脉瓣听诊区可闻及收缩期吹风样杂音。X线胸片检查可见心脏呈"靴形心"。

四、主动脉瓣关闭不全

主动脉瓣关闭不全(aortic insufficiency)主要由风湿性主动脉瓣膜炎引起,也可由感染性主动脉瓣膜炎、主动脉粥样硬化和梅毒性主动脉炎等引起。此外,梅毒性主动脉炎、类风湿性主动脉炎及马方综合征均可引起瓣膜环扩大而造成相对性主动脉瓣关闭不全。

1. 血流动力学和心脏变化　由于主动脉瓣关闭不全,左心室舒张时,主动脉部分血液反流入左心室,使左心室负荷加重,发生代偿性扩张肥大。久之,可相继发生左心衰竭、肺淤血和右心衰竭。

2. 临床病理联系　听诊时,在主动脉瓣区可闻及舒张期杂音。由于舒张期主动脉血液反流,使舒张压下降,并导致脉压增大。因舒张压降低,冠状动脉供血不足,有时可出现心绞痛。

第六节　心　肌　病

心肌病(cardiomyopathy)是指原因不明而又非继发于全身或其他器官系统疾病的以心肌病变为主的心脏病,又称为原发性心肌病。其病理过程属于代谢性而非炎症性,在发病机制上与其他已知病因引起的心脏病无关。

对本病的概念、定义和病理变化等存在不同的认识,分类也较混乱。目前将心肌病分为三型:扩张型心肌病、肥厚型心肌病和限制型心肌病。此外,我国地方性疾病——克山病,也属于心肌病范畴。

一、扩张型心肌病

扩张型心肌病(dilated cardiomyopathy),又称为充血性心肌病,以心腔高度扩张和心肌收缩力下降为特征。此型是心肌病中最常见类型。发病年龄为20~50岁,男多于女。

1. 病理变化　肉眼观,心脏重量增加,两侧心室肥大、心腔扩张(离心性肥大),心尖部室壁变薄呈钝圆形;心室扩张可导致二尖瓣及三尖瓣关闭不全。镜下观,部分心肌细胞肥大、伸长和变性,胞核大且深染,部分心肌细胞萎缩,肥大和萎缩的心肌细胞交错排列;心肌间质纤维化是此型心肌病最常见的变化,通常以左室心内膜、心肌间质为重;部分病例可见间质内淋巴细胞和单核细胞浸润。

2. 临床病理联系 由于心肌肥大与萎缩并存,以及心肌间质纤维化,患者主要表现为原因不明的心力衰竭症状和体征。心电图显示心肌劳损和心律失常,部分患者可发生猝死。

二、肥厚型心肌病

肥厚型心肌病(hypertrophic cardiomyopathy)是以左心室显著增厚、室间隔不对称性肥厚、心室腔缩小为特征的一类心肌病。约1/3的患者有明显家族史。

1. 病理变化 肉眼观,两侧心室显著肥大,心脏重量增加,室间隔厚度大于左室游离壁,左心室腔狭窄。镜下观,心肌细胞显著肥大,胞核大且深染,心肌细胞排列紊乱,常呈漩涡状或簇状排列,常有间质纤维化病灶形成。

2. 临床病理联系 由于左心室壁肥厚,导致流出道狭窄、外周供血不足,患者常有心前区闷痛、气短、立位时头晕等症状。心电图显示左心室显著肥厚、心肌劳损。严重者可出现左心衰竭表现。

三、限制型心肌病

限制型心肌病(restrictive cardiomyopathy)是以心室充盈受限为特征的心肌病。典型病变为心室内膜和内膜下心肌进行性纤维化,导致心室壁顺应性降低,心腔狭窄。

1. 病理变化 肉眼观,心腔狭窄,心内膜及心内膜下纤维性增厚达2~3 mm,尤以心尖部为明显,向上蔓延可导致二尖瓣和三尖瓣关闭不全。镜下观,增厚的心内膜主要为玻璃样变性的胶原纤维,可有钙化,表面可见附壁血栓,心内膜下心肌常见萎缩、变性改变。

2. 临床病理联系 由于心脏舒缩活动受限,患者表现为右心衰竭或左心衰竭的症状和体征,但以右心衰竭为常见。

小 结

1. 动脉粥样硬化、高血压病和风湿病是最常见的心血管系统疾病。

(1) 动脉粥样硬化是由血脂异常,血管壁损伤,脂质沉积于大、中动脉引起。最常发生于主动脉,其次为冠状动脉。此病患者多在青壮年时就出现病变,但无临床表现。纤维斑块和粥样斑块的形成,使血管腔狭窄,供血减少而出现临床表现,此时常见于中老年人,一般以冠心病就诊。冠心病多表现为心绞痛,但以心肌梗死最严重,患者常死于心力衰竭、心源性休克和心脏破裂等并发症。

(2) 高血压病是无明确的器质性疾病引起的血压升高,发生原因可能与精神、饮食、遗传、吸烟等因素有关。高血压病分为急进型高血压和缓进型高血压。临床以缓进型高血压多见,其基本病变是全身细动脉硬化,随着病变的发展,细小动脉管壁增厚、管腔狭窄、弹性减弱,血压升高。心、脑、肾等器官早期无损伤,中晚期时心、脑、肾等器官出现变性、坏死,甚至功能丧失,患者常死于脑出血、心力衰竭和尿毒症等。通过眼底检查视网膜血管的改变可判断高血压病的程度。

(3) 风湿病是一种与A族乙型溶血性链球菌感染有关的变态反应性疾病。病变主要累及全身结缔组织,但常侵犯心脏、关节、皮肤和血管。病变特征是形成风湿小体,具有病理诊断意义。心脏病变最为严重,依次损伤心内膜、心肌和心外膜,以风湿性心内膜炎最常见,常累及二尖瓣,可见赘生物形成,其特点是不易脱落、易机化,常发展成慢性风湿性心瓣膜病。

2. 亚急性感染性心内膜炎是由细菌感染所致,最常见的细菌为草绿色链球菌。此病最常侵犯二尖瓣或主动脉瓣。在病变瓣膜上形成赘生物,此赘生物易脱落。瓣膜常有不同程度损伤而导致瓣膜口狭窄和(或)关闭不全。

3. 心脏瓣膜病包括瓣膜口狭窄和关闭不全。最常见的是二尖瓣瓣膜病。瓣膜病可引起血流动力学改变。瓣膜口狭窄可导致血液通过受阻,而瓣膜口关闭不全则引起血液反流,两者均使得相应心腔血容量增多,心脏代偿性扩张、肥大,进而代偿失调,可先后发生左心衰竭、肺淤血、肺水肿、右心扩张与肥大、右心衰竭和体循环淤血,患者出现相应临床表现。

4. 心肌病是指原因不明的以心肌病变为主的心脏病。心肌病分为扩张型、肥厚型和限制型心肌病三型,以扩张型心肌病最常见。扩张型心肌病表现离心性肥大;肥厚型心肌病以室间隔不对称性肥厚,心室腔缩小为特征;限制型心肌病则以心内膜和心内膜下进行性纤维化为特征。主要临床表现为心力衰竭的症状和体征。

能力检测

1. 简述风湿病、缓进型高血压、动脉粥样硬化症的分期及基本病理变化。
2. 简述风湿病心脏的病变。
3. 比较风湿性心内膜炎与亚急性感染性心内膜炎的异同。
4. 简述心绞痛的发生机制和临床表现。
5. 简述二尖瓣狭窄血流动力学和心脏变化。
6. 简述心肌病分类及其病变特征。

中英文对照

阿少夫细胞	Aschoff cell
阿少夫小体	Aschoff body
动脉粥样硬化	atherosclerosis (AS)
二尖瓣关闭不全	mitral insufficiency
二尖瓣狭窄	mitral stenosis
肥厚型心肌病	hypertrophic cardiomyopathy
风湿病	rheumatism
风湿性心肌炎	rheumatic myocarditis
风湿性心内膜炎	rheumatic endocarditis
风湿性心外膜炎	rheumatic pericarditis
风湿性心脏病	rheumatic heart disease

高血压	hypertension
冠状动脉性心脏病	coronary heart disease(CHD)
缓进型高血压	chronic hypertension
急进型高血压	accelerated hypertension
继发性高血压	secondary hypertension
扩张型心肌病	dilated cardiomyopathy
欧氏结节	Osler nodule
限制型心肌病	restrictive cardiomyopathy
心肌病	cardiomyopathy
心脏瓣膜病	valvular vitium of the heart
亚急性感染性心内膜炎	subacute infective endocarditis
原发性高血压	primary hypertension
主动脉瓣关闭不全	aortic insufficiency
主动脉瓣狭窄	aortic stenosis

参考文献

[1] 李玉林.病理学[M].6 版.北京:人民卫生出版社,2007.

[2] 李玉林.病理学[M].北京:人民卫生出版社,2000.

[3] 张玉华.病理学[M].西安:第四军医大学出版社,2006.

(雅安职业技术学院 杜 斌)

第八章
消化系统疾病

 学习目标

掌握:消化性溃疡的病理变化、临床病理联系及并发症;病毒性肝炎的基本病理变化;门脉性肝硬化的病理变化和临床病理联系;常见消化道肿瘤的分型及各型特点和转移扩散方式。

熟悉:慢性浅表性胃炎、慢性萎缩性胃炎、阑尾炎的病理变化和临床病理联系。

了解:阑尾炎、病毒性肝炎、肝硬化的病因与发病机制。

消化系统包括消化管和消化腺。消化管是由口腔、食管、胃、肠及肛门组成的连续的管道系统。消化腺包括涎腺、肝、胰及消化管的黏膜腺体等。消化系统承担着消化、吸收、排泄、解毒及内分泌等功能。消化系统是人体诸系统中较易发生疾病的部位,胃炎、消化性溃疡、肠炎、病毒性肝炎、肝硬化、消化道肿瘤等都是临床上常见的疾病。本章阐述消化系统的一些常见病和多发病。

第一节 胃 炎

胃炎(gastritis)是胃黏膜的炎症性疾病,是一种常见病,可分为急性胃炎和慢性胃炎。急性胃炎常有明确的病因,慢性胃炎病因及发病机制较复杂,目前尚未完全明确。随着胃镜技术的广泛应用,人们对胃炎的认识及诊断都有所提高。

一、急性胃炎

引起急性胃炎的病因很多,且较明确,多由理化因素及微生物感染引起,常见的有以下四种。

1. 急性刺激性胃炎(acute irritated gastritis) 急性刺激性胃炎又称单纯性胃炎,多因暴饮暴食、食用过热或刺激性食物及烈性酒所致。胃镜可见黏膜潮红、充血、水肿,有黏液附着或出现糜烂。

2. 急性出血性胃炎(acute hemorrhagic gastritis) 多由服药不当或饮酒过度所致。此外,创伤、手术等引起的应激反应也可诱发急性出血性胃炎。胃镜可见胃黏膜急性出血合并轻度糜烂,或见多发性应激性浅表溃疡形成。

3. 腐蚀性胃炎(corrosive gastritis) 多由吞服腐蚀性化学试剂引起。胃黏膜坏死、溶解,病变多较严重,可累及深层组织,甚至穿孔。

4. 急性感染性胃炎(acute infective gastritis) 少见,可由金黄色葡萄球菌、链球菌或大肠杆菌等化脓菌经血液循环(败血症或脓毒血症)或胃外伤直接感染所致。

知识链接

检查胃部仪器的发展和进步,给广大患者带来了福音。早在1869年,德国医生Kussmaul就发明了胃镜,其后经历了硬式胃镜、可曲胃镜、纤维胃镜和电子胃镜等发展阶段,目前电子胃镜已在临床上得到广泛应用。电子胃镜的基本原理是前端微型电子耦合元件组成图像传感器,将在胃腔内摄录的图像通过电缆传递至图像处理中心,最后显示在电视荧光屏上。由于具有视野广、清晰度高、色彩真实、纤细可屈、易于活检、患者痛苦小和可进行镜下治疗等优点,电子胃镜已成为上消化道疾病诊断和治疗中不可缺少的工具。

二、慢性胃炎

慢性胃炎(chronic gastritis)是胃黏膜的慢性非特异性炎症性疾病,发病率高。在胃镜检查中,80%～90%的病例为慢性胃炎患者。

1. 病因和发病机制 目前尚未完全明确,大致可分为以下四类。①幽门螺杆菌(helicobacter pylori,Hp)感染。Hp是革兰阴性杆菌,存在于多数慢性胃炎患者的胃黏膜上皮和腺体的黏液层之间。Hp通过分泌尿素酶、蛋白溶解酶、细胞毒素相关蛋白、细胞空泡毒素等物质,进而导致胃黏膜上皮细胞和血管内皮细胞损伤而致病。Hp感染与消化性溃疡、胃恶性肿瘤的发生相关。②急性胃炎反复发作,长期不良饮食或生活习惯,如喜食热烫或刺激性食物、酗酒、吸烟等。③十二指肠液反流对胃黏膜屏障的破坏。④自身免疫性损伤。

2. 类型及病理变化

根据类型及病理变化的不同,分为以下三类。

(1) 慢性浅表性胃炎(chronic superficial gastritis) 又称慢性单纯性胃炎,是胃黏膜最常见的病变之一,国内胃镜检出率高达30%,以胃窦部为常见。病变呈多灶性或弥漫状。病变部位黏膜充血、水肿,可伴有点状出血和糜烂,表面可有灰黄色或灰白色黏液性渗出物覆盖。镜下观,病变主要位于黏膜浅层即黏膜层上1/3,呈灶状或弥漫分布,胃黏膜充血、水肿,浅表上皮坏死、脱落,固有层有淋巴细胞、浆细胞浸润。大多经治疗或合理饮食后完全康复,少数转变为慢性萎缩性胃炎。

(2) 慢性萎缩性胃炎(chronic atrophic gastritis) 本病以胃黏膜萎缩和变薄、黏膜腺体减少或消失并伴有肠上皮化生为特点。本型胃炎的病因较复杂,部分可能与吸烟、酗酒或用药不当有关;部分由慢性浅表性胃炎迁延发展而来;还有部分属自身免疫性疾病。根据病因和发病机制将本型胃炎分为 A、B 两型。A 型属于自身免疫性疾病,患者血中抗壁细胞抗体和内因子抗体检查阳性,并伴有恶性贫血和维生素 B_{12} 吸收障碍。大多数慢性萎缩性胃炎为 B 型,病变多见于胃窦部,无恶性贫血。我国患者多属于 B 型。两型的胃黏膜病变基本类似。胃镜下胃黏膜呈灰色或灰绿色,黏膜层变薄,皱襞变浅,甚至消失,黏膜下血管清晰可见,胃黏膜表面呈细颗粒状,偶有出血及糜烂。

镜下观:①病变区胃黏膜变薄,固有层腺体萎缩、变小、数目减少,胃小凹变浅,并可有囊性扩张;②黏膜全层可见多量淋巴细胞、浆细胞浸润,病程长的病例可形成淋巴滤泡;③出现肠上皮化生(病变区胃黏膜上皮被肠型腺上皮替代的现象)和假幽门腺化生现象(胃体部或胃底部腺体的壁细胞和主细胞消失,为类似幽门腺的黏液分泌细胞所取代),以肠上皮化生为常见(图 8-1)。在胃窦部病变区,胃黏膜表层上皮细胞中出现分泌酸性黏液的杯状细胞、有纹状缘的吸收上皮细胞和潘氏(Paneth)细胞等。在肠上皮化生中,可出现细胞异型性增生。

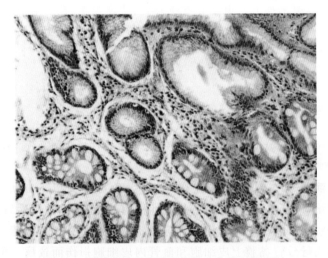

图 8-1　慢性萎缩性胃炎伴肠上皮化生(镜下观)

临床病理联系:本型胃炎由于胃腺萎缩,故胃液分泌减少,患者出现消化不良、食欲缺乏、上腹部不适等症状;A 型患者由于壁细胞破坏明显,可导致内因子缺乏、维生素 B_{12} 吸收障碍,故易发生恶性贫血。

知识链接

肠化生上皮中有杯状细胞和吸收上皮细胞者称为完全化生;只有杯状细胞者为不完全化生。在不完全化生中又可根据其黏液组化反应的情况而进行分型,其中氧乙酰化唾液酸阳性者为大肠型不完全化生,阴性者为小肠型不完全化生。目前,多数研究者发现不完全性大肠型肠上皮化生与肠型胃癌的发生关系较为密切。

（3）慢性肥厚性胃炎（chronic hypertrophic gastritis） 病因尚不明确。病变常发生在胃底及胃体部。胃镜检查的主要表现如下：①黏膜皱襞增粗、肥大，呈脑回状；②黏膜皱襞上可见横裂，有多数疣状隆起的小结；③黏膜皱襞顶端常有糜烂。镜下观，黏膜增厚，腺体增生，腺管延长，黏膜表面黏液分泌细胞数量增多，分泌增强，黏膜固有层炎细胞浸润不显著。临床上多数患者可因胃酸分泌减少、黏液形成增多而致消化不良，还可因大量蛋白质从胃液中丢失而导致低蛋白血症。

第二节　消化性溃疡

消化性溃疡（peptic ulcer disease）是以胃或十二指肠黏膜形成慢性溃疡为特征的一种常见病，好发于 20～50 岁人群。本病多反复发作而呈慢性经过，由于其发生与胃液的自我消化作用有关，故称为消化性溃疡。临床上，十二指肠溃疡较多见，约占 70%；胃溃疡约占 25%；两者并存时称为复合性溃疡，约占 5%。临床上呈现慢性经过，易反复发作，主要表现为周期性上腹部疼痛、反酸、嗳气等症状。

一、病因及发病机制

消化性溃疡的病因与发病机制复杂，目前尚未完全清楚，可能与以下因素有关。

1. 胃液的自我消化作用 研究证明，消化性溃疡的发病是胃或十二指肠局部黏膜组织被胃液中的胃酸和胃蛋白酶消化的结果。临床上，迷走神经兴奋性增高者，壁细胞数量增多，胃酸分泌增加，易发生十二指肠溃疡；胃酸缺乏的患者（如恶性贫血）极少发生溃疡病；空肠及回肠内为碱性环境，不发生消化性溃疡，但胃空肠吻合术后，吻合口的空肠黏膜即可因胃液的消化作用形成溃疡。因此，胃液的自我消化作用是溃疡形成的重要和直接的因素。但胃液对胃壁的自我消化作用，只有在黏膜防御能力削弱的情况下才能得以发挥。

2. 黏膜的抗消化能力降低 高胃酸可以单独或与幽门螺杆菌（Hp）共同作用引起消化性溃疡。但许多胃溃疡患者胃酸水平正常，约 50% 的十二指肠溃疡患者无高胃酸。另外，许多人有高胃酸而无溃疡。这些均提示胃、十二指肠黏膜防御屏障功能的破坏是胃或十二指肠黏膜组织被胃酸与胃蛋白酶消化而形成溃疡的重要原因。

正常胃和十二指肠黏膜通过胃黏膜分泌的黏液（黏液屏障）和黏膜上皮细胞的脂蛋白（黏膜屏障）保护黏膜不被胃液所消化。胃黏膜分泌的黏液形成黏液膜覆盖于黏膜表面，可以避免和减少胃酸、胃蛋白酶与胃黏膜的直接接触。吸烟、长期喝浓咖啡或浓茶、服用阿司匹林等，均可导致胃黏液分泌不足或黏膜上皮受损，削弱胃黏膜的屏障功能，使其抗消化能力降低；同时，胃液中的氢离子逆向弥散进入胃黏膜，损伤黏膜中的毛细血管，促使黏膜中的肥大细胞释放组胺，引起局部血液循环障碍，使黏膜组织受到损伤。

3. 幽门螺杆菌的感染 大量研究表明，幽门螺杆菌（helicobacter pylori，Hp）在消化性溃疡的发病机制中具有重要的作用。60%～100% 的消化性溃疡患者伴有胃内 Hp 感染。实验证明，Hp 可释放一种细菌型血小板激活因子，促进表面毛细血管内血栓形成而导致血管阻塞、黏膜缺血等，从而破坏胃、十二指肠黏膜防御屏障；Hp 还可产生能破坏黏膜表面上皮细胞脂质膜的磷酸酯酶,以及有生物活性的白细胞三烯和二十烷等,有利于胃酸直接接触上皮并进入黏膜内;Hp 还能促进胃黏膜 G 细胞增生,导致胃泌素分泌增加;Hp 还具有趋化中性粒细胞的作用,后者释放出过氧化物酶(myeloperoxidase)而产生次氯酸,这时在氨的存在下就会合成一氯化氨、次氯酸和一氯化氨,它们均能破坏黏膜上皮细胞,诱发消化性溃疡。

4. 其他因素 神经内分泌功能失调、精神因素刺激可引起大脑皮质功能失调,可导致自主神经功能紊乱,迷走神经功能亢进,促使胃酸分泌增多,这与十二指肠溃疡发生有关;而迷走神经兴奋性降低,胃蠕动减弱,胃泌素分泌增加,进而促使胃酸分泌增加,促进胃溃疡形成。此外,遗传因素、环境因素、胆汁反流、胃排空延迟等原因造成的黏液分泌减少、黏膜完整性受损或血液供应不足,均可使黏膜抗消化能力减弱,促进消化性溃疡的发生。

二、病理变化

(一) 胃溃疡

1. 肉眼观 胃溃疡多位于胃小弯近幽门侧,尤多见于胃窦部。溃疡常为一个,呈圆形或卵圆形,直径多在 2 cm 以内。溃疡边缘整齐,状如刀切,底部平坦,无坏死组织,溃疡边缘黏膜皱襞呈放射状向溃疡集中(图 8-2)。

2. 镜下观 通常溃疡穿越黏膜下层,深达肌层,甚至浆膜层(图 8-3)。溃疡底部由内向外分四层(图 8-4)。最表层为少量炎性渗出物(炎细胞、纤维素等),第二层为坏死组织(红染无结构),第三层为肉芽组织(主要由毛细血管、成纤维细胞组成),第四层为瘢痕组织(主要由纤维细胞和胶原纤维构成,血管明显减少)。瘢痕底部小动脉因炎症刺激常有增殖性动脉内膜炎,使小动脉管壁增厚,管腔狭窄或有血栓形成,因而可造成局部血供不足,阻碍组织再生,使溃疡不易愈合。但这种变化却可防止溃疡血管破裂、出血。溃疡底部的神经节细胞及神经纤维常发生变性、断裂及小球状增生,这种变化可能是疼痛产生的原因之一。

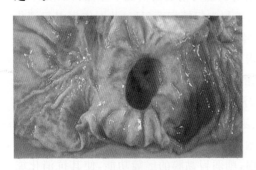

图 8-2 胃溃疡(肉眼观)

注:溃疡呈卵圆形,边缘整齐,底部平坦,较深,周围黏膜皱襞呈放射状向溃疡集中。

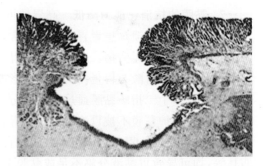

图 8-3 胃溃疡切面(镜下观)

注:切面见溃疡边缘耸直呈漏斗状、潜掘状,深及肌层。

(二) 十二指肠溃疡

十二指肠溃疡多发生在十二指肠球部的前壁或后壁,与胃溃疡病变相似,但溃疡一般较胃溃疡小、浅,直径常在 1 cm 以内,易愈合(图 8-5)。

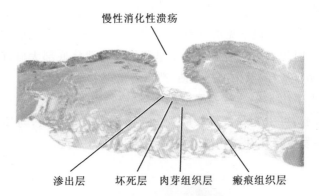

图 8-4　消化性溃疡（镜下观）

注：溃疡深达肌层，溃疡底部由内向外分为四层：渗出层、坏死层、肉芽组织层、瘢痕组织层。

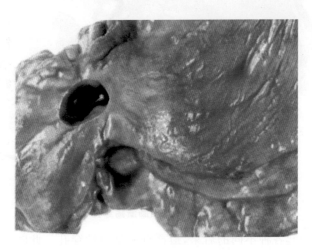

图 8-5　十二指肠球部溃疡（肉眼观）

三、临床病理联系

消化性溃疡患者常出现上腹部疼痛，具有慢性、周期性、节律性的特征，这是由于胃液中的胃酸刺激溃疡局部的神经末梢所致。胃溃疡的疼痛多出现在餐后 0.5～2.0 h 内，由于进食后胃泌素分泌亢进、胃酸分泌增多，刺激溃疡创面和局部神经末梢所引起。十二指肠溃疡的疼痛常出现于饥饿状态下，以夜间疼痛尤为突出，这与迷走神经兴奋性增高、胃酸分泌增多有关。此外，尚有反酸、嗳气等症状。

四、结局及并发症

（一）愈合

溃疡渗出物及坏死组织逐渐被吸收、排出，已被破坏的肌层不能再生，由底部的肉芽组织增生形成瘢痕组织而修复，同时周围的黏膜上皮再生并覆盖溃疡面而使溃疡愈合。

（二）并发症

1. 出血 消化性溃疡最常见的并发症，占 10％～35％，因溃疡底部毛细血管破裂，溃疡面有少量出血，此时患者大便潜血试验常呈阳性。若溃疡底部大血管破裂，患者则出现呕血（呕吐物常呈咖啡渣样）及柏油样大便，严重者出现失血性休克。

2. 穿孔 发生率约 5％，十二指肠溃疡因肠壁较薄更易发生穿孔。急性穿孔时，由于胃肠内容物漏入腹腔，可引起弥漫性腹膜炎。若溃疡累及浆膜层，与邻近器官（如肝、胰、脾、结肠等）粘连并发生穿孔时，常引起局限性腹膜炎（图 8-6）。

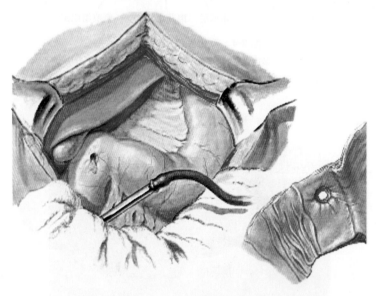

图 8-6 十二指肠溃疡穿孔

溃疡穿孔后可引起各种不同的后果，最严重的是急性穿孔。此时，大量胃肠内容物漏入腹腔，刺激腹膜，可导致弥漫性腹膜炎的发生。临床上患者表现为突然发生的持续性剧烈腹痛，以原发病灶处最显著，常迅速发展，并波及全腹，在深呼吸、咳嗽和变换体位时疼痛可加重。腹部检查可发现典型的腹膜炎三联征——腹壁肌紧张、腹部压痛和反跳痛，还可出现移动性浊音阳性，肝浊音界下降或消失，肠鸣音减弱或消失，X 线检查可见右膈下有游离气体。因此，医护人员对腹痛无缓解并伴恶心、呕吐，或腹痛伴腹膜刺激征，肝浊音界下降或消失者，应高度警惕溃疡穿孔的可能。

3. 幽门梗阻 大约 3％消化性溃疡的患者因幽门狭窄而发生梗阻。部分患者由于长时间的溃疡形成大量瘢痕，瘢痕发生收缩导致器质性梗阻。也可因溃疡周围组织水肿或幽门括约肌痉挛，引起功能性梗阻。由于幽门狭窄，胃内容通过困难，继发胃扩张，患者出现逆蠕动、反复呕吐等临床表现，严重者可发生碱中毒（图 8-7）。

4. 癌变 癌变率小于 1％，多发生于胃溃疡患者，十二指肠溃疡几乎不发生癌变。由于溃疡边缘的黏膜上皮或腺体不断受到胃酸、胃蛋白酶的侵蚀、破坏而反复再生、增生，最终发展为胃癌，恶变后病理变化明显不同（表 8-1）。

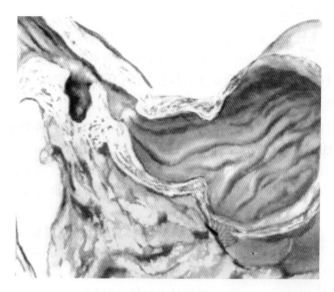

图 8-7 幽门梗阻

表 8-1 良性、恶性溃疡的肉眼鉴别

观 察 项 目	良性溃疡（胃溃疡）	恶性溃疡（溃疡型胃癌）
外观	圆形或卵圆形	不规则或火山口状
大小	直径常小于 2 cm	直径常大于 2 cm
深度	较深	较浅
边缘	平整、不隆起	不规则、常隆起
底部	较平坦、清洁	凹凸不平、易出血、坏死
周围黏膜	黏膜皱襞向溃疡集中	黏膜皱襞中断、增粗呈结节状

第三节 阑 尾 炎

阑尾炎（appendicitis）是由于细菌感染和管腔阻塞引起的阑尾炎症，为一种常见急腹症，临床主要表现为转移性右下腹痛和呕吐，伴有体温升高、外周血白细胞及中性粒细胞数量增多。本病以青壮年多见，根据病程常分为急性和慢性两种。

一、急性阑尾炎

（一）病因和发病机制

阑尾炎的发生需要具备两个条件，即阑尾腔的阻塞和细菌感染。

1. 阑尾腔的阻塞 有 50%～80% 的阑尾炎病例伴有阑尾腔阻塞。阑尾是一条细长的盲管，管腔狭小，易潴留来自肠腔的粪便及细菌，粪石、寄生虫等是造成机械性阻塞的常见原因。阑尾壁神经（如肌神经丛）丰富，而阑尾根部具有类似括约肌的结构，也可因各种刺激引起阑尾挛缩,使管腔更为狭窄。

2. 细菌感染 无特定的病原菌,肠腔内的大肠杆菌、肠球菌及链球菌等为常见的病原菌。但往往在阑尾黏膜发生损害后,这些细菌才能侵入并引起阑尾炎。当各种原因导致阑尾壁痉挛及其血液循环障碍时,可造成黏膜损害,有利于细菌感染而引起阑尾炎。

（二）病理变化

根据阑尾局部的病理变化不同,急性阑尾炎主要可分为以下三种类型。

1. 急性单纯性阑尾炎 急性单纯性阑尾炎（acute simple appendicitis）为早期的阑尾炎。肉眼观,阑尾轻度肿胀,浆膜面充血,失去正常光泽。镜下观,病变以阑尾黏膜或黏膜下层较重,黏膜上皮可见一个或多个缺损,并有中性粒细胞浸润和纤维素渗出。黏膜下各层均有炎性水肿。

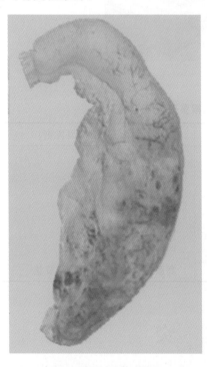

图 8-8 急性蜂窝织炎性阑尾炎(肉眼观)
注:阑尾显著肿胀,浆膜高度充血,
表面覆以纤维素性渗出物。

2. 急性蜂窝织炎性阑尾炎 急性蜂窝织炎性阑尾炎（acute phlegmonous appendicitis）又称为急性化脓性阑尾炎,常由单纯阑尾炎发展而来。肉眼观,阑尾显著肿胀,浆膜高度充血,表面覆以纤维素性渗出物(图8-8)。镜下观,阑尾壁增厚,阑尾壁各层有大量中性粒细胞弥漫浸润,并伴炎性水肿及纤维素渗出,可见炎性病变由浅层向深层扩延,直达肌层及浆膜层,阑尾浆膜面被渗出的纤维素和中性粒细胞组成的薄膜所覆盖。

3. 急性坏疽性阑尾炎 急性坏疽性阑尾炎（acute gangrenous appendicitis）是一种重型的阑尾炎,为化脓性阑尾炎进一步发展所致。因阑尾腔内阻塞、积脓、腔内压力增高及阑尾系膜静脉受炎症波及而发生血栓性静脉炎等,引起阑尾壁血液循环障碍,以致阑尾壁发生坏死,腐败菌大量繁殖,引起阑尾坏疽。此时,阑尾呈暗红色或黑色,常导致穿孔,引起弥漫性腹膜炎或阑尾周围脓肿。

（三）结局及并发症

急性阑尾炎经过外科治疗,预后良好。只有少数病例因治疗不及时或机体抵抗力过低,出现并发症或转变为慢性阑尾炎。

常见的并发症中主要有因阑尾穿孔引起的急性弥漫性腹膜炎和阑尾周围脓肿。阑尾周围脓肿可穿入盲肠、回肠或直肠形成窦道或瘘管。有时因并发阑尾系膜静脉的血栓性静脉炎,细菌或脱落的含菌血栓可沿门静脉血流入肝而形成肝脓肿。

二、慢性阑尾炎

慢性阑尾炎多为急性阑尾炎转变而来,也可开始即呈慢性经过。主要病变为阑尾壁的不同程度的纤维化及慢性炎细胞浸润。少数病例可出现阑尾管腔狭窄或闭塞。临床上有时可出现右下腹疼痛。慢性阑尾炎有时可急性发作。

第四节 病毒性肝炎

病毒性肝炎(viral hepatitis)是指由肝炎病毒引起的以肝实质变性、坏死为主要病变的一种传染病。其传染性强,发病率高,是严重影响人类健康的重大传染病。目前已证实引起病毒性肝炎的肝炎病毒有甲型肝炎病毒(HAV)、乙型肝炎病毒(HBV)、丙型肝炎病毒(HCV)、丁型肝炎病毒(HDV)、戊型肝炎病毒(HEV)及庚型肝炎病毒(HGV)等六种。病毒性肝炎发病率较高且有不断升高的趋势,流行地区广泛,各种年龄及不同性别均可罹患。

病毒性肝炎可出现乏力、食欲减退、恶心、肝大和肝功能损害,部分患者可有黄疸和发热。急性肝炎患者多在 6 个月内恢复,但乙型和丙型病毒性肝炎易转为慢性,其中少数可发展为肝硬化,甚至原发性肝细胞癌。

一、病因及发病机制

(一)病因与传播途径

目前共发现六种肝炎病毒,其特点及其传染途径如表 8-2 所示。

表 8-2 各型肝炎病毒的特点及其传染途径

病毒名称	英文缩写	病毒类型	主要传染途径
甲型肝炎病毒	HAV	RNA 型	肠道(患者粪便污染食物)
乙型肝炎病毒	HBV	DNA 型	输血、注射、分泌物、母婴垂直传播
丙型肝炎病毒	HCV	RNA 型	输血、注射、分泌物、母婴垂直传播
丁型肝炎病毒	HDV	RNA 型	输血、注射、母婴垂直传播(只感染 HbsAg 阳性者)
戊型肝炎病毒	HEV	RNA 型	肠道(水源污染)
庚型肝炎病毒	HGV	RNA 型	输血、注射、分泌物、母婴垂直传播

1. 甲型肝炎病毒 甲型肝炎病毒(HAV)是一种 RNA 病毒,引起甲型肝炎,其特点为经消化道感染,潜伏期短(2~6 周),可散发或造成流行。甲型肝炎病毒一般不造成携带状态,也不导致慢性肝炎。通常急性起病,大多数可痊愈,极少发生暴发性肝炎。

2. 乙型肝炎病毒 乙型肝炎病毒(HBV)是一种 DNA 病毒,完整的乙肝病毒颗粒呈球形,具有双层衣壳,是 Dane 于 1970 年首先发现的,故又称 Dane 颗粒。HBV 可经过输血及血制品、污染病毒的注射针头、密切接触、母婴等途径传播。检测患者血液中的乙型病毒性肝炎表面抗原(HBsAg)及其抗体(HBsAb)、乙型病毒性肝炎 e 抗原(HBeAg)及其抗体(HBeAb)和乙型病毒性肝炎核心抗体(HBcAb)对诊断乙型病毒性肝炎具有重要意义。

3. 丙型肝炎病毒 丙型肝炎病毒(HCV)是一种单链 RNA 病毒,有六个主要的基因型。其传播途径主要通过注射或输血。丙型肝炎病毒感染者约 3/4 可演变成慢性肝炎。其中 20% 可进展为肝硬化,部分可发生肝细胞性肝癌。

4. 丁型肝炎病毒 丁型肝炎病毒(HDV)为一复制缺陷性 RNA 病毒,它必须依赖同

HBV复合感染才能复制。约90%可恢复,仅少数演变成慢性HBV/HDV复合性慢性肝炎,少数发生暴发性肝炎。

5. 戊型肝炎病毒 戊型肝炎病毒(HEV)是一种单链RNA病毒,主要是通过消化道传播,多见于秋、冬季。

6. 庚型肝炎病毒 庚型肝炎病毒(HGV)是一种单链RNA病毒,主要发生在透析的患者,常通过污染的血液或血制品传播,也可能经性传播,部分患者可变成慢性。目前认为HGV能在单核细胞中复制,因此不一定是嗜肝病毒,此型病毒是否为肝炎病毒尚有争议。

（二）发病机制

病毒性肝炎的发病机制比较复杂,至今尚未完全阐明,取决于多种因素,尤其是与机体的免疫状态有密切关系。

知识链接

研究表明,HAV和HCV因直接破坏肝细胞而导致发病,HCV还可通过细胞免疫机制而导致肝细胞损伤。但HBV并不直接作用于肝细胞,而是通过细胞免疫反应导致肝细胞损伤,病毒在肝细胞中复制后释放入血,其中一部分与肝细胞膜结合,使肝细胞表面的抗原性发生改变。存在于肝细胞表面的HBV抗原,在和相应抗体结合后可形成免疫复合物,可通过激活补体系统参与破坏肝细胞。

由于感染的病毒数量多少、毒力强弱及机体免疫反应的不同,引起的肝细胞损害程度也不一样,故有不同的临床病理类型:①若免疫功能正常,感染病毒数量较少,毒力较弱,则导致急性普通型肝炎;②若免疫功能过强,感染病毒数量多,毒力强,则表现为重型肝炎;③若免疫功能不足,感染病毒数量少,毒力弱,则表现为慢性普通型肝炎;④若免疫功能耐受或缺陷,病毒与宿主共存,受感染的肝细胞不被破坏,则成为无症状的病毒携带者。

二、基本病理变化

各型病毒性肝炎的病变基本相同,都是以肝细胞的变性、坏死为主,同时伴有不同程度的炎细胞浸润、肝细胞再生和间质纤维组织增生。

（一）肝细胞变性坏死

1. 肝细胞变性

（1）细胞水肿　为最常见的病变。镜下观,肝细胞明显肿大,胞浆半透明,疏松呈网状,称为胞浆疏松化(图8-9)。进一步发展,肝细胞体积更加肿大,胞浆几乎完全透明时,称为气球样变。

（2）嗜酸性变　一般常累及单个或数个肝细胞,散在于肝小叶内。镜下观,病变肝细胞由于胞浆水分脱失、浓缩,使肝细胞体积变小,胞浆嗜酸性增强且红染,胞核染色也较深。

2. 肝细胞坏死

（1）嗜酸性坏死　由嗜酸性变发展而来,胞浆进一步浓缩,胞核也浓缩、消失,最终形成深红色浓染的圆形小体,称为嗜酸性小体,为单个肝细胞的死亡,属细胞凋亡(图8-9)。

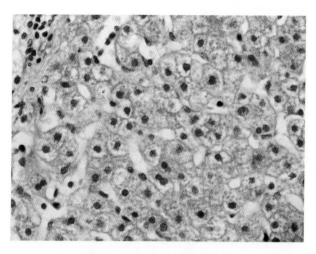

图 8-9 肝细胞水肿(镜下观)

注:肝细胞体积增大,胞质淡染,肝窦受压变窄。

(2)溶解性坏死 由严重的细胞水肿发展而来。病毒性肝炎的类型不同,坏死的范围和分布也不相同,可分为如下 4 种类型。

① 点状坏死(spotty necrosis):单个或数个肝细胞的坏死,常见于急性普通型病毒性肝炎(图 8-10)。

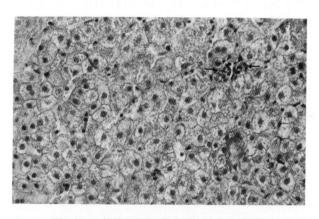

图 8-10 急性普通型病毒性肝炎(镜下观)

② 碎片状坏死(piecemeal necrosis):肝小叶周边部界板肝细胞的灶性坏死和崩解,常见于慢性普通型病毒性肝炎(图 8-11)。

③ 桥接坏死(bridging necrosis):中央静脉与汇管区之间、两个汇管区之间,或两个中央静脉之间出现的互相连接的坏死带,常见于中度与重度慢性肝炎。

④ 大片坏死:波及几乎整个肝小叶的融合性溶解坏死,由于坏死范围广,正常肝组织结构塌陷而很难辨认,常见汇管区集中现象及大量炎细胞浸润,常见于重症肝炎。

(二)炎细胞浸润

肝小叶内或汇管区可见以淋巴细胞和单核细胞为主的炎细胞呈散在性或灶状浸润。

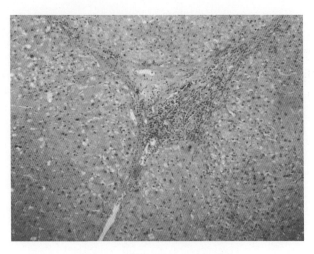

图 8-11　碎片状坏死(镜下观)

注:界板处成片肝细胞坏死,有大量炎细胞。

(三)肝细胞再生和小胆管增生

坏死的肝细胞常出现分裂与再生。再生的肝细胞体积较大,胞浆略呈嗜碱性,胞核大且深染,有时可见双核。再生的肝细胞可沿原有的网状支架排列。但坏死严重时,原小叶内的网状支架塌陷,再生的肝细胞则呈团块状排列,称为结节状再生。在汇管区或大片坏死灶内,可见小胆管增生。

(四)间质反应性增生

间质反应性增生包括如下表现:①Kupffer 细胞增生、肥大,可脱入窦腔内变为游走的吞噬细胞,参与炎细胞浸润;②间叶细胞和成纤维细胞增生,参与损伤的修复。此外,间叶细胞在肝炎早期可增生、分化为组织细胞,参与炎症反应。

三、临床病理类型

(一)普通型病毒性肝炎

普通型病毒性肝炎分为以下两种类型。

1. 急性普通型病毒性肝炎　急性普通型病毒性肝炎最为常见,临床上根据患者是否出现黄疸,又分为黄疸型及无黄疸型两种。我国以无黄疸型居多,且主要为乙型病毒性肝炎,少部分为丙型病毒性肝炎。黄疸型肝炎病变略重,病程较短,多见于甲型病毒性肝炎和戊型病毒性肝炎。黄疸型与无黄疸型肝炎病理变化基本相同。

(1)病理变化　肉眼观,肝脏大,质较软,表面光滑。镜下观,肝细胞发生广泛的变性,以细胞水肿为主,表现为肝细胞胞质疏松、淡染和气球样变。由于肝细胞体积增大,排列紊乱拥挤,导致肝窦受压变窄,肝细胞内可见胆汁淤积现象。肝细胞坏死轻微,肝小叶内可见点状坏死与嗜酸性小体。肝小叶内与汇管区可见轻度炎细胞浸润。

(2)临床病理联系　患者可出现发热、乏力、食欲下降、厌油、呕吐等症状。弥漫性肝细胞肿大,使肝脏体积变大,包膜紧张,可引起肝区疼痛。肝细胞坏死,可引起肝功能异常。当肝细胞内酶释放入血,血清丙氨酸氨基转移酶(SGPT)升高,病变严重者可出现黄疸。

（3）结局　多数患者在 6 个月内可治愈。甲型病毒性肝炎预后好,但乙型病毒性肝炎、丙型病毒性肝炎往往恢复较慢,其中 5%～10% 乙型病毒性肝炎、约 70% 丙型病毒性肝炎可转变为慢性病毒性肝炎。

2. 慢性普通型病毒性肝炎　病毒性肝炎的病程达半年以上者即为慢性普通型病毒性肝炎。肝细胞有不同程度的变性、坏死,在坏死区及汇管区有不同程度的纤维组织增生。感染的病毒类型、治疗不当、营养不良、合并其他传染病、饮酒、服用对肝有损害的药物,以及免疫因素等是导致病毒性肝炎慢性化的重要因素。根据病变程度的不同可分为以下三型。

（1）轻度慢性普通型病毒性肝炎　病理变化主要表现为以点状坏死为主,偶见轻度碎片状坏死,汇管区有慢性炎细胞浸润,周围有少许纤维组织增生。肝小叶界板无破坏,肝小叶结构清楚。

（2）中度慢性普通型病毒性肝炎　病理变化主要表现为碎片状坏死突出,并出现特征的桥接坏死。肝小叶内有纤维间隔形成,但肝小叶结构大部分仍保存。

（3）重度慢性普通型病毒性肝炎　病理变化主要表现为重度的碎片状坏死与大范围的桥接坏死。坏死区出现肝细胞不规则再生,纤维间隔分割肝小叶结构,肝小叶结构破坏,有早期肝硬化形成。

知识链接

　　毛玻璃样肝细胞(HE 染色):光镜下,在 HBsAg 携带者和慢性普通型病毒性肝炎患者的部分肝细胞胞浆内可见充满嗜酸性的细颗粒物质,胞浆不透明,似毛玻璃样,故此种细胞被称为毛玻璃样肝细胞。免疫组织化学和免疫荧光检查 HBsAg 反应阳性。

（二）重型病毒性肝炎

重型病毒性肝炎较少见,是最严重的一型病毒性肝炎。根据发病缓急及病变程度的不同,分为急性重型肝炎和亚急性重型肝炎两种。

1. 急性重型病毒性肝炎　起病急骤,病程短暂,多数患者在 10 天左右死亡,故又称暴发型、电击型或恶性肝炎。

（1）病理变化　肉眼观,肝体积明显缩小,重量减至 600～800 g(正常成人为 1 300～1 500 g),尤以左叶明显。被膜皱缩,质地柔软,切面呈黄色(淤胆)或红褐色(出血),因此又称为急性黄色肝萎缩或急性红色肝萎缩(图 8-12)。

镜下观,肝细胞坏死广泛而严重,超过肝实质的 2/3,肝索解离,肝细胞溶解,出现弥漫性大片坏死。肝细胞坏死多从肝小叶中央开始,并迅速向四周扩展,仅肝小叶周边部残留少许变性的肝细胞。溶解坏死的肝细胞很快被清除,仅残留网状支架。肝窦明显扩张、充血甚至出血,Kupffer 细胞增生、肥大、吞噬作用活跃。肝小叶内及汇管区大量炎细胞浸润,以淋巴细胞、巨噬细胞为主。数日后网状支架塌陷,残留的肝细胞无明显再生现象(图 8-13)。

（2）临床病理联系　大量肝细胞溶解坏死,可导致如下病变。①胆红素大量入血,引

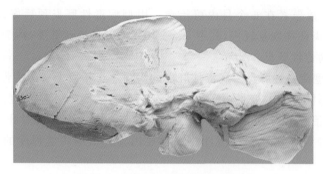

图 8-12　急性黄色肝萎缩(肉眼观)

注:肝体积明显缩小,被膜皱缩,质软,呈土黄色。

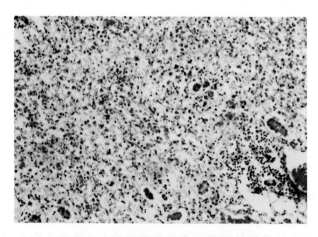

图 8-13　急性重型病毒性肝炎(镜下观)

注:肝细胞弥漫性大片坏死、消失,残存的肝细胞呈岛屿状或散在分布。

起严重的肝细胞性黄疸;②凝血因子合成障碍,导致明显的出血倾向,如皮肤或黏膜出现淤点、淤斑;③肝功能衰竭,肝脏对各种代谢产物的解毒功能出现障碍,导致肝性脑病。此外,由于胆红素代谢障碍及血液循环障碍等,还可诱发肾功能衰竭,称为肝肾综合征(hepatorenal syndrome)。

(3)结局　本型肝炎预后极差,大多数在短期内死亡,主要死亡原因为肝功能衰竭、肝性脑病,其次为 DIC、消化道大出血、肾功能衰竭等。少数迁延而转为亚急性重型肝炎。

2. 亚急性重型病毒性肝炎　大多数由急性重型病毒性肝炎迁延而来,起病较缓慢,呈亚急性经过,少数由急性普通型病毒性肝炎恶化进展而来,病程较长(数周至数月)。

(1)病理变化　肉眼观,肝体积有不同程度的缩小,重量减轻,软硬程度不一,表面包膜皱缩不平,部分区域呈大小不一的结节状;切面见坏死区呈红褐色或土黄色,再生的结节因胆汁淤积而呈现黄绿色。镜下观,肝细胞新旧不等地发生成片坏死,本型病毒性肝炎的特点为既有肝细胞的大片坏死,又有结节状肝细胞再生;坏死区网状纤维支架塌陷和胶原化,纤维组织增生明显,残存的肝细胞再生时不能沿原有支架排列,而呈结节状;肝小叶内外可见大量的炎细胞浸润,主要为淋巴细胞、单核细胞,肝小叶周边部有小胆管增生,有淤胆和胆栓形成。

（2）临床病理联系　　由于肝实质有较大范围的坏死，临床上出现较重的肝功能不全的表现。

（3）结局　　若治疗得当且及时，病变可停止发展并有治愈可能，多数常继续发展而转变为坏死后性肝硬化。病情严重者可死于肝功能衰竭。

第五节　肝　硬　化

肝硬化(fiver cirrhosis)是由多种原因引起的以肝细胞弥漫性变性与坏死、纤维组织继发性增生、肝细胞结节状再生为主要改变的一种慢性肝脏疾病，由于这三种病变反复交错进行，导致肝脏变形、变硬，故称肝硬化，临床上较常见，好发年龄为 20～50 岁，无明显性别差异。肝硬化病程较长，晚期患者临床常表现为不同程度的门静脉高压和肝功能障碍，对人体危害较大。

肝硬化一般依据病因或结节的大小进行分类。国际上依据形态分类，将肝硬化分为大结节型、小结节型、大小结节混合型及不完全分割型肝硬化四型。我国常结合病因、病变特点及临床表现进行综合分类，将肝硬化分为门脉性、坏死后性、胆汁性、淤血性、寄生虫性肝硬化等类型，以门脉性肝硬化最为常见。本节主要介绍门脉性肝硬化和坏死后性肝硬化。

一、门脉性肝硬化

门脉性肝硬化(portal cirrhosis)是最常见的肝硬化类型，相当于国际形态学分类中的小结节型肝硬化。

（一）病因及发病机制

门脉性肝硬化的病因尚未完全明确。研究表明，很多因素均可引起肝细胞的损害，最终发展为肝硬化。

1. 病毒性肝炎　病毒性肝炎为我国肝硬化发病最主要的原因，尤其是乙型病毒性肝炎和丙型病毒性肝炎发展为肝硬化者更为多见。临床上，肝硬化组织内 HBsAg 阳性率高达 76.7%。由此引起的肝硬化又称为肝炎后肝硬化。

2. 慢性乙醇中毒　在欧美等国家，长期酗酒是引起肝硬化的主要因素。乙醇在体内代谢过程中产生的乙醛可直接损伤肝细胞，使肝细胞发生脂肪变性，逐渐进展为肝硬化。

3. 营养缺乏　动物实验研究发现，食物中长期缺乏蛋氨酸或胆碱类物质，可使肝脏合成磷脂发生障碍，可经过脂肪肝逐渐发展为肝硬化。

4. 有毒物质的损伤作用　许多化学物质和一些药物可以损伤肝细胞，如砷、四氯化碳、黄磷、二乙基亚硝胺、辛可芬等可致肝细胞损伤，长期作用可引起肝硬化。

上述各种因素如长期作用，可导致肝细胞弥漫性变性与坏死、纤维组织继发性增生、肝细胞结节状再生。增生的胶原纤维有两种来源：①肝细胞坏死后，肝小叶内原有的网状支架塌陷、聚积、胶原化，形成无细胞硬化，或由储脂细胞转变为成纤维细胞，进而产生胶原纤维；②汇管区的成纤维细胞增生并产生胶原纤维。广泛增生的胶原纤维和结节状再生的肝细胞破坏了肝组织的正常结构，并使肝内血液循环被改建而形成肝硬化。

（二）病理变化

1. 肉眼观 早期病变不典型，肝脏体积正常或略增大，重量增加，质地正常或稍硬。晚期肝脏体积明显缩小，重量减轻，质地变硬。表面呈颗粒状，弥漫分布，大小近似，直径多小于 1 cm。切面呈小结节状，结节呈圆形或卵圆形岛屿状，大小与表面的颗粒一致，周围包绕有灰白色的纤维组织条索或间隔(图 8-14)。

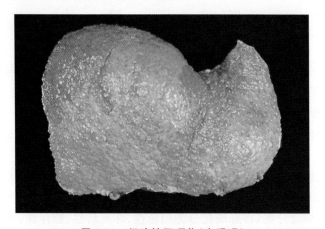

图 8-14 门脉性肝硬化(肉眼观)
注:肝脏体积明显缩小,表面呈颗粒状,切面呈结节状,结节大小较一致。

2. 镜下观 正常肝小叶结构破坏，由具有特征性病变的假小叶所取代。假小叶是指由增生的纤维组织分割原来的肝小叶和再生的肝细胞团，并包绕成大小不等的圆形或卵圆形的肝小叶样的结构。假小叶的特征如下:①假小叶内的肝细胞排列紊乱,可发生变性、坏死及再生,再生的肝细胞体积大,胞核大、深染,或有双核;②假小叶内中央静脉缺如、偏位或有两个以上(图 8-15);③假小叶周围有纤维间隔包绕,纤维间隔宽窄较一致,有少量淋巴细胞和单核细胞浸润,并可见小胆管增生。

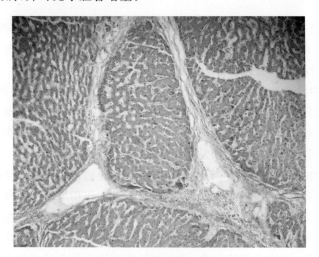

图 8-15 门脉性肝硬化(镜下观)
注:增生的纤维组织分割原来的肝小叶和再生的肝细胞团,形成大小近似的假小叶。

（三）临床病理联系

1. 肝门静脉高压症　肝门静脉高压症主要是由于肝脏的正常结构被破坏，肝内血液循环被改建所致。其具体原因如下。①窦性阻塞：肝内广泛的纤维组织增生，肝窦闭塞或窦周纤维化，导致门静脉循环受阻。②窦前性阻塞：肝内肝动脉小分支与肝门静脉小分支在汇入肝窦前形成异常吻合，使高压力的动脉血经此流入肝门静脉内。③窦后性阻塞：假小叶压迫小叶下静脉，使肝窦内血液流出受阻，进而妨碍肝门静脉血流进入肝血窦。肝门静脉压增高后，胃、肠、脾等器官的静脉血回流受阻，临床上可出现一系列的症状和体征。

（1）脾大　门静脉压力增高使脾静脉血液回流受阻，导致脾淤血、脾大，并常伴有脾功能亢进。肉眼观，脾大，重量增加，但一般在 500 g 以下，少数可达 800～1 000 g，质地变硬，切面呈红褐色，被膜增厚。镜下观，脾小体萎缩，脾窦扩张，窦内皮细胞增生、肥大，红髓内纤维组织增生、含铁血黄素沉积，并可形成黄褐色的含铁结节。

（2）胃肠淤血、水肿　肝门静脉压力升高，妨碍胃肠道的静脉血回流，导致胃肠壁淤血、水肿，影响胃肠道的消化、吸收功能，患者可出现腹胀、食欲缺乏等症状。

（3）腹腔积液（ascites）　多发生于肝硬化晚期，为淡黄色透明的漏出液，量大时可致腹部明显膨隆，男性患者可伴阴囊水肿。其成因如下。①肝门静脉压力升高使门静脉系统毛细血管内的流体静压升高，液体漏入腹腔。②低蛋白血症使血浆胶体渗透压降低，有利于漏出液的生成。③小叶下静脉受压或小叶中央静脉被改建，使肝窦内压力升高，淋巴液生成增多，并从肝包膜及肝门淋巴管漏出。④肝功能障碍时，激素灭活减少，血中醛固酮、抗利尿激素水平升高，导致水、钠潴留而促使腹腔积液形成（图 8-16）。

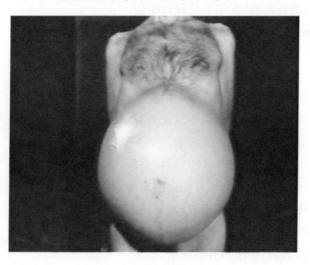

图 8-16　肝硬化腹腔积液

（4）侧支循环形成　肝门静脉阻塞后致压力升高，肝门静脉和腔静脉之间逐渐形成吻合支，使部分门静脉血经门腔静脉吻合支绕过肝脏，直接通过上、下腔静脉回到右心。其主要的侧支循环（图 8-17）和并发症如下。①食管下段静脉丛曲张、破裂：门静脉血经胃冠状

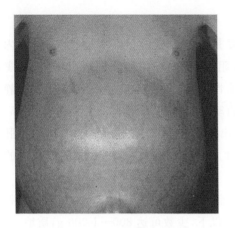

**图 8-17 肝硬化腹壁静脉曲张成
海蛇头现象(侧支循环)**

静脉、食管静脉丛、奇静脉入上腔静脉,常导致胃底与食管下段静脉丛曲张,甚至破裂,发生致命性大出血,这是肝硬化患者常见的死亡原因之一,常发生在腹压升高或受粗糙食物磨损时。②直肠静脉(痔静脉)丛曲张、破裂:门静脉血经由肠系膜下静脉、直肠静脉丛、髂内静脉流入下腔静脉,可引起直肠静脉丛曲张并形成痔核,破裂后导致便血,长期便血可引起贫血。③胸、腹壁静脉曲张:门静脉血经脐静脉、脐周静脉网,向上经腹、胸壁静脉进入上腔静脉,向下经腹壁下静脉进入下腔静脉。由于脐周浅静脉高度扩张,在腹部皮肤上形成"海蛇头"(caput medusae)现象(图 8-17)。

2. 肝功能不全 肝功能不全主要因肝细胞长期、反复受到损伤,使肝细胞数量减少所致。其次,肝内血液循环障碍也是一个重要的原因。常出现以下症状及体征。

(1)蛋白质合成障碍 肝细胞受损伤后,合成蛋白的功能降低,使血浆白蛋白减少。实验室检查可有血浆白蛋白降低,并可出现白蛋白与球蛋白比值下降或倒置现象。

(2)出血倾向 由于肝脏合成凝血因子减少,以及脾功能亢进、血小板破坏过多,患者常有鼻、牙龈等黏膜出血及皮下瘀斑。

(3)胆红素代谢障碍 由于肝细胞坏死、胆红素代谢障碍及毛细胆管淤胆,患者出现黄疸表现,多为肝细胞性黄疸,常见于肝硬化晚期。

(4)雌激素代谢异常 由于肝内雌激素灭活障碍,体内雌激素水平升高,男性患者出现乳房发育甚至睾丸萎缩,女性患者出现月经不调、不孕等。在患者的颈部、胸部、面部等,因小动脉末梢扩张,可形成红色的蜘蛛痣(图 8-18)。患者手掌大鱼际、小鱼际肌部位的皮肤血管扩张而形成肝掌。

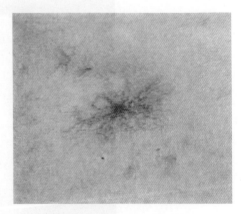

图 8-18 肝硬化所致蜘蛛痣

(5)肝性脑病 为肝硬化最严重的后果,是肝功能极度衰竭的表现,也是肝硬化患者死亡的重要原因。由于体内有毒物质不能在肝内解毒,导致血氨升高、假性神经递质形成和氨基酸代谢失衡等,使中枢神经系统功能失调,即所谓肝性脑病。

(四)结局

在肝硬化的早期,如能够及时消除病因,接受积极的治疗,病变可相对静止,肝功能也可改善。晚期若病变持续进展,则预后不良,最终可导致肝功能衰竭,患者常死于肝性脑病、食管下段静脉曲张破裂性大出血或严重感染。少数病例可发展为肝癌。

临床上肝硬化患者如果突然呕血,首先应想到是曲张的食管下段静脉丛破裂所致,需立即进行止血处理,常采取的措施有药物止血、气囊压迫止血、内镜治疗和外科手术。气囊压迫止血是经鼻腔或口插入三腔二囊管,进入胃腔后先抽出胃内积血,然后注气入胃囊(囊内压 50~70 mmHg),向外加压牵引,用以压迫胃底。若未能止血,则可再注气入食管囊(囊内压 35~45 mmHg),以压迫曲张的食管下段静脉丛。

二、坏死后性肝硬化

坏死后性肝硬化(postnecrotic cirrhosis)是在肝细胞发生大片坏死的基础上继发肝细胞结节状再生而形成的,相当于国际形态学分类中的大结节型和大小结节混合型肝硬化。

(一)病因

1. 病毒性肝炎 多由亚急性重型病毒性肝炎迁延不愈而来。若慢性病毒性肝炎反复发作,肝细胞坏死严重时,也可发展为坏死后性肝硬化。

2. 药物及化学物质中毒 一些药物或化学物质可致肝细胞严重而弥漫的中毒性坏死,继而出现肝细胞结节状再生,最终发展为坏死后性肝硬化。

(二)病理变化

1. 肉眼观 肝脏体积缩小,质地变硬,尤以左叶为甚,故肝脏变形明显。切面见结节形状不规则,大小悬殊,直径多超过 1 cm,最大者可达 5~6 cm,纤维间隔较宽,且宽窄不均(图 8-19)。

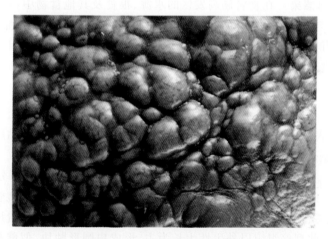

图 8-19 坏死后性肝硬化(肉眼观)

2. 镜下观 正常肝小叶结构消失,由假小叶取代。假小叶形态不规则,其内肝细胞有变性、坏死和胆红素沉着。假小叶间的纤维间隔较宽,有较多炎细胞浸润及小胆管增生。

(三)结局

因肝细胞坏死较严重,故肝功能障碍的表现较门脉性肝硬化明显且出现较早,而门静脉高压症的表现较轻且出现晚。患者多死于肝性脑病。坏死后性肝硬化的癌变率较门脉性肝硬化高。

第六节　消化系统常见肿瘤

一、食管癌

食管癌(carcinoma of esophagus)是食管黏膜上皮或腺体发生的恶性肿瘤。我国为食管癌高发国家,尤以太行山区、大别山区、苏北、川北、闽粤交界(潮汕)等地区多见。40 岁以上好发,男性较多。临床上,早期可无明显症状,中、晚期以进行性吞咽困难为主要表现。

(一)病因

病因尚未完全明确,以下因素可能与食管癌的发生有关。

1. 化学致癌物的作用　在食管癌高发地区的粮食和其他食物(如自制的酸菜)中亚硝胺含量高于非高发区的。流行病学调查发现,食管癌高发区土壤中所含微量元素与非高发区不同,如钼的缺乏等。缺钼可使农作物中硝酸盐的含量增高,进而使农作物中所含亚硝胺的量增加。

2. 不良饮食习惯　长期食用过热、过硬及粗糙的饮食,反复刺激和损伤食管黏膜,可能与食管癌发生有关。

3. 遗传因素　客家人群是古中原汉族的后裔,其食管癌的发病状况、家族聚集性、病理类型等与河南食管癌高危人群近似,提示食管癌的发病可能与遗传易感性有一定关系。

4. 真菌及病毒感染　在食管癌高发区的水源、粮食及其他食物中,常发现有白色念珠菌存在,提示真菌与食管癌的发生可能有一定关系。此外,人类乳头状瘤病毒(HPV)也可能与食管癌发病有关。研究表明,HPV 的基因可整合入宿主细胞基因组,从而激活宿主细胞的癌基因引起食管癌。

(二)病理变化

食管癌好发于食管的三个狭窄部,以中段最多,下段其次,上段最少。

1. 早期癌　病变局限,未侵及肌层,无淋巴结转移,多为原位癌或黏膜内癌。肉眼观,局部黏膜仅轻度糜烂或呈颗粒状。镜下观,以鳞状细胞癌为主。

2. 中晚期癌　癌组织侵及食管壁各层组织。根据肉眼形态特点,可分为以下四型。

(1)髓质型　此型最多见,癌组织在食管壁内浸润性生长,可累及食管全周或大部分,导致管壁增厚、管腔变小。癌组织呈灰白色,质较软,似脑髓,表面常有溃疡。

(2)蕈伞型　此型癌组织以外生性生长为主,形成扁圆形肿块,似蘑菇状突向食管腔,表面可有浅溃疡。

(3)溃疡型　肿瘤表面组织坏死、脱落,形成较深的溃疡,常达肌层,边缘似唇样隆起,底部凹凸不平,多浸润食管管周的一部分(图 8-20)。

(4)缩窄型　癌组织在食管壁内浸润性生长,累及食管全周,质硬。因伴有明显的结缔组织增生,故常导致食管壁的环形狭窄,狭窄以上的食管腔则明显扩张。

(三)扩散方式

1. 直接蔓延　癌组织穿透食管壁后,继续向周围组织和器官浸润,使肿瘤长大。依所

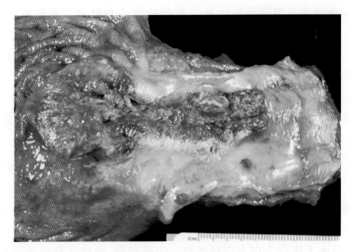

图 8-20　食管癌(肉眼观)

发生的部位不同,其累及的范围和器官也不同。

2. 转移

(1)淋巴转移　食管癌的常见转移方式。转移部位与食管淋巴引流途径一致。上段可转移至颈和上纵隔淋巴结,中段常转移到食管旁或肺门淋巴结,下段常转移至食管旁、贲门旁及腹腔上部淋巴结。

(2)血行转移　多见于晚期食管癌患者,常转移至肝、肺。

(四)临床病理联系

早期食管癌因无明显浸润,无肿块形成,故症状不明显,有时可有因食管痉挛或肿瘤浸润黏膜而引起轻微胸骨后疼痛、烧灼感或噎梗感。早期食管癌若能及时治疗,则预后良好,5 年存活率可达 90% 以上,但临床发现困难,易被忽略。用食管拉网法进行细胞学检查或纤维内镜检查,有助于早期发现和诊断。中晚期食管癌由于癌肿不断浸润生长,使食管管腔狭窄,患者出现进行性吞咽困难,进食受阻,最终导致恶病质、全身衰竭而死亡。

二、胃癌

胃癌(carcinoma of stomach)是胃黏膜上皮和腺上皮发生的恶性肿瘤,为消化系统最常见的恶性肿瘤之一。胃癌的发生有一定的地理分布特点,如日本、智利、哥伦比亚、哥斯达黎加、匈牙利等国家发病率较高。中国的某些地区胃癌发病率比美国和西欧地区高 4~6 倍。其好发年龄在 40~60 岁,发病率男性高于女性,好发于胃窦部小弯侧。

(一)病因

病因尚未完全阐明,可能与以下因素有关。

1. 幽门螺杆菌(Hp)感染　Hp 感染与胃癌发生的关系备受关注。研究表明,Hp 感染可以导致胃黏膜损伤,胃酸分泌减少,其他细菌得以生长、繁殖,同时使有致癌效应的亚硝基化合物合成增多。Hp 感染还可激活乙醇脱氢酶致乙醛生成增加,乙醛可造成黏膜上皮和 DNA 损伤。损伤后细胞修复活跃,突变的基因逃逸免疫监视可致细胞转化,增加胃癌的发病率。

2. 环境和饮食因素 胃癌的发生有一定的地理分布特点。移民流行病学调查显示：高发区的日本人移民到低发区的美国夏威夷后，其下一代胃癌的发病率相应降低；由低发区移民到高发区，其下一代胃癌的发病率也相应升高，提示胃癌的发生可能与生活饮食习惯以及环境因素有关。此外，高盐饮食、食用熏制食物(含大量的亚硝胺)、食用真菌感染的食物等均与胃癌的发生有密切关系。

3. 其他因素 某些长期未治愈的慢性胃疾病，如慢性萎缩性胃炎、胃息肉、胃溃疡等。

(二)病理变化

胃癌好发于胃窦部，尤以胃小弯及前、后壁多见。依据癌组织侵犯深度，分为早期胃癌与中晚期胃癌。

1. 早期胃癌 早期胃癌是指不论有无淋巴结转移，癌组织浸润仅限于黏膜层或黏膜下层者，肌层未受浸润。直径小于 0.5 cm 以下者称为微小癌。直径为 0.6～1.0 cm 者称为小胃癌。早期胃癌大体分为以下三种类型。①隆起型：肿瘤从黏膜面明显隆起或呈息肉状，此型较少见。②表浅型：肿瘤呈扁平状，稍隆起于黏膜表面(图 8-21)。③凹陷型：系溃疡周边黏膜的早期癌，又名溃疡周边癌性糜烂，此型最多见。

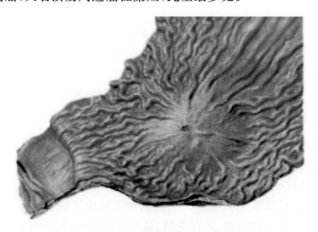

图 8-21 早期胃癌(肉眼观)

镜下观，以原位癌及高分化管状腺癌多见，乳头状腺癌次之，未分化癌最为少见。

2. 中晚期胃癌(进展期胃癌) 中晚期胃癌(进展期胃癌)指癌组织浸润超过黏膜下层或浸润胃壁全层的胃癌。癌组织侵袭越深，则预后越差。肉眼形态可分以下三型。

(1)息肉型或蕈伞型 癌组织向黏膜表面生长，呈息肉状或蕈伞状突入胃腔，表面可有深浅不一的溃疡。

(2)溃疡型 癌组织坏死、脱落，形成边缘隆起如皿状或火山口状的溃疡，溃疡一般较大，边界不清，底部凹凸不平(图 8-22)。溃疡型胃癌(又称为恶性胃溃疡)和胃溃疡(又称为良性胃溃疡)有很大的区别。

(3)浸润型 癌组织在胃壁内局限性或弥漫性浸润，与周围正常组织分界不清楚。如弥漫性浸润伴有大量纤维组织增生时，可导致胃壁普遍增厚、变硬，胃腔变小，状如皮革，因而有革囊胃之称(图 8-23)。

当癌细胞分泌大量黏液时，肉眼观癌组织呈半透明的胶冻状，称为胶样癌，可见于上述

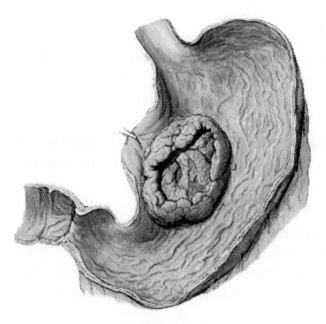

图 8-22　溃疡型胃癌(肉眼观)

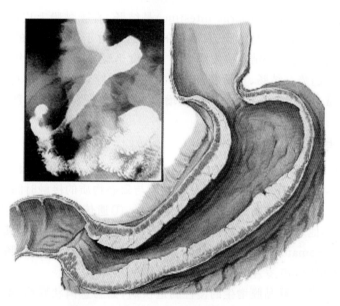

图 8-23　浸润型胃癌(革囊胃)(肉眼观)

注:胃壁普遍增厚、变硬,质地变硬,状如皮革。

三型中的任何一型。

　　镜下组织学类型主要以腺癌为主,以管状腺癌、黏液癌多见。发生于贲门部的胃癌,也可为腺鳞癌或鳞状细胞癌。

　　(三) 扩散方式

　　1. 直接蔓延　癌组织穿透胃壁,侵及邻近器官和组织,如肝脏、大网膜、胰腺等。

2. 转移

（1）淋巴转移　为胃癌的主要转移途径，首先转移到幽门下胃小弯的局部淋巴结，以后可转移至腹主动脉旁淋巴结、肝门或肠系膜根部淋巴结。晚期可转移至左锁骨上淋巴结。

（2）血行转移　多见于晚期患者，常经肝门静脉转移至肝，也可转移到肺、脑、骨等器官和组织。

（3）种植性转移　胃癌组织浸润至胃浆膜表面时可脱落至腹腔，种植于腹腔及盆腔器官的浆膜上。女性常在双侧卵巢形成转移性癌，多为黏液癌转移，称为克鲁根勃瘤（Krukenberg tumor）。

（四）临床病理联系

早期胃癌患者临床表现多不明显，常为偶然发现。若能早发现、早治疗，则预后较好，术后5年生存率大于90％。微小癌和小胃癌术后5年生存率大于100％。中晚期胃癌患者可有上腹部不适、疼痛、呕血、便血、贫血、消瘦等临床表现。癌组织侵蚀大血管可引起消化道大出血，幽门部的肿块可以引起梗阻性呕吐。晚期患者出现恶病质。

三、结肠、直肠癌

结肠、直肠癌（carcinoma of large intestine）是结肠、直肠黏膜上皮或腺体发生的恶性肿瘤。从全世界范围看，中国是结肠、直肠癌的低发区，由于饮食结构的变化，目前在中国其发病率呈上升趋势，尤其是结肠癌发病率增长速度迅猛，患者多为老年人，但中青年的发病也呈逐年增高的趋势。结肠、直肠癌若能早发现、早治疗，5年存活率可达90％。

临床上患者常有贫血、消瘦、大便次数增多、黏液血便、腹痛、腹部肿块或肠梗阻等表现。

（一）病因与发病机制

1. 饮食因素　高营养而少纤维的饮食与本病发生有关。这可能因肠道内食物的消化残渣中缺少纤维，不利于有规律的排便，使肠黏膜与致癌物质的接触时间延长。

2. 遗传因素　遗传性结肠、直肠癌主要有两类：①遗传性非息肉病性结直肠癌，其家族中结直肠癌或其他恶性肿瘤的发病率较高；②家族性腺瘤性息肉病，其发生是由于腺瘤性息肉病基因（adenomatous polyposis coli，APC）的突变，患者结肠、直肠内形成大量的息肉（图8-24），如不治疗，40岁左右常发生癌变。

3. 其他　某些伴有肠黏膜增生的慢性肠道疾病，如肠息肉状腺瘤、增生性息肉病及慢性溃疡性结肠炎等，由于黏膜上皮过度增生而发展为癌。近年有研究发现，某些蛋白表达异常也可能与结直肠癌的发生有关。

高脂肪饮食导致结肠、直肠癌，可能与以下因素有关：①高脂肪饮食中有丰富的胆固醇，可引起胆汁分泌增多，使进入肠内的胆酸和胆固醇量增加，在肠内细菌的作用下，两者的代谢产物可能致癌；②高量不饱和脂肪酸可能致癌；③高脂肪饮食可使肠道排空减慢，导致细菌作用时间延长，致癌物质与肠黏膜接触时间延长。

（二）病理变化

结肠、直肠癌的好发部位以直肠最多见，约占50％，其余依次为乙状结肠、盲肠与升结

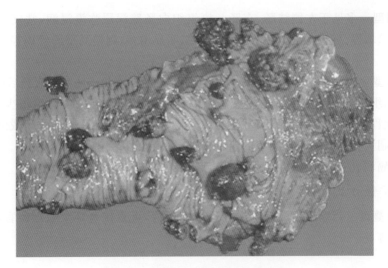

图 8-24 结肠多发性息肉病（肉眼观）
注：结肠内见大量突起于黏膜表面的息肉。

肠、横结肠、降结肠。

肉眼观，依据大体形态，分为以下四型。

1. 隆起型 多见于右侧结肠、直肠。肿瘤呈息肉状或盘状突向肠腔（图 8-25），可伴表浅溃疡，常继发感染、出血、坏死等。镜下多为分化较高的腺癌。

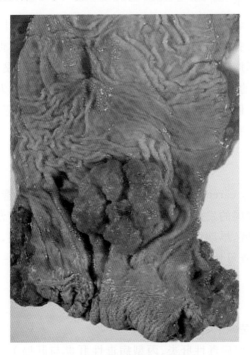

图 8-25 直肠癌隆起型（肉眼观）
注：肿瘤呈息肉状突向肠腔。

2. 溃疡型 较多见，肿瘤表面组织坏死、脱落，形成较深的溃疡或呈火山口状。

3. 浸润型 多见于左侧结肠、直肠。癌组织向肠壁深层弥漫浸润,常侵及肠管全周,导致局部肠壁增厚、变硬。若同时伴有纤维组织明显增多,则使局部肠管周径显著缩小,形成环状狭窄。

4. 胶样型 较少见。肿瘤表面及切面均呈半透明胶冻状。此型肿瘤预后较差。

镜下观,组织学类型如下。①乳头状腺癌:乳头较细长,乳头内间质很少。②管状腺癌:根据分化程度可分为三级,以高分化和中分化为多见。③黏液腺癌或印戒细胞癌:以形成大片黏液湖为特点。④其他类型的癌:如未分化癌、腺鳞癌、鳞状细胞癌等。临床上以高分化管状腺癌和乳头状腺癌多见,发生于直肠、肛门附近者多为鳞状细胞癌。

(三)扩散方式

1. 直接蔓延 当癌组织浸润肌层穿透浆膜层后,可直接蔓延至邻近器官,如膀胱、前列腺及腹膜等处。

2. 转移

(1)淋巴转移 癌组织未穿透肠壁肌层时,不易发生淋巴道转移。一旦穿透肌层,则转移率明显增加。一般先转移至局部淋巴结,再沿淋巴引流方向到达远隔淋巴结,也可侵入胸导管而达锁骨上淋巴结。

(2)血行转移 多见于晚期患者,癌细胞可沿血道转移至肝、肺、脑、骨等。

(3)种植性转移 癌组织穿透浆膜后,癌细胞脱落并播散到腹腔内形成种植性转移。

(四)临床病理联系

结肠、直肠癌的临床表现根据癌肿发生部位和累及范围的不同而异。在肿瘤的早期,一般患者多无症状,随着肿瘤的增大和并发症的出现,可有排便习惯与粪便形状的变化,便秘与腹泻交替,出现腹部疼痛,腹部肿块。后期患者会出现消瘦、贫血、腹腔积液、恶病质等表现。其中发生在左侧的结肠、直肠癌,因左侧肠腔较小,癌肿多为环形生长,故易发生肠道狭窄,引起肠梗阻。右侧结肠、直肠癌时,因右侧结肠、直肠较宽,很少引起肠梗阻,但肿块体积往往较大,易在下腹部触及。

四、原发性肝癌

原发性肝癌(primary carcinoma of liver)是肝细胞或肝内胆管上皮细胞发生的恶性肿瘤,简称肝癌。肝癌在我国的发病率较高,为我国常见肿瘤之一。常在中年后发病,男性多于女性。由于发病较隐匿,早期可无临床症状,一旦发现多为晚期,病死率较高。甲胎蛋白(AFP)检测和影像学检查可使早期肝癌的检出率明显提高,甚至一些直径在 1 cm 以下的早期肝癌也可被发现。

(一)病因

肝癌的病因尚不清楚,相关因素如下。

1. 病毒性肝炎 乙型病毒性肝炎、丙型病毒性肝炎与肝癌关系密切。有资料显示,肝癌患者中 HBsAg 阳性率高达 81.82%。研究表明,肝癌患者常见有 HBV 基因整合到肝癌细胞基因组内,HBV 基因经一系列的反应,可活化原癌基因,而诱导肝癌发生。因此认为,HBV 是引起肝癌发生的重要因素。

2. 肝硬化 肝硬化与肝癌有密切关系,约 84.6% 肝癌患者合并有肝硬化,其中以坏死后性肝硬化最为常见。据统计,肝硬化发展为肝癌一般需 7 年左右。

3. 真菌及其毒素 黄曲霉菌、青霉菌等可以引起实验性肝癌,尤其是黄曲霉素 B_1 与肝细胞肝癌的发生有着密切的关系。

4. 亚硝胺类化合物 动物试验表明,二甲基亚硝胺和二乙基亚硝胺可诱发肝癌。

(二) 病理变化

1. 肉眼观 肝癌可分为早期肝癌和中晚期肝癌两大类。

(1) 早期肝癌(小肝癌) 单个癌结节最大直径小于 3 cm 或两个癌结节直径总和小于 3 cm 的原发性肝癌。癌结节多呈球形,边界清楚,切面均匀一致,无出血及坏死。

(2) 中晚期肝癌 肝脏体积明显增大,重量显著增加,常达 2 000～3 000 g,其大体形态分以下三型。

① 巨块型:肿瘤体积巨大,直径可超过 10 cm,甚至可达小儿头大,圆形,右叶多见。切面中心常有出血、坏死。瘤体周边常有数量不等的卫星状癌结节(图 8-26)。本型不合并或仅合并轻度肝硬化。

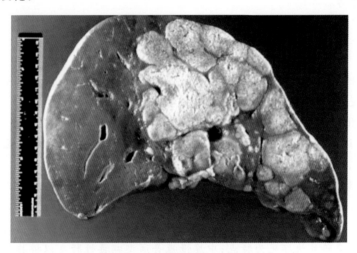

图 8-26 巨块型肝癌(肉眼观)
注:肝脏切面可见体积巨大的癌结节,呈圆形。

②多结节型:最多见。癌结节散在分布,圆形或卵圆形,大小不等,若融合则形成较大结节,通常合并有肝硬化。

③ 弥漫型:较少见。结节不明显,癌组织弥散于肝内。常发生在肝硬化基础上,形态上不易与肝硬化区别。

2. 镜下观 镜下观组织学类型有以下三种。

(1) 肝细胞癌 最多见。由肝细胞起源,分化程度差异较大。分化较高者,癌细胞类似肝细胞,能分泌胆汁。癌细胞呈巢状排列,血管多,间质少。分化较低者,异型性明显,癌细胞大小不一,形态各异,可见瘤巨细胞。

(2) 胆管细胞癌 较少见。由肝内胆管上皮细胞起源,癌细胞呈腺管状排列,可分泌黏液,间质较多,一般不并发肝硬化。

（3）混合细胞型肝癌　最少见。癌组织中具有肝细胞癌及胆管细胞癌两种成分。

（三）扩散方式

1. 肝内直接蔓延或转移　癌细胞可在肝内直接蔓延,也可沿门静脉分支在肝内播散、转移,形成多处转移结节。

2. 肝外转移

（1）淋巴转移　癌细胞侵入淋巴系统,可转移至肝门淋巴结、上腹部淋巴结和腹膜后淋巴结。

（2）血行转移　晚期癌细胞侵入肝静脉,随血流可转移至肺、脑、骨等处。

（3）种植性转移　癌细胞穿透肝包膜后,可脱落种植于腹腔、盆腔脏器表面和网膜组织上,形成种植性转移。

（四）临床病理联系

早期肝癌可无明显症状。中晚期肝癌患者可有肝区疼痛、肝区肿块、食欲减退、消瘦、乏力、黄疸、腹腔积液等表现。肝癌的死亡率极高,主要死亡原因有肝功能衰竭、癌结节破裂引起的大出血等。

小　结

1. 慢性浅表性胃炎以胃黏膜的慢性炎细胞浸润为特点。慢性萎缩性胃炎以胃黏膜萎缩和变薄、腺体减少伴肠上皮化生为特点。

2. 消化性溃疡的病变特点是在胃或十二指肠黏膜上形成慢性溃疡,溃疡呈圆形或卵圆形,边缘整齐,底部平坦;镜下溃疡底部由四层结构组成,由浅至深分别为渗出层、坏死层、肉芽组织层和瘢痕组织层。

3. 病毒性肝炎、肝硬化、原发性肝癌是肝脏疾病中有密切关系的三种疾病。

（1）病毒性肝炎中,急性普通型病毒性肝炎以肝细胞变性为主,坏死轻,以点状坏死为特点;急性重型病毒性肝炎以大片坏死为特点;轻度慢性普通型病毒性肝炎以点状坏死和轻度碎片状坏死为特点;中度慢性普通型病毒性肝炎以桥接坏死和中度碎片状坏死为特点;重度慢性普通型病毒性肝炎则以广泛的桥接坏死和重度碎片状坏死为特点。

（2）肝硬化是由于肝细胞弥漫性变性与坏死、纤维组织继发性增生、肝细胞结节状再生,导致肝脏变形、变硬,假小叶是其特征性病变。在我国以门静脉性肝硬化多见,临床上以门静脉高压症和肝功能不全为主要表现。

（3）原发性肝癌是肝细胞或肝内胆管上皮细胞发生的恶性肿瘤。早期肝癌癌灶直径小于3 cm,晚期肝癌肉眼可分为巨块型、多结节型和弥漫型。镜下可分为肝细胞癌、胆管细胞癌和混合细胞型肝癌。

4. 食管癌是食管黏膜或腺体上皮发生的恶性肿瘤。早期食管癌病变较局限,未侵犯肌层,无淋巴转移,多为原位癌或黏膜内癌。中晚期食管癌可侵及食管各层,表现为髓质型、蕈伞型、溃疡型、缩窄型。患者可出现进行性吞咽困难等明显的临床症状。

5. 胃癌是胃黏膜上皮和腺上皮发生的恶性肿瘤。早期胃癌可分为隆起型、表浅型、凹陷型三型,患者临床表现多不明显。中晚期胃癌有息肉型或蕈伞型、溃疡型、浸润型三型。镜下组织学类型主要以腺癌为主。

6. 结肠、直肠癌是结肠、直肠黏膜和腺上皮发生的恶性肿瘤,包括结肠癌与直肠癌。肉眼类型有隆起型、溃疡型、浸润型、胶样型四种,镜下以腺癌为主。

能力检测

1. 简述慢性萎缩性胃炎的病理变化。
2. 胃溃疡主要病理变化有哪些? 可出现哪些并发症?
3. 简述门脉性肝硬化的病理变化及临床病理联系。
4. 简述病毒性肝炎的基本病变及各型病毒性肝炎的病变特征。
5. 请列表比较胃良、恶性溃疡的肉眼形态的区别。
6. 简述食管癌、胃癌和结肠、直肠癌的大体类型。
7. 简述原发性肝癌的病理变化及其特征。

中英文对照

病毒性肝炎	viral hepatitis
出血	hemorrhage
胆汁性肝硬化	biliary cirrhosis
点状坏死	spotty necrosis
恶变	malignant transformation
腐蚀性胃炎	corrosive gastritis
腹腔积液	ascites
肝功能不全	hepatic insufficiency
肝功能衰竭	hepatic failure
肝肾综合征	hepatorenal syndrome
肝性昏迷	hepatic coma
肝性脑病	hepatic encephalopathy
肝硬化	liver cirrhosis
海蛇头现象	caput medusae
坏死后性肝硬化	postnecrotic cirrhosis
急性出血性胃炎	acute hemorrhagic gastritis
急性刺激性胃炎	acute irritated gastritis
急性单纯性阑尾炎	acute simple appendicitis
急性蜂窝织炎性阑尾炎	acute phlegmonous appendicitis
急性感染性胃炎	acute infective gastritis
急性坏疽性阑尾炎	acute gangrenous appendicitis
假小叶	pseudolobule

结肠、直肠癌	carcinoma of large intestine
克鲁根勃瘤	Krukenberg tumor
溃疡病	ulcer disease
阑尾炎	appendicitis
慢性肥厚性胃炎	chronic hypertrophic gastritis
慢性浅表性胃炎	chronic superficial gastritis
慢性萎缩性胃炎	chronic atrophic gastritis
慢性胃炎	chronic gastritis
门静脉高压症	portal hypertension
门脉性肝硬化	portal cirrhosis
脾肿大	splenomegaly
气球样变	ballooning degeneration
桥接坏死	bridging necrosis
溶解坏死	lytic necrosis
食管癌	carcinoma of esophagus
嗜酸性小体	acidophilic body 或 Councillman body
碎片状坏死	piecemeal necrosis
胃癌	carcinoma of stomach
胃炎	gastritis
消化性溃疡	peptic ulcer
乙型肝炎表面抗原	hepatitis B surface antigen,HbsAg
幽门梗阻	pyloric stenosis
幽门螺杆菌	helicobacter pylori
愈合	healing
原发生肝癌	primary carcinoma of liver

参考文献

[1] 王建中,贺平泽.病理学[M].北京:科学出版社,2007.

[2] 陈杰,李甘地.病理学[M].北京:人民卫生出版社,2005.

[3] 杨德兴,杜斌,廖炳兰.病理学与病理生理学实验教程[M].武汉:华中科技大学出版社,2010.

[4] 杨建平,杨德兴,杜斌.病理学与病理生理学[M].武汉:华中科技大学出版社,2010.

[5] 武忠弼,杨光华.中华外科病理学[M].北京:人民卫生出版社,2002.

（广州医科大学　杨德兴）

第九章
泌尿系统疾病

 学习目标

掌握：肾小球肾炎的概念、常见类型、病理变化及临床病理联系；肾盂肾炎的概念、病理变化及临床病理联系。

熟悉：肾盂肾炎的感染途径；肾细胞癌、膀胱癌的类型及病变特点。

了解：肾小球肾炎病因、发病机制及结局；肾盂肾炎病因、发病机制及结局；肾细胞癌、膀胱癌的病因。

泌尿系统包括肾脏、输尿管、膀胱和尿道四部分。肾的基本结构和功能单位是肾单位，由肾小球和与之相连的肾小管构成。肾脏的主要功能是形成尿液，将代谢产物和毒物通过尿液排出体外；维持体内水、电解质和酸碱平衡；并具有内分泌功能，分泌促红细胞生成素、肾素、前列腺素、$1,25\text{-}(OH)_2D_3$等多种生物活性物质，参与红细胞生成、血压的调节，以及钙和磷的吸收等代谢活动。肾脏具有强大的代偿储备能力，只有发生严重损伤，才会出现肾功能障碍及一系列病理过程。本章重点介绍泌尿系统的常见病及多发病。

第一节　肾小球肾炎

肾小球肾炎（glomerulonephritis）简称肾炎，是以肾小球炎症性改变为主的一组疾病，为常见疾病。其主要表现为尿的变化、水肿和高血压等。一般早期症状不明显，容易被忽略，发展到晚期可出现肾功能衰竭，严重威胁患者的健康和生命。

肾小球肾炎可分为原发性和继发性两种类型，原发性肾小球肾炎是指原发于肾脏的独立性疾病。继发性肾小球肾炎是由于其他疾病引起的肾小球损伤，如红斑狼疮性肾炎、过敏性紫癜性肾炎等。本节仅介绍原发性肾小球肾炎。

一、肾小球的组织结构

肾脏的基本结构是肾单位，由肾小体和肾小管组成。肾小体包括肾小球和肾小囊，肾小球是尿液的滤过结构。肾小管具有再吸收和浓缩作用。入球小动脉进入肾小球后,再分支为盘曲状的毛细血管丛,然后汇合成出球小动脉离开肾小球;肾小球系膜位于毛细血管丛之间,由系膜细胞和系膜基质组成,系膜细胞具有收缩、吞噬、增殖、合成系膜基质和胶原等功能,并能分泌多种生物活性介质,参与炎症反应及损伤后的修复。肾小囊是肾小管的盲端凹陷而成的杯状双层囊,两层间的狭窄腔隙称为肾球囊腔。肾小囊腔的壁层由单层扁平上皮构成,其脏层上皮细胞为有许多突起的足突细胞,紧密贴附于毛细血管丛的外侧。由肾小球毛细血管内皮细胞(简称内皮细胞)、肾小球毛细血管基膜(简称基膜)和足突细胞共同构成肾小球的滤过膜(图 9-1)。

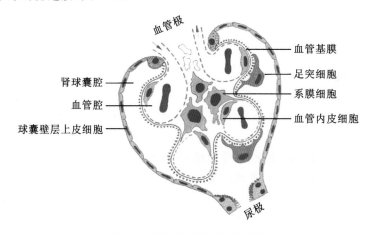

图 9-1　肾小球超微结构模式图

正常情况下,水和小分子溶质可通过肾小球滤过膜,但蛋白质等分子则几乎完全不能通过。肾小球滤过膜具有体积依赖性和电荷依赖性屏障作用。分子体积越大,其通透性越小;分子携带阳离子越多,其通透性越强。

肾小球不能完全再生,损伤后只能通过残存的肾单位肥大来代偿损伤的功能,所以肾小球发生弥漫性损伤时,可给患者造成严重的后果。肾小管再生能力很强,发生损伤后,只要引起损伤的因素及时消除,肾小管可再生,便能恢复功能。

二、病因与发病机制

肾小球肾炎的病因未明,但近年来大量动物实验和临床研究证明,大多数类型的肾小球肾炎是由抗原-抗体反应引起的免疫性疾病。

(一)病因

引起肾小球肾炎的抗原很多,根据其来源分为两大类。

1. 内源性抗原　抗原存在于机体内。①肾性抗原:指肾小球的某些结构成分,如基膜抗原、内皮细胞和系膜细胞的细胞膜抗原、足突细胞的足突抗原等。②非肾性抗原:如核抗原、DNA 抗原、免疫球蛋白抗原、肿瘤抗原等。

2. 外源性抗原　抗原来自于外界环境。①生物性抗原:包括各种细菌、病毒、霉菌、寄生虫等。②非生物性抗原:如异种血清蛋白及药物等。

（二）发病机制

抗原-抗体复合物（又称免疫复合物）主要通过两种方式引起肾小球肾炎。

1. 肾小球原位免疫复合物的形成 抗体与肾小球内固有的或植入的抗原直接反应，形成免疫复合物（图9-2），引起肾小球损伤。抗原性质不同引起的肾炎类型也不同类型。

（1）基膜抗原 肾小球毛细血管基膜在感染或某些因素的作用下，结构发生改变产生自身抗原，或者细菌、病毒或其他物质与肾小球基膜有相同的抗原性而引起交叉反应，引起肾小球的损伤。

（2）植入性抗原 内源性和外源性非肾小球抗原（如免疫球蛋白、聚合的 IgG 等大分子物质）进入肾小球内可与肾小球内的某种成分结合，形成植入性抗原，抗体与植入抗原在肾小球内原位结合形成免疫复合物，引起肾小球肾炎。

2. 循环免疫复合物沉积 内源性非肾性抗原或外源性抗原和相应抗体在血液循环中结合形成免疫复合物，随血液流经肾脏沉积在肾小球，并常与补体结合，引起肾小球病变。（图9-2），局部常有中性粒细胞浸润，伴有内皮细胞、系膜细胞和脏层上皮细胞增生。

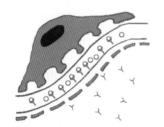 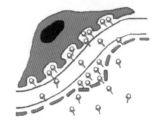

(a) 原位免疫复合物形成　　(b) 循环免疫复合物形成

图 9-2　肾小球肾炎免疫复合物形成示意图

注：○.抗原；Y.抗体；⦕.抗原-抗体复合物。

免疫复合物在电镜下表现为高电子密度的沉积物，肾小球肾炎的类型不同，分别定位于内皮细胞下（基膜与内皮细胞之间）、上皮细胞下（基膜与足细胞之间）、基膜内或系膜区（图9-3）。免疫荧光检查可显示沉积物内的免疫球蛋白或补体。荧光标记的抗免疫球蛋白或抗补体抗体可显示在肾小球病变部位有颗粒状沉积物。

免疫复合物在肾小球内沉积后，可被巨噬细胞和系膜细胞吞噬降解。抗原作用为一过性时，炎症很快消退；若大量抗原持续存在，免疫复合物不断形成和沉积，则可引起肾小球的慢性炎症。

循环免疫复合物是否在肾小球内沉积、沉积的部位和数量受很多因素的影响，其中两个最重要的因素是复合物分子的大小和复合物携带的电荷。大分子复合物常被血液中吞噬细胞所清除，小分子复合物，易通过肾小球滤过膜滤出，均不易在肾小球内沉积。另外，含阳离子的复合物可通过基膜，易沉积在上皮下；含阴离子的复合物不易通过基膜，常沉积在内皮下，电荷中性的复合物易沉积在系膜区。其他影响免疫复合物沉积的因素包括肾小球血流动力学、系膜细胞的功能和滤过膜的电荷状况等。

无论是肾小球原位免疫复合物形成还是循环免疫复合物沉积，引起肾小球损伤的主要机制是通过激活各种炎症介质实现的，其中补体起着重要作用。如：补体成分 C3a 和 C5a 具有过敏毒素作用，可使肥大细胞脱颗粒释放组胺，使血管壁通透性增加；C5a 具有趋化

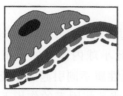

(a) 免疫复合物沉积在内皮细胞下

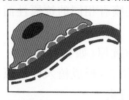

(b) 免疫复合物沉积在上皮细胞下

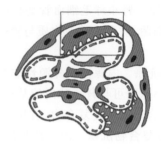

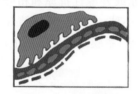

(c) 免疫复合物沉积在基膜内

图 9-3 肾小球肾炎免疫复合物沉积部位示意图

性,可吸引中性粒细胞积聚在肾小球内,中性粒细胞又可释放溶酶体内的蛋白酶,损伤内皮细胞和基底膜;C5b~C9 可直接使基膜溶解,内皮细胞及基膜损伤,胶原暴露,使血小板黏附、聚集,毛细血管内血栓形成,促进内皮细胞、系膜细胞和上皮细胞增生,导致肾小球的炎症反应。

三、基本病变

肾小球肾炎是以增生为主的超敏反应性炎症性疾病。

(一)肾小球的改变

1. 增生性病变

(1)细胞增生性病变 主要指肾小球固有细胞数目增多,一般以基膜为界分为两种。①毛细血管内增生:指内皮细胞和系膜细胞增生,可使毛细血管腔受压狭窄或闭塞。②毛细血管外增生:指球囊壁层上皮细胞增生,可形成新月体。

(2)毛细血管壁增厚 主要是由于基膜增生及免疫复合物在上皮下、内皮下、基膜内沉积所致。

(3)硬化性病变 主要指系膜基质增生、基膜增厚、毛细血管袢塌陷和闭塞,进而发生肾小球纤维化和玻璃样变性。

2. 渗出性病变 肾小球肾炎主要表现为中性粒细胞和单核细胞等炎性细胞渗出,血浆蛋白和纤维素也可渗出。渗出物可分布于肾小球和肾间质内,也可进入球囊腔随尿排出。

3. 变质性病变 肾小球肾炎可见毛细血管壁发生纤维素样坏死,常伴微血栓形成和红细胞漏出;肾小球的硬化性病变最终可发生玻璃样变性。

（二）肾小管和肾间质的改变

由于肾小球血流和滤过性状的改变,肾小管上皮细胞常发生变性,管腔内可出现蛋白质、细胞或细胞碎片浓集形成的管型。肾间质有充血、水肿和炎性细胞浸润。若肾小球发生玻璃样变和硬化,相应肾小管萎缩或消失,间质发生纤维化。

四、分类

肾小球肾炎的分类较为复杂,到目前为止没有统一的分类方法。

（一）病理类型

国内普遍根据肾组织活检的病理变化进行分类。较为常见的肾小球肾炎类型如下。①急性弥漫性增生性肾小球肾炎。②新月体性(快速进行性)肾小球肾炎。③膜性肾小球肾炎(膜性肾病)。④微小病变性肾小球肾炎(脂性肾病)。⑤局灶性节段性肾小球硬化。⑥膜增生性肾小球肾炎。⑦系膜增生性肾小球肾炎。⑧IgA 肾病。⑨慢性硬化性肾小球肾炎。

知识链接

肾小球疾病的病理诊断应反映病变的分布状况。根据病变肾小球的数量和比例,肾炎分为弥漫性和局灶性。弥漫性肾炎指病变累及全部或大多数(通常为 50% 以上)肾小球;局灶性肾炎指病变仅累及部分(50% 以下)肾小球。根据病变肾小球累及毛细血管袢的范围,肾炎分为球性和节段性两大类。球性肾炎指病变累及整个肾小球的全部或大部分毛细血管袢;节段性肾炎是病变仅累及肾小球的部分毛细血管袢(不超过肾小球切面的 50%)。毛细血管内指在肾小球基膜以内的区域(包括系膜、毛细血管腔和内皮细胞);毛细血管外指在肾小球基膜以外的区域(包括球囊腔及其周围的壁层和脏层上皮细胞)。膜性指肾小球基底膜;系膜性指系膜区。

（二）临床类型

肾小球疾病常表现为具有结构和功能联系的症状组合,即相关综合征。肾小球肾炎的临床表现与病理类型有密切联系,但并非完全对应。不同的病变可引起相似的临床表现,同一病理类型的病变可引起不同的症状和体征。肾小球肾炎的临床表现还与病变的程度和阶段等因素有关。常见的临床表现可归纳为以下类型。

1. 急性肾炎综合征(acute nephritic syndrome) 多见于急性弥漫性增生性肾小球肾炎。起病急,明显血尿,轻至中度蛋白尿、水肿及高血压,严重者可出现氮质血症或肾功能不全。

2. 急进性肾炎综合征(rapidly progressive nephritic syndrome) 多见于新月体性(快速进行性)肾小球肾炎。起病急,进展快,出现水肿、血尿和蛋白尿后,迅速发展为少尿甚至无尿,伴氮质血症,常发生急性肾功能衰竭。

3. 肾病综合征(nephrotic syndrome) 主要表现为大量蛋白尿、严重水肿、低蛋白血症及高脂血症,这些表现之间具有内在的联系。引起肾病综合征的关键性病变是免疫复合物沉积,损伤滤过膜,使其通透性显著增高,血浆蛋白滤过增加,出现大量蛋白尿。长期大量蛋白尿使血浆蛋白减少,形成低蛋白血症。低蛋白血症可刺激肝脏合成更多脂蛋白,从而出现高脂血症。由于低蛋白血症而引起血浆胶体渗透压降低,引起全身性水肿。由于水肿组织间液增多,血容量减少,肾小球血流量和肾小球滤过减少,使醛固酮及抗利尿激素分泌增加引起水、钠潴留,进一步加重水肿。多种类型的肾小球肾炎均可出现肾病综合征。

4. 无症状性血尿或蛋白尿 主要表现为持续或复发性肉眼或镜下血尿,或轻度蛋白尿,也可两者同时发生,主要见于 IgA 肾病。

5. 慢性肾炎综合征(chronic nephrotic syndrome) 一般为各型肾小球肾炎终末阶段的表现。主要表现为多尿、夜尿、低比重尿、高血压、贫血、氮质血症和尿毒症。肾小球病变可使肾小球滤过率降低,血尿素氮和血浆肌酐水平增高,形成氮质血症。尿毒症发生于急性和慢性肾功能衰竭晚期,除了氮质血症的表现外,还具有一系列自体中毒的症状和体征,常出现胃肠道、神经、肌肉和心血管等系统的病理改变,如尿毒症性胃肠炎、周围神经病变、纤维素性心外膜炎等。

五、肾小球肾炎的常见病理类型

近年来,由于肾组织活检技术的应用,病理形态学分类对指导肾小球肾炎的临床治疗和预后评价具有重要意义。现将几种常见的肾小球肾炎介绍如下。

(一) 急性弥漫性增生性肾小球肾炎

急性弥漫性增生性肾小球肾炎(acute diffuse proliferative glomerulonephritis)是指以毛细血管丛的内皮细胞及系膜细胞增生为特征的肾小球肾炎。这是临床最常见的肾炎类型,又称毛细血管内增生性肾小球肾炎。大多数病例与感染有关,又有感染后肾小球肾炎之称。根据感染病原体的不同,分为链球菌感染后肾炎和非链球菌感染后肾炎。前者较常见,多见于 5～14 岁儿童,起病急,预后好;成人也可发生,但病变一般比儿童严重。

1. 病理变化 肉眼观,双侧肾脏轻度或中度肿大,被膜紧张、表面光滑充血,称为大红肾。如果肾小球毛细血管破裂出血,肾表面和切面均可见散在的小出血点,如蚤咬状,称为蚤咬肾。切面可见肾皮质增厚,但皮髓质分界清楚。

镜下观,病变为弥漫性,两侧肾脏同时受累,肾小球体积增大,肾小球内细胞数目增多,内皮细胞和系膜细胞增生,并有少量中性粒细胞及单核细胞浸润(图 9-4)。病变严重时,毛细血管壁可发生纤维素样坏死,导致血管袢破裂出血。近曲肾小管上皮细胞可见细胞水肿、脂肪变性等,管腔内含有蛋白管型。肾间质常有不同程度的充血、水肿和少量炎细胞浸润。

免疫荧光检查显示肾小球内有颗粒状免疫球蛋白和补体沉积(主要为 IgG、IgM 和 C3)。

电镜检查显示电子密度较高的沉积物,通常呈驼峰状,多位于脏层上皮细胞和肾小球基膜之间,也有位于内皮细胞下、基膜内或系膜区者。

2. 临床病理联系 其临床主要表现为急性肾炎综合征。

(1)尿的改变 包括尿量和尿质两方面的改变。①尿量的变化:表现为少尿甚至无

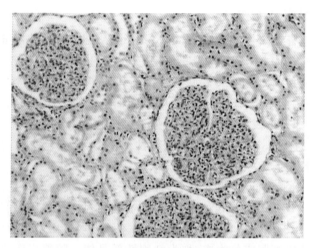

图 9-4 急性弥漫增生性肾小球肾炎（镜下观）

注：肾小球体积增大，细胞数目增多，内皮细胞和系膜细胞增生，并有少量中性粒细胞及单核细胞浸润。

尿。主要由于内皮细胞及系膜细胞的增生肿胀，压迫肾小球毛细血管，使肾小球的血流量减少，滤过率降低，而肾小管的重吸收功能基本正常，出现少尿或无尿。少数严重患者，因氮的代谢产物在血液中潴留形成氮质血症。②尿质的变化：主要表现为血尿、蛋白尿和各种管型尿。由于肾小球毛细血管壁的损伤，滤过膜通透性增强引起。一般蛋白尿较轻，血尿较常见，轻者为镜下血尿，重者为肉眼血尿，呈洗肉水样。

知识链接

尿量的改变包括少尿、无尿、多尿或夜尿。24 h 尿量少于 400 mL 为少尿，24 h 尿量少于 100 mL 为无尿，24 h 尿量超过 2500 mL 为多尿。正常成人夜间尿量和白天尿量分别占每日尿量的 1/3 和 2/3，夜间尿量可接近甚至超过白天尿量，称为夜尿。

尿质的改变包括血尿、蛋白尿和管型尿。血尿分为肉眼血尿和镜下血尿。尿中蛋白含量超过 150 mg/d 为蛋白尿，超过 3.5 g/d 则为大量蛋白尿。管型由蛋白质、细胞或细胞碎片在肾小管凝集形成，尿中出现管型为管型尿。

（2）水肿　因肾小球滤过率降低，而肾小管的重吸收功能相对正常，使钠、水潴留。另外，由于变态反应使全身毛细血管壁的通透性增强，导致患者出现轻至中度水肿。首先出现在组织疏松部位如眼睑，严重时可遍及全身。

（3）高血压　由于水、钠潴留，引起血容量增加所致，多数患者表现为轻至中度高血压。

3. 结局　儿童链球菌感染后肾小球肾炎的预后很好，95％以上可在数周或数月内症状消失，完全恢复。少数患者逐渐发展为慢性硬化性肾小球肾炎。极少数患者转为新月体性肾小球肾炎。成人患者预后较差，部分患者消退较慢，蛋白尿、血尿和高血压持续存在；有的患者可转变为慢性肾小球肾炎，也可转变为急进性肾炎。

(二) 新月体性肾小球肾炎

新月体性肾小球肾炎(cresentic glomerulonephritis)是指以肾球囊壁层上皮细胞增生,形成新月体为主要病变特点的肾小球肾炎,又称为毛细血管外增生性肾小球肾炎。本病较为少见,多数原因不明。临床上,大多见于青年人和中年人,起病急骤,病变严重,进展迅速,又称为快速进行性肾小球肾炎(rapidly progressive glomerulonephritis),若不及时治疗,患者常在数周至数月内发生肾功能衰竭,死于尿毒症。

1. 病理变化 肉眼观,可见双侧肾脏对称性体积增大,颜色苍白,有时可见散在的点状出血。切面可见肾皮质增厚。

镜下观,病变呈弥漫分布,大部分肾小球内形成具有特征性的新月体(cresent)。由增生的肾小球囊壁层上皮细胞和渗出的单核细胞,有时可见中性粒细胞、纤维素渗出等在球囊的一侧形成月牙状或环状,称为新月体(图9-5)。纤维素渗出是刺激新月体形成的主要因素。早期的新月体以细胞成分为主,称为细胞性新月体。随着病变的发展,纤维成分逐渐增多,称为纤维-细胞性新月体。最后整个新月体发生纤维化,称为纤维性新月体。

新月体形成后,可压迫毛细血管丛,又可与毛细血管丛粘连,使肾球囊腔闭塞,肾小球的结构和功能严重破坏,最后毛细血管丛萎缩,整个肾小球纤维化玻璃样变,功能丧失。部分患者,肾小球毛细血管壁发生纤维素样坏死和出血。肾小管上皮细胞常有变性,肾间质水肿及炎细胞浸润。

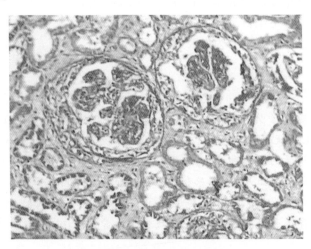

图 9-5 新月体性肾小球肾炎(镜下观)

注:肾球囊壁层上皮细胞显著增生,单核细胞浸润,在囊壁的左侧大部形成新月体。

电子显微镜检查除见新月体外部分病例显示电子沉积物,部分病例无电子沉积物出现。几乎所有病例均见肾小球基膜缺损或断裂。免疫荧光检查结果部分病例在肾小球毛细血管基膜下呈连续的线性荧光;部分在肾小球基底膜上出现不规则的粗颗粒状荧光;约半数病例免疫荧光检测结果为阴性。

2. 临床病理联系 其临床主要表现为快速进行性肾炎综合征。

(1) 尿的改变 肾小球毛细血管纤维素样坏死,基膜出现缺损和裂孔,因此血尿常比较明显,蛋白尿相对较轻,水肿不明显。大量新月体形成后,阻塞肾小球囊腔,出现少尿甚至无尿。

（2）氮质血症及肾功能衰竭 代谢废物不能排出，在体内潴留引起氮质血症，血清尿素氮、肌酐等持续升高，酸碱平衡和水电解质紊乱，最后发展为肾功能衰竭。

（3）高血压 晚期大量肾单位纤维化、玻璃样变性，肾组织缺血，通过肾素-血管紧张素的作用，出现高血压的临床表现。

3. 结局 由于病变广泛，发展迅速，预后较差，多数患者于数周至数月内死于尿毒症。血液透析或肾移植为临床主要采取的治疗措施。

（三）膜性肾小球肾炎

膜性肾小球肾炎（membranous glomerulonephritis）是指以肾小球毛细血管基底膜弥漫性增厚为特征的肾小球肾炎。本病多见于 30～50 岁，是临床上引起成人肾病综合征最常见的病理类型。由于肾小球无明显炎症性反应，故又称为膜性肾病（membranous nephropathy）。大多数患者原因不明，起病缓慢，病程长。

1. 病理变化 肉眼观，双侧肾脏明显肿胀，色苍白，故称大白肾。切面皮质明显增宽，髓质无明显变化。

镜下观，早期病变不明显，之后出现大多数肾小球毛细血管壁增厚并逐渐加重，PAS染色使增厚的基底膜明显易见（图 9-6）。六胺银染色显示，毛细血管基底膜上有许多与基底膜表面垂直的钉状突起，钉状突起逐渐增粗并相互融合，致使基底膜高度增厚。增厚的基底膜使毛细血管腔缩小，最终导致肾小球硬化。近曲小管上皮细胞内常含有被吸收的蛋白小滴，间质有炎细胞浸润。

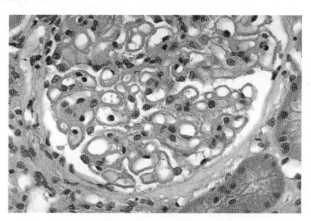

图 9-6 弥漫性膜性肾小球肾炎（镜下观）

注：肾小球基底膜显著增厚，部分毛细血管腔狭窄、闭塞。

电镜观察显示上皮细胞肿胀，足突消失，基底膜与上皮细胞之间有大量电子致密沉积物，沉积物之间基底膜样物质增多，形成钉状突起插入沉积物之间，逐渐将沉积物包埋于基底膜内，使基底膜显著增厚、不规则。而后沉积物逐渐溶解，基底膜出现虫蛀状空隙（图 9-7）。空隙又被基底膜样物质充填，使基底膜极度增厚。

免疫荧光检查显示病变各期均有免疫球蛋白和补体（IgG 和 C3）沉积，表现为典型的颗粒状荧光。

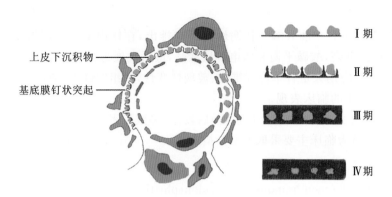

上皮下沉积物

基底膜钉状突起

Ⅰ期

Ⅱ期

Ⅲ期

Ⅳ期

图 9-7　膜性肾小球肾炎示意图

注:脏层上皮下小丘状电子致密物沉积,基底膜形成钉状突起插入沉积物之间。

Ⅰ期:基底膜表面小丘状沉积物。

Ⅱ期:基底膜表面形成钉状突起插入沉积物之间,六胺银染色呈齿梳状。

Ⅲ期:沉积物被增生的基底膜包埋于其中。

Ⅳ期:基底膜极度增厚,部分沉积物溶解呈虫蚀状。

2. 临床病理联系　其临床主要表现为肾病综合征(nephrotic syndrome)。

(1)大量蛋白尿　由于基膜损伤严重,通透性显著增加,大量血浆蛋白滤出,主要为小分子蛋白,严重时大分子蛋白也可滤出而表现为非选择性蛋白尿。

(2)低蛋白血症　因大量血浆蛋白随尿排出,导致血浆蛋白丢失。

(3)明显水肿　主要是低蛋白血症使血浆胶体渗透压降低所致;同时因组织间液增多,继发血容量减少,刺激醛固酮和抗利尿激素分泌增多,导致水、钠潴留进而加重水肿。

(4)高脂血症　由于低蛋白血症刺激肝脏合成更多脂蛋白,从而出现高脂血症。血脂过高可使血浆脂蛋白由肾小球滤出而继发脂尿症。

3. 结局　膜性肾小球肾炎是一种慢性进行性疾病,肾上腺皮质激素疗效不明显。起病缓慢,病程较长,常逐渐出现肾功能衰竭。部分病变轻者,症状可消退或部分缓解。

(四)微小病变性肾小球肾炎

微小病变性肾小球肾炎(minimal change glomerulonephritis)是指在光镜下肾小球无明显变化或病变微小的肾小球肾炎,是引起儿童肾病综合征最常见的病理类型。其病变特征为弥漫性上皮细胞足突消失。由于在肾小管上皮细胞内常有大量脂质沉积,又称为脂性肾病。本病主要见于 2~6 岁的儿童,病因和发病机制尚不清楚,但研究表明,可能与 T 细胞功能异常或病毒感染有关,还可能与遗传因素有一定关系。

1. 病理变化　肉眼观,肾脏肿胀,颜色苍白。切面肾皮质因肾小管上皮细胞内脂质沉积而出现黄白色条纹。

镜下观,肾小球结构基本正常,近曲小管上皮细胞内出现大量脂滴和较多玻璃样蛋白小滴,这是因为近曲小管上皮细胞重吸收脂蛋白所致。肾小管管腔内可见蛋白管型。

电镜观察肾小球基底膜正常,无沉积物,主要改变是弥漫性脏层上皮细胞足突消失,胞体肿胀,胞质内常有空泡形成,故有足突病(foot process disease)之称。细胞表面微绒毛增多。免疫荧光检查无免疫球蛋白和补体沉积。

2. 临床病理联系 临床上多表现为肾病综合征。水肿常为最早出现的症状,尿内蛋白主要为小分子的白蛋白,称为选择性蛋白尿,是足细胞损伤所致。肾小球的病变轻微,故一般无血尿和高血压,肾功能也不受影响。

3. 结局 此型肾炎临床表现突出,但预后较好。皮质激素治疗对大多数患者有良好效果,90%以上患儿可以在数周内完全恢复正常。成人患者恢复较慢,复发率较高,但预后也很好,一般不发展成慢性。

(五)局灶性节段性肾小球硬化

局灶性节段性肾小球硬化(focal segmental glomerulosclerosis)是指以部分肾小球的部分小叶发生硬化为病变特点的肾小球肾炎。临床主要表现为肾病综合征。可为原发性疾病,也可以为继发性疾病,例如可为 IgA 肾病等其他肾炎的继发改变,亦可伴发于 HIV 感染者或发生于吸毒者。

1. 病理变化 镜下观,病变呈局灶性分布,早期从肾皮质深部近髓质的肾小球开始,其他肾小球无明显病变或病变轻微,继续发展可累及皮质全层。病变肾小球的部分毛细血管萎陷,系膜增宽、硬化、玻璃样变性。最终可发展为弥漫性硬化性肾小球肾炎。

电镜观察显示弥漫性脏层上皮细胞足突消失,部分上皮细胞从肾小球基膜剥脱。免疫荧光检查显示病变部位出现免疫球蛋白和补体沉积,主要为 IgM 和 C3。

2. 临床病理联系和结局 约80%患者表现为肾病综合征,少数仅表现为蛋白尿,约2/3的患者同时伴有血尿和高血压。儿童预后较好,成年人预后差。本病的病程和预后与微小病变性肾小球肾炎有显著差异,两者的鉴别诊断非常重要。本病的特点为:①出现血尿、肾小球滤过率降低和高血压的比例较高;②蛋白尿多为非选择性;③肾上腺皮质激素治疗效果不佳;④免疫荧光检查显示硬化的血管球节段内有 IgM 和 C3 沉积。

(六)膜增生性肾小球肾炎

膜增生性肾小球肾炎(membrano-proliferative glomerulonephritis)是指既有毛细血管基底膜不规则增厚,又有系膜细胞增生、系膜基质增多为病变特征的肾小球肾炎,又称系膜毛细血管性肾小球肾炎。本病可引起肾病综合征,也可引起血尿和蛋白尿。本病多见于儿童和青年,临床呈慢性经过,预后较差。

1. 病理变化 镜下观,肾小球体积增大,系膜细胞和内皮增生,基质增多,使系膜区增宽,毛细血管丛呈分叶状。六胺银染色和 PAS 染色,见增厚的基底膜呈双轨状或分层状。

电镜下根据电子致密沉积物的部位,可将膜性增生性肾小球肾炎分为三型(图 9-8)。

Ⅰ型:较多见,电子致密物沉积在基底膜内侧的内皮细胞下,聚积成大团块状。免疫荧光显示以 IgG、IgM 为主的免疫球蛋白和 C3 沿毛细血管壁和系膜区内呈颗粒状荧光。

Ⅱ型:肾小球毛细血管基底膜不规则增厚。在基底膜致密层内有高电子密度的粗大呈带状的沉积物。免疫荧光显示以补体 C3 为主在基底膜呈细颗粒或近似线型的荧光。

Ⅲ型:极少见,在内皮细胞下和上皮细胞下都有电子致密物沉积,并可伴有基底膜断裂。

2. 临床病理联系

(1)尿的变化 早期病变主要局限在系膜区,血管壁变化较轻,症状不明显,或仅有轻度的蛋白尿或血尿。

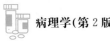

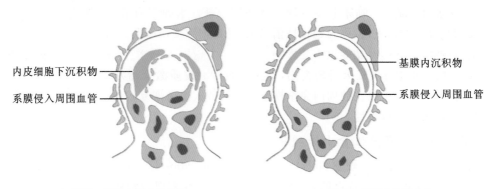

(a) I 型，基膜内侧内皮细胞
下有电子致密物沉积   (b) II 型，基膜致密层内有
         电子致密物沉积

图 9-8　膜增生性肾小球肾炎示意图

（2）肾病综合征　病变逐渐发展，当侵犯毛细血管壁时，可引起大量蛋白尿、低蛋白血症、明显水肿、高脂血症等肾病综合征的表现。

（3）血清补体降低　由于 I 型和 II 型膜性增生性肾小球肾炎在肾小球内均有大量 C3 沉积，大量补体被消耗，导致患者血清补体降低，可作为临床诊断的参考指标。

（4）高血压和肾功能衰竭　晚期因肾小球毛细血管腔狭小或阻塞，血管系膜硬化及肾小球纤维化可导致高血压和肾功能衰竭。

3. 结局　预后较差，病程呈慢性进行性经过，50％～70％的患者在 10 年内死亡，其中 II 型预后较 I、III 型差。

（七）系膜增生性肾小球肾炎

系膜增生性肾小球肾炎（mesangial proliferative glomerulonephritis）是指以弥漫性系膜细胞增生，并常伴有系膜基质增多为病变特征的肾小球肾炎。本病多见于青少年，我国比西方国家多见。本病可为原发性，机理不清。也可为继发性疾病，如系统性红斑狼疮、过敏性紫癜等可引起此型肾炎。

1. 病理变化　镜下观，弥漫性系膜细胞增生伴系膜基质增多，使系膜区增宽。毛细血管壁无明显变化，系膜区内可有少数单核细胞和中性粒细胞浸润，有时伴有局灶性节段性肾小球硬化。

电镜观察除上述改变外，部分病例系膜区见有电子致密物沉积。免疫荧光检查常显示不同的结果，在我国最常见的是系膜区有 IgG 及 C3 沉积，在其他国家则多表现为 IgM 和 C3 沉积（又称 IgM 肾病）。有的病例仅出现 C3 沉积，或免疫荧光检查为阴性。

2. 临床病理联系　临床表现具有多样性，早期症状不明显，可表现为肾病综合征，也可表现为无症状蛋白尿和（或）血尿。

3. 结局　本病可用激素和细胞毒药物治疗，病变轻者疗效好。病变严重者可伴有节段性硬化，甚至出现肾功能障碍与衰竭，预后较差。

（八）IgA 肾病

IgA 肾病（IgA nephropathy）是指以肾小球系膜细胞增生、系膜基质增多和系膜区 IgA 沉积为病变特点的肾小球肾炎，又称 IgA 肾炎（IgA nephritis）。本病多发生于儿童及青年,发病前常有上呼吸道感染。临床主要表现为反复发作的血尿。本病发病具有地区性,在我国较常见,可能与种族和遗传因素有关。

1. 病理变化 镜下观,病变呈多样性,病变程度也轻重不等,可表现为微小病变性、毛细血管内皮增生、系膜增生性、膜增生性、新月体性肾小球肾炎等多种类型,最常见的是系膜增生性肾小球肾炎。

电镜观察显示系膜区内出现电子致密物沉积。免疫荧光检查显示,在系膜区有 IgA 和补体 C3 沉积,呈高强度的颗粒状荧光,是诊断本病的必要依据。

2. 临床病理联系 IgA 肾病临床呈慢性经过,主要表现为复发性血尿,有时伴有轻度蛋白尿,极少数患者有肾病综合征,可有高血压,血清 IgA 可升高。

3. 结局 本病预后与病变类型有关,有多数肾小球硬化、肾小球系膜弥漫而严重增生及较多新月体形成者,预后较差。

(九)慢性硬化性肾小球肾炎

慢性硬化性肾小球肾炎(chronic sclerosing glomerulonephritis)是各型肾小球肾炎发展到晚期的终末阶段。本病以多数肾小球纤维化及玻璃样变等硬化性病变为特征,简称慢性肾小球肾炎(chronic glomerulonephritis)。起始病变的类型多不能辨认。本病多见于成人,是引起慢性肾功能衰竭最常见的病理类型。

1. 病理变化 肉眼观,两侧肾脏对称性缩小,苍白,质地变硬,表面呈较均匀的细颗粒状,称为颗粒性固缩肾(图 9-9)。切面见肾皮质萎缩变薄,纹理模糊不清。肾盂周围脂肪组织增多。小动脉壁硬化、增厚,切面呈哆开状。

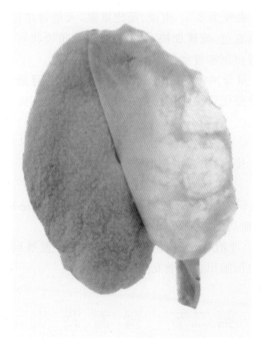

图 9-9 颗粒性固缩肾(肉眼观)
注:肾脏体积缩小,表面呈弥漫性细颗粒状。

镜下观,病变弥漫分布于双侧肾脏。多数肾小球纤维化、玻璃样变性,相应肾小管萎缩消失(图 9-10)。间质的纤维组织增生、收缩使病变肾小球相互集中。残存的相对正常的肾小球代偿性肥大,肾小管扩张。肾间质内有淋巴细胞、浆细胞浸润。肾内细小动脉硬化,管腔狭窄。

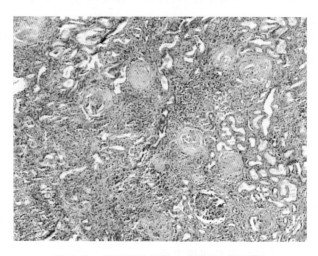

图 9-10 慢性硬化性肾小球肾炎(镜下观)

注:大量肾小球纤维化、玻璃样变性,相互靠近、集中,残存的肾小球代
偿性肥大,间质纤维增生,并有大量慢性炎细胞浸润。

2. 临床病理联系 临床主要表现为慢性肾炎综合征。

(1)尿的变化 主要表现为多尿、夜尿、低比重尿,大量肾单位破坏,功能丧失,血液只能通过少数残存的肾小球滤过,流速加快,肾小管来不及重吸收所致。此外,由于残留肾单位相对正常,因此血尿、蛋白尿和管型尿不明显,水肿也较轻。

(2)高血压 由于大量肾单位纤维化,肾组织严重缺血,肾素分泌增加,患者出现高血压。晚期患者发生细动脉硬化可使血压保持在较高水平。长期高血压可引起左心室肥大,甚至导致左心衰竭。

(3)氮质血症和尿毒症 由于大量肾单位破坏,残留的相对正常的肾单位逐渐减少,使体内代谢废物不能充分排出,引起水和电解质代谢紊乱、酸碱平衡失调和氮质血症,最终可致尿毒症。

(4)贫血 由于肾组织大量破坏,使肾促红细胞生成素分泌减少,加上毒性代谢产物在体内积聚,抑制骨髓造血功能,患者常出现贫血。

3. 结局 早期进行合理治疗,可控制疾病发展。病变发展到晚期,预后不良,常因肾功能衰竭、心力衰竭、高血压脑出血或继发感染而死亡。

第二节 肾盂肾炎

肾盂肾炎(pyelonephritis)是由细菌感染引起的,以肾盂、肾间质和肾小管化脓性炎症为特征的疾病,是肾脏最常见的感染性疾病。本病好发于 20～40 岁年龄组的女性,女性发病率为男性的 9～10 倍。其临床表现主要有发热、腰部酸痛、菌尿和脓尿及尿路刺激症状等。

一、病因及发病机制

肾盂肾炎是细菌直接感染引起的,感染途径主要有两种(图 9-11)。

(一)上行性感染

这是最主要的感染途径,病原菌从尿道口侵入,经膀胱、输尿管逆行到达肾盂、肾盏及肾间质引起炎症。病变常累及一侧肾脏,先开始于肾盂,然后向肾间质发展,致病菌主要是大肠杆菌。

女性发病率高与其尿道口距肛门较近、尿道短而宽易受细菌污染有关。

(二)血源性感染

这一感染途径较为少见。病原菌从体内某感染灶侵入血液循环,随血液循环到达肾组织引起炎症,又称为下行性感染。病变常累及双侧肾脏,先开始于肾间质,然后再蔓延至肾盏、肾盂,病原菌以葡萄球菌为多见。

细菌能否引起肾盂肾炎,还取决于机体的防御能力及是否存在诱因。

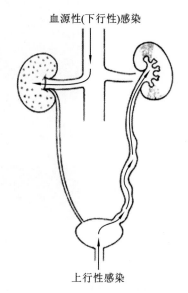

图 9-11 肾盂肾炎感染途径示意图

1. 尿路阻塞 尿路完全或不完全阻塞是肾盂肾炎的主要诱因。例如,妊娠子宫、泌尿道结石、肿瘤、前列腺增生等均可引起尿路的阻塞或压迫,利于细菌生长繁殖。

2. 医源性因素 如导尿、膀胱镜检查和其他尿道手术等,由于操作不当将细菌带入膀胱,并可致尿路黏膜损伤,细菌乘机侵入而诱发肾盂肾炎。

3. 慢性消耗性疾病 如糖尿病和截瘫等全身抵抗力低下时常并发肾盂肾炎。

4. 膀胱输尿管返流 正常情况下,输尿管开口于膀胱壁处缺乏括约肌,靠膀胱壁的收缩和充盈来关闭输尿管开口,以阻止尿液返流。如果膀胱三角区发育不良(如膀胱壁变薄)或输尿管开口异常(如输尿管进入膀胱壁的部分变短),当膀胱收缩时,输尿管开口不能关闭而致尿液返流到输尿管,细菌得以侵入并生长繁殖。

二、类型及病理变化

根据临床表现和病理变化,可将肾盂肾炎分为急性和慢性两种。其中急性肾盂肾炎常由单一细菌感染引起,而慢性肾盂肾炎常为多种病菌混合感染所致。

(一)急性肾盂肾炎

1. 病理变化 病变可累及单侧或双侧肾脏。

肉眼观,病变肾脏肿大、充血,表面散在分布大小不等的黄白色脓肿灶。切面髓质内可见黄色条纹向皮质伸展,或融合形成脓肿。肾盂黏膜充血、水肿,表面可见脓性渗出物及散在小出血点。

　　镜下观,肾间质内有大量中性粒细胞浸润和较多大小不等的脓肿(图 9-12),脓肿破坏肾小管,可使管腔内充满中性粒细胞和细菌。肾盂黏膜充血、水肿,大量中性粒细胞浸润,病变严重时可破坏肾小球。

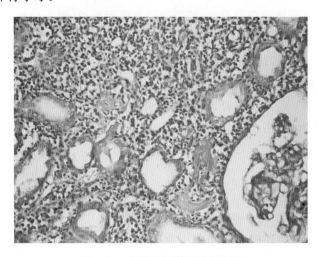

图 9-12　急性肾盂肾炎(镜下观)

注:肾间质及肾小管大量中性粒细胞浸润,伴小脓肿形成。

2. 临床病理联系

　　(1) 全身急性感染的症状　由于细菌大量生长繁殖,可致菌血症或毒血症,故起病急,患者发热、寒战、血中白细胞增多。

　　(2) 局部症状及体征　由于肾肿大使肾包膜紧张,可引起腰部酸痛和肾区叩击痛。

　　(3) 尿质变化　①脓尿:由于肾间质脓肿破坏肾小管和肾盂黏膜化脓,使白细胞随尿排出所致。②菌尿:细菌随脓液进入肾小管经尿排出所致。③血尿:当肾间质和肾盂黏膜的化脓性病变累及血管时,可导致出血,红细胞随尿排出而形成血尿。依据出血程度不同,可表现为肉眼血尿,也可为镜下血尿。④蛋白尿:由于细胞、脓液进入肾小管,患者可出现程度不同的蛋白尿。

　　(4) 尿路刺激征　由于炎症刺激膀胱、尿道黏膜,患者常有尿频、尿急、尿痛等症状。

　　3. 结局　急性肾盂肾炎如能及时彻底治疗,大多数可在短期内治愈。若治疗不彻底或尿路阻塞等诱因未消除,则易反复发作而转为慢性肾盂肾炎。

　　(二) 慢性肾盂肾炎

　　慢性肾盂肾炎(chronic pyelonephritis)常由急性肾盂肾炎反复发作转变而来,以显著的肾间质慢性炎症和肾实质的瘢痕形成为特征。它是慢性肾功能衰竭的常见原因之一。

　　1. 病理变化　肉眼观,两侧肾不对称,大小不等。病变肾脏体积缩小,质地变硬,表面高低不平,有不规则斑片状凹陷性瘢痕(图 9-13)。切面可见皮髓质界限模糊,肾乳头萎缩。肾盂肾盏因瘢痕收缩和积尿而扩张变形,肾盂黏膜增厚、粗糙。

　　镜下观,病变以肾间质和肾小管最为严重,呈不规则灶状分布。肾间质弥漫性或多灶性纤维组织增生,大量慢性炎细胞浸润,偶见中性粒细胞,肾小管萎缩、坏死,由纤维组织替代(图 9-14)。有些肾小管腔扩张,腔内有红染的蛋白管型。早期肾小球尚完好,由于间质

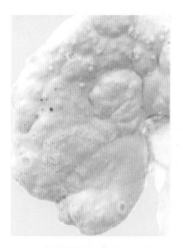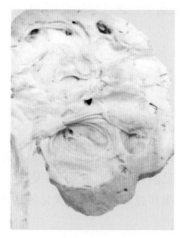

(a) 肾表面凹突不平，形成   (b) 肾脏切面肾盂黏膜增厚，
    不规则的凹陷性瘢痕   肾盂肾盏变形

图 9-13 慢性肾盂肾炎(肉眼观)

注:肾脏体积缩小,质地变硬。

的慢性炎症,肾球囊或球囊周围纤维化,使球囊壁增厚,为慢性肾盂肾炎的特点,有别于慢性硬化性肾小球肾炎。部分肾单位呈代偿性肥大。

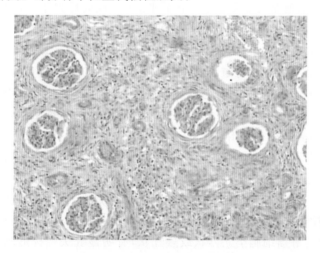

图 9-14 慢性肾盂肾炎(镜下观)

注:肾间质弥漫性或多灶性纤维组织增生,大量慢性炎细胞浸润,肾球囊壁同心层状纤维化,部分肾小管萎缩消失。

    2. 临床病理联系   慢性肾盂肾炎由于肾小管损伤较重,肾小管浓缩功能降低,患者可有多尿和夜尿。体内电解质因多尿而丢失过多,患者可有低钠、低钾血症和代谢性酸中毒。晚期肾组织广泛纤维化、缺血,肾素分泌增加,引起高血压、氮质血症及尿毒症。患者在急性发作时,出现与急性肾盂肾炎相似的临床表现。

    肾盂 X 线造影可见肾盂肾盏因瘢痕收缩而变形,有助于临床诊断。

    3. 结局   慢性肾盂肾炎病程长,常反复发作。及时去除诱因,尽早彻底治疗,可控制病变的发展。若病变广泛且频繁发作,晚期可引起高血压、心力衰竭和尿毒症等严重后果。

第三节　泌尿系统常见肿瘤

一、肾细胞癌

肾细胞癌(renal cell carcinoma)是由肾小管上皮细胞发生的恶性肿瘤,又称肾腺癌,简称肾癌,是最常见的肾脏恶性肿瘤,多见于 50～60 岁的老年人,男性多发,二者之比约为 2∶1。血尿、疼痛和腹部包块是最常见的临床症状。

(一) 病因

化学性致癌物是常见的致癌因素。流行病学调查显示,吸烟是引起肾细胞癌的重要危险因素。另外,肥胖(特别是女性)、高血压和长期接触石棉、石油产物和重金属等也是肾细胞癌发生的危险因素。由于发现一些患者有染色体异常,因此认为遗传因素在肾细胞癌的发生中也起一定作用。

(二) 病理变化

1. 肉眼观　肾细胞癌大都发生于一侧肾脏,少数同时原发于两侧肾脏。肾细胞癌可发生在肾脏任何部位,但多见于肾脏上、下两极,尤以上极居多。肿瘤一般为单个、圆形,大小差别较大,直径为 3～15 cm。癌组织界限分明,可有假包膜形成。因肿瘤细胞富含脂质和糖原,并有坏死、钙化及出血等继发性变化,肿瘤切面呈灰黄色、灰白色或红棕色等多彩状。晚期肿瘤还可侵及肾静脉,形成肾静脉内瘤栓,这是肾细胞癌的特点之一。

2. 镜下观　肿瘤细胞排列成腺泡状、管状、乳头状、条索状或巢状,腺泡状或管状结构与近端肾小管相似,多种结构可出现于同一肿瘤中。

按照 2004 年世界卫生组织对泌尿系统肿瘤进行的分类,肾细胞癌可分为 5 类。

(1) 透明细胞癌　最为常见,癌细胞体积较大,呈圆形或多角形,胞质丰富透明或颗粒状,胞核较小,深染,圆形,位于细胞中央或边缘。癌细胞排列呈片状、梁状或管状,无乳头结构(图 9-15)。癌组织间质很少,但血管丰富。

(2) 乳头状癌　肿瘤细胞呈立方状或矮柱状,有明显乳头结构形成,乳头中轴间质内常见砂粒体和泡沫细胞。

(3) 嫌色细胞癌　癌细胞有明显胞膜,胞质淡染或略嗜酸性,核周常有空晕,排列呈实性片状结构,比透明细胞癌或乳头状癌预后好。

(4) 多房性囊性肾细胞癌　肿瘤呈多房囊性,囊内衬覆单层上皮,也可衬有小灶状透明细胞,囊腔间隔由纤维组织构成,癌细胞分化良好。

(5) 未分类的肾细胞癌。

(三) 扩散及转移

肾细胞癌可直接蔓延至肾盂、肾盏或突入输尿管引起尿路阻塞,如癌组织突破肾包膜可向邻近组织扩散。因肾细胞癌间质血管丰富,而且半数以上病例有侵犯血管(肾静脉)倾

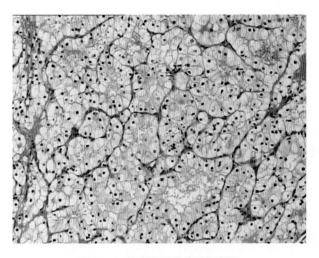

图 9-15 肾透明细胞癌(镜下观)

注:癌细胞呈圆形或多角形,胞质透明,胞核较小,深染,圆形,位于细胞
中央或边缘。癌细胞排列呈片状,无乳头结构。

向,故以血行转移更为重要和常见,甚至在原发灶发现前已经发生血行转移,其中以肺转移最常见,其次是骨、肝、肾上腺和脑。淋巴道转移常先至肾门及主动脉旁淋巴结。

(四)临床病理联系

肾细胞癌的早期常无明显症状,发现时肿瘤体积常已较大。血尿、肾区疼痛和肾区肿块为具有诊断意义的典型症状,即肾癌三联征,但三者同时出现的比例很小。

1. 血尿 无痛性血尿是肾癌的主要症状,血尿常为间歇性,早期可仅表现为镜下血尿是癌组织浸润血管或侵犯肾盂肾盏而引起的。

2. 肾区疼痛 肿瘤体积增大,使肾包膜紧张或肿瘤侵犯肾包膜均可引起腰部疼痛。

3. 肾区肿块 肿瘤长到一定体积,或癌组织继发出血、坏死、液化等使癌肿突然增大时,可触及肿块。

肾细胞癌容易经血道转移,预后较差,5年生存率约为45%,无转移者可达70%,肿瘤浸及肾静脉和肾周围组织时5年生存率降至15%~20%。

二、膀胱尿路上皮肿瘤

膀胱肿瘤中绝大多数来源于膀胱黏膜上皮(即移行上皮),少数来源于间叶组织,如纤维组织和肌组织等,根据世界卫生组织(WHO)和国际泌尿病理学会(ISUP)分类,由膀胱黏膜上皮发生的肿瘤统一纳入尿路上皮肿瘤(图 9-16)。膀胱也可发生鳞状细胞癌、腺癌等,但均较少见。

尿路(移行)上皮肿瘤 {
尿路上皮乳头状瘤
低恶性潜能的尿路上皮瘤
低级别尿路上皮乳头状癌
高级别尿路上皮乳头状癌
}

图 9-16 膀胱肿瘤分类

（一）病因

膀胱癌多发生于男性，与吸烟、接触芳香胺、埃及血吸虫感染、辐射和膀胱黏膜的慢性刺激等有关。吸烟可明显增加膀胱癌发病的危险性，是最重要的影响因素。

（二）病理变化

尿路上皮肿瘤好发于膀胱侧壁和膀胱三角区近输尿管开口处，肿瘤可为单个，也可为多灶性。肿瘤大小不等，可呈乳头状、息肉状或扁平斑块状，可为浸润性或非浸润性。

1. 尿路上皮乳头状瘤　占膀胱肿瘤的 1% 或更少。肿瘤呈乳头状，一般体积较小，肿瘤与膀胱黏膜之间有纤细的蒂相连。光镜下，乳头状瘤纤维血管轴心外覆的上皮与正常尿路上皮相似，乳头纤细，偶有分支但不融合，上皮细胞没有异型性，极性清楚，没有核分裂象或仅在基底层偶见正常核分裂象。

2. 低恶性潜能尿路上皮瘤　组织学特征与乳头状瘤相似，区别是上皮增厚，乳头粗大或细胞核普遍增大。

3. 低级别尿路上皮乳头状癌　瘤组织呈乳头状结构，乳头分枝较多，上皮层次增加，细胞排列紧密，维持正常极性，但有明显小灶状核异型性改变，表现为细胞核浓染、少量核分裂象（多见于基底部）和轻度核多形性。术后可复发，少数可发生浸润。

4. 高级别尿路上皮乳头状癌　细胞核浓染，部分细胞异型性明显，核分裂象较多，可见病理性核分裂象。细胞排列紊乱，极性消失。多为浸润性，并容易发生转移。

（三）病理临床联系

膀胱肿瘤最常见的症状为无痛性血尿。血尿是由于肿瘤乳头状结构折断、肿瘤组织坏死所致。癌组织浸润膀胱壁或继发感染可出现尿频、疼痛等症状。如输尿管开口处受累，尿路阻塞，可导致肾盂肾炎和肾盂、输尿管积水。

尿路上皮肿瘤无论分化程度如何，手术后均易复发，且复发肿瘤的分化可能较手术前的肿瘤差。患者预后与肿瘤的分级和浸润与否密切相关。早期诊断、早期治疗、密切随访是诊治本病的关键，膀胱镜检查和活检为其主要诊断方法。

知识链接

尿路上皮肿瘤根据分化程度可分为如下三级。

Ⅰ级：瘤组织呈乳头状结构，乳头分枝较多，上皮层次增加，超过 5～7 层，但极性基本上保存，癌细胞有一定的异型性，核大小不一致，核分裂象少见。

Ⅱ级：癌细胞除形成乳头状结构外，并形成不规则的癌细胞团或条索，向固有膜或肌层浸润。癌细胞层次有时超过 10 层。细胞分化差，细胞和细胞核的大小和形状不一，核深染，核分裂象多。细胞排列紊乱，极性消失。但仍能辨别移行上皮来源。

Ⅲ级：癌细胞弥漫分布或形成不规则的实体性巢状结构，很少看到乳头状结构。癌细胞的分化很差，有明显的异型性。细胞大小不一，胞质少，核形状不规则、深染，可见病理性核分裂。有时可见瘤巨细胞。癌细胞排列紊乱，极性完全消失，几乎不能辨认移行上皮来源。

小 结

1. 肾小球肾炎是以肾小球损伤为主的变态反应性炎症,通常是指原发性肾小球肾炎,包括如下 9 类。

(1)急性弥漫性增生性肾小球肾炎:肉眼观,呈大红肾、蚤咬肾。镜下观,主要变化为肾小球系膜细胞和毛细血管内皮细胞增生,肾小球体积增大,细胞数目显著增多。临床主要表现为急性肾炎综合征,儿童患者预后较好。

(2)新月体性肾小球肾炎:以大量新月体形成为主要病变特点,起病急骤,进展迅速。新月体主要由增生的肾小球囊壁层上皮细胞和渗出的单核细胞组成。临床主要表现为快速进行性肾炎综合征,预后较差。

(3)膜性肾小球肾炎:主要特点是弥漫性肾小球毛细血管基膜增厚,又称为膜性肾病。六胺银染色显示,毛细血管基底膜上有许多与基底膜表面垂直的钉状突起,临床主要表现为肾病综合征。起病缓慢,病程较长,晚期可导致肾功能衰竭和尿毒症。

(4)微小病变性肾小球肾炎:又称为脂性肾病、足突病。镜下观,肾小球基本正常,肾小管上皮细胞内有大量玻璃样蛋白小滴和脂滴。临床上常表现为肾病综合征,大多数患者对皮质激素治疗敏感,90%以上患儿可以完全恢复。

(5)局灶性节段性肾小球硬化:病变特点为部分肾小球的部分小叶发生硬化。约80%患者表现为肾病综合征。儿童预后较好,成年人预后差。

(6)膜增生性肾小球肾炎:病变特点是弥漫性的系膜细胞增生、系膜基质增多及基底膜不规则增厚。增生的系膜细胞和分泌的基质插入邻近的毛细血管袢并形成系膜基质,使基底膜分离。本病临床起病缓慢,症状表现不一,属于一种慢性进行性疾病,预后较差。

(7)系膜增生性肾小球肾炎:病变特点为弥漫性肾小球系膜增生及基质增多。本病临床早期症状不明显,一般病变可及时消退,预后较好。

(8)IgA 肾病:病变特点为系膜区内出现 IgA 沉积,但镜下病理变化呈多样性。本病多发生于儿童及青年,临床主要表现为复发性血尿。

(9)慢性硬化性肾小球肾炎:各型肾小球肾炎发展到晚期的病理类型,多见于成人。肉眼观,两侧肾脏形成颗粒性固缩肾。镜下观,多数肾小球纤维化、玻璃样变性及相应肾小管萎缩、消失;残存的相对正常的肾单位发生代偿性变化。临床主要表现为多尿、夜尿、低比重尿、高血压、氮质血症和肾功能衰竭等。

2. 肾盂肾炎是一种以累及肾盂黏膜、肾间质和肾小管为主的化脓性炎症。感染细菌最常见为大肠杆菌,感染途径有两种,即血源性感染和上行性感染,后者多见。分为急性肾盂肾炎和慢性肾盂肾炎两种。

(1)急性肾盂肾炎:肉眼观,肾脏表面和切面散在分布大小不等的脓肿;镜下观,肾间质内有大量中性粒细胞浸润和较多大小不等的脓肿。患者可有尿路刺激征、脓尿、菌尿等临床表现。

(2)慢性肾盂肾炎:多由急性肾盂肾炎反复发作转变而来。肉眼观,两侧肾不对称,体积缩小,质地变硬,表面有不规则斑片状凹陷性瘢痕形成;镜下观,瘢痕区的肾组织破坏,肾间质和肾盂黏膜纤维组织大量增生。晚期可引起氮质血症甚至尿毒症。

    3. 肾细胞癌是来源于肾小管上皮细胞的恶性肿瘤,好发于肾脏的两极,以上极居多,切面呈多彩状外观;组织学类型多为透明细胞癌。临床上主要的表现为血尿、肾区疼痛和肾区肿块三联症。

    4. 膀胱尿路上皮肿瘤多发生于膀胱侧壁和膀胱三角区近输尿管开口处,典型临床表现为无痛性血尿。

能力检测

1. 简述急性弥漫性增生性肾小球肾炎的病理变化与临床病理联系。
2. 简述新月体性肾小球肾炎的病理变化。
3. 简述膜性肾小球肾炎病理变化与临床病理联系。
4. 试用慢性硬化性肾小球肾炎的病理变化解释其临床病理表现。
5. 肾盂肾炎有哪些感染途径和诱因? 为什么女性发病多于男性?
6. 试比较急、慢性肾盂肾炎的肉眼改变。
7. 试比较肾小球肾炎和肾盂肾炎的异同。
8. 试述急性肾盂肾炎的病理变化。
9. 试述慢性肾盂肾炎的病理变化。
10. 试述肾细胞癌的病理变化、扩散转移途径和临床病理联系。

中英文对照

IgA 肾病	IgA nephropathy
IgA 肾炎	IgA nephritis
膀胱癌	carcinoma of bladder
急性弥漫性增生性肾小球肾炎	acute diffuse proliferative glomerulonephritis
快速进行性肾小球肾炎	rapidly progressive glomerulonephritis
慢性肾小球肾炎	chronic glomerulonephritis
慢性肾盂肾炎	chronic pyelonephritis
慢性硬化性肾小球肾炎	chronic sclerosing glomerulonephritis
膜性肾病	membranous nephropathy
膜性肾小球肾炎	membranous glomerulonephritis
膜增生性肾小球肾炎	membrano-proliferative glomerulonephritis
轻微病变性肾小球肾炎	minimal change glomerulonephritis
肾病综合征	nephritic syndrome
肾细胞癌	renal cell carcinoma
肾小球肾炎	glomerulonephritis
肾盂肾炎	pyelonephritis
系膜增生性肾小球肾炎	mesangial proliferative glomerulonephritis

新月体	cresent
新月体性肾小球肾炎	cresentic glomerulonephritis
移行细胞癌	transtional cell carcinoma
足突病	foot process disease

参考文献

[1] 高子芬,李良,宋印利.病理学[M].北京:北京大学医学出版社,2008.

[2] 黄玉芳.病理学[M].上海:上海科学技术出版社,2006.

（首都医科大学燕京医学院　孟桂霞）

第十章
女性生殖系统及乳腺疾病

 学习目标

　　掌握：子宫颈癌的类型及病理变化；子宫内膜增生症、子宫内膜异位症、子宫腺肌瘤的概念及病理变化；葡萄胎、侵袭性葡萄胎、绒毛膜癌的病理变化；卵巢上皮性肿瘤的类型及病理变化；乳腺增生症、乳腺纤维腺瘤的概念及病理变化；乳腺癌的概念、类型及病理变化。

　　熟悉：慢性子宫颈炎的概念、病理变化及临床病理联系；子宫颈癌的扩散途径和临床病理联系；葡萄胎、侵袭性葡萄胎的临床病理联系；绒毛膜癌的扩散途径和临床病理联系；卵巢上皮性肿瘤的临床病理联系；乳腺癌的扩散途径及临床病理联系。

　　了解：子宫颈癌的病因；子宫内膜增生症的病因与发病机制；乳腺增生症的病因及发病机制；乳腺癌的病因。

第一节　子宫颈疾病

一、慢性子宫颈炎

　　慢性子宫颈炎(chronic cervicitis)是由病原微生物引起的子宫颈慢性非特异性炎症,多由急性子宫颈炎转变而来。它是妇科最常见的疾病,多见于已婚妇女,尤以经产妇最易发生。其主要临床表现为白带增多,可伴有腰骶部胀痛和下腹部坠痛等症状。

　　(一)病因与发病机制

　　1. 病因　慢性子宫颈炎病原体多为链球菌、肠球菌、葡萄球菌、大肠杆菌和厌氧菌。此外,衣原体、淋球菌、疱疹病毒、人类乳头状瘤病毒也可引起本病。分娩及其他机械损伤常是慢性子宫颈炎发生的诱因。

　　2. 发病机制

　　(1)由急性子宫颈炎演变而来　由于子宫颈腺体分支复杂,子宫颈管内膜皱襞多,急性子宫颈炎时的感染不易彻底清除,经反复发作演变为慢性子宫颈炎。

（2）柱状上皮被酸性分泌物浸渍 因分娩、流产或其他因素导致子宫颈裂伤及外翻,使适应于碱性环境的柱状上皮长期浸渍于阴道酸性分泌物中而变薄,抵抗力减弱。

（3）鳞状上皮被碱性物质浸渍 雌激素的刺激和盆腔充血等引起子宫颈分泌物增多,或月经量过多、经期延长,使适应酸性环境的子宫颈鳞状上皮浸渍在碱性的分泌物和月经血中而发生炎症。

（二）病理变化

慢性子宫颈炎的病程较长,根据其临床病理特征,可分为以下几种类型。

1. 子宫颈糜烂 慢性子宫颈炎时,子宫颈阴道部病变处的鳞状上皮被柱状上皮所替代。

肉眼观,黏膜颜色鲜红,边界清楚,似无上皮覆盖,故称子宫颈糜烂（cervical erosion）。开始时,宫颈阴道部的鳞状上皮坏死、脱落,形成表浅缺损,称为真性糜烂。很快,由糜烂边缘长出柱状上皮并将真性糜烂处覆盖。由于柱状上皮较薄,上皮下血管易见,似缺乏上皮覆盖而呈糜烂样,故仍称为子宫颈糜烂。

镜下观,糜烂处覆以单层柱状上皮,固有膜充血、水肿,有以淋巴细胞、浆细胞为主的慢性炎细胞浸润。在糜烂愈合过程中,病变黏膜处储备细胞增生,形成鳞状上皮,并取代柱状上皮。此外,还常见增生的鳞状上皮向其深面的腺体延伸,并取代部分或全部腺上皮,即发生腺体鳞状上皮化生。根据肉眼观的特征,将子宫颈糜烂分为以下三型。

（1）单纯型糜烂 早期子宫颈糜烂处无组织增生,糜烂面平坦、光滑,呈鲜红色,称为单纯型糜烂（图 10-1）。

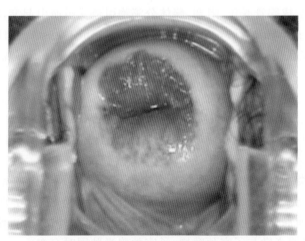

图 10-1 子宫颈单纯型糜烂（肉眼观）

注:糜烂面较大,呈鲜红色,表面平坦、光滑,上唇呈颗粒状外观。

（2）颗粒型糜烂 病程较长时,由于子宫颈糜烂处的组织（包括腺体）增生,使糜烂面呈细颗粒状外观,称为颗粒型糜烂。

（3）乳头型糜烂 病变进一步发展,子宫颈糜烂处的组织增生更加明显,糜烂面呈现高低不平的乳头状外观,称为乳头型糜烂。

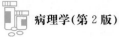

2. 子宫颈息肉　由于慢性炎症的刺激,子宫颈黏膜、腺体和固有结缔组织呈局限性增生,形成向黏膜表面突起的带蒂肿物,称为子宫颈息肉(cervical polyp)。肉眼观,息肉一个或多个,直径一般在1 cm以下,色红,呈舌形,质软,湿润,蒂细长,根部多附着于子宫颈外口(图10-2)。镜下观,息肉主要由增生的腺体、结缔组织组成,结缔组织有充血、水肿和慢性炎细胞浸润,表面被覆单层柱状上皮和(或)鳞状上皮。

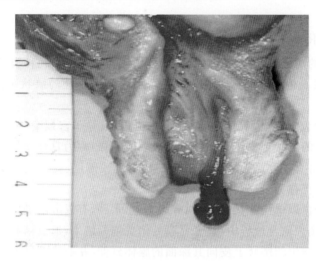

图10-2　子宫颈息肉(肉眼观)
注:子宫颈有一个息肉,蒂较长,根部附着于子宫颈口。

3. 子宫颈腺囊肿　在子宫颈糜烂的愈合过程中,由于增生的结缔组织或鳞状上皮覆盖子宫颈腺管开口,造成腺管受压、阻塞,腺体分泌物引流受阻而引起潴留,腺腔逐渐扩张,形成潴留囊肿,称为子宫颈腺囊肿,又称纳鲍囊肿(Nabothian cyst)。肉眼观,囊肿常为多个,一般较小,直径多在1 cm以内,呈灰白色,囊内含无色黏液。镜下观,囊壁被覆单层扁平、立方或柱状上皮。

4. 子宫颈肥大　由于慢性炎症的长期刺激,引起子宫颈和子宫颈管黏膜及黏膜下组织充血、水肿、炎细胞浸润,腺体和间质增生,或伴有深部的潴留形成囊肿,致使子宫颈变大,称为子宫颈肥大(cervical hypertrophy)。肉眼观,子宫颈增大,表面光滑,有时可见囊肿突起,质地变硬。

5. 子宫颈黏膜炎　当慢性子宫颈炎的病变局限于子宫颈管内的黏膜及黏膜下组织时,称为子宫颈黏膜炎(endocervicitis),也称子宫颈管炎。肉眼观,子宫阴道部可以很光滑,仅见子宫颈外口有脓性分泌物,有时子宫颈管黏膜增生向外口突出,使子宫颈口充血而呈红色。子宫颈管黏膜炎常与子宫颈糜烂、子宫颈腺囊肿同时存在。

(三)临床病理联系

由于慢性炎症的刺激和黏膜腺体增生,导致腺体分泌增多,临床上表现为白带增多。白带的量、性质、颜色和气味与感染的病原体种类、炎症的程度和范围有关,通常呈乳白色黏液状,有时呈淡黄色脓性,伴有息肉时可呈血性。炎症扩散至盆腔时,可有腰骶部疼痛、下腹部坠痛。黏稠的脓性白带不利于精子穿过,可造成不孕。妇科检查可见子宫颈有不同程度的糜烂、肥大或伴有质地变硬,有时可见息肉和腺囊肿。当有子宫颈黏膜炎时,可见宫颈口有脓性分泌物阻塞。

知识链接

　　临床上,慢性子宫颈炎的诊断并不困难,但子宫颈糜烂与子宫颈上皮内肿瘤、早期子宫颈癌在肉眼上区别较难,常需借助宫颈刮片、阴道镜检和活组织检查等方法,以明确诊断。

　　子宫颈糜烂属癌前病变,有可能发展为子宫颈癌,诊断时应表明糜烂的类型和程度,根据糜烂面积的大小分为以下三度。①轻度:糜烂面积小于整个宫颈面积的 1/3。②中度:糜烂面积大于整个宫颈面积的 1/3,但小于 2/3。③重度:糜烂面积大于整个宫颈面积的 2/3。

二、子宫颈癌

　　子宫颈癌(cervical carcinoma)是发生于子宫颈被覆上皮或腺上皮的恶性肿瘤,为最常见的女性生殖系统恶性肿瘤。本病好发年龄呈双峰状,即 35～39 岁、60～64 岁多见。由于广泛开展普查工作,能做到早发现、早诊断、早治疗,子宫颈癌的 5 年生存率有了明显提高。

　　(一)病因

　　子宫颈癌的病因尚未完全明确。一般认为,本病与性生活紊乱、性生活过早、早婚、早育、密产、多产、子宫颈裂伤、局部卫生不良、包皮垢刺激等因素有关。此外,与种族和地理环境也有一定关系。近年的研究表明,Ⅱ型单纯疱疹病毒、人乳头状瘤病毒(16、18 型最为重要)、人类巨细胞病毒等也是子宫颈癌的病因。另有研究表明,子宫颈癌的发生,可能与精液中的某种精胺物质有关。

　　(二)病理变化

　　1. 肉眼观　根据子宫颈癌的肉眼形态特征,可分为以下四型。

　　(1)糜烂型　癌变处黏膜潮红、粗糙或呈细颗粒状,质脆,易出血,极似子宫颈糜烂。在组织学上,本型多属原位癌或早期浸润癌。普查时,若遇到可疑病例,则应做活检,以便及时确定诊断。

　　(2)内生型　癌组织主要向子宫颈深部呈浸润性生长,使子宫颈前唇与后唇增大、变硬,表面常较光滑。本型在相当长时期内没有症状而被忽视。

　　(3)外生型　癌组织主要向子宫颈表面生长,形成息肉状、乳头状或菜花状突起,表面常有表浅溃疡形成(图 10-3)。若能得到早期诊断和治疗,则其预后好于内生型。

　　(4)溃疡型　癌组织表面因大块坏死、脱落,形成溃疡,似火山口外观。

　　2. 镜下观　子宫颈癌的组织学类型以鳞状细胞癌居多,约占 70%;其次为腺癌,约占 20%。

　　(1)鳞状细胞癌依据发生发展过程,有以下几种类型。

　　① 原位癌(carcinoma in situ):癌细胞局限在上皮层内,虽累及上皮全层,但尚未突破

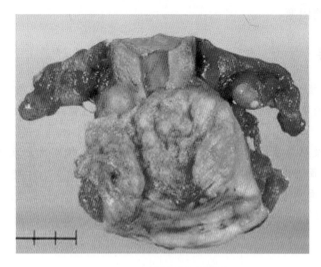

图 10-3　子宫颈癌(肉眼观)

注:癌组织呈菜花状突向阴道,子宫颈变形,宫颈口阻塞。

基底膜浸润到黏膜下层。镜下,上皮层常完全由癌细胞所取代,细胞排列紊乱,层次不清,极向消失(图 10-4)。癌细胞大小不等,形态不一,胞核大、深染,核分裂象多见,并有病理性核分裂象。此外,可见癌细胞由表面沿基底膜侵入腺体,取代部分或整个腺上皮,但腺管轮廓尚存,腺体基底膜完整,这种现象称为原位癌累及腺体。

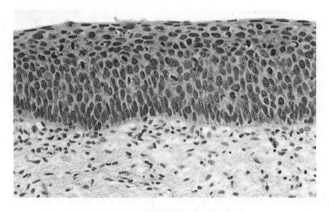

图 10-4　子宫颈原位癌(镜下观)

注:上皮层完全由癌细胞所取代,但尚未突破基底膜。癌细胞

排列紊乱,层次不清,极向消失。

　② 早期浸润癌:原位癌或原位癌累及腺体后有小部分癌细胞突破基底膜,向固有膜浸润,但其浸润深度未超过基底膜下 5 mm,形成不规则的癌细胞条索或小团块,称为早期浸润癌或微小浸润癌(图 10-5)。临床上通常不见肿块,多误认为子宫颈糜烂,进行活检时才被发现。

　③ 浸润癌:癌组织向间质内浸润,其浸润深度超过基底膜下 5 mm,称为浸润癌,常伴有相应临床表现,又称为临床期浸润癌。根据分化程度不同,可分为高分化(约占 20%)、中分化(约占 60%)和低分化(约占 20%)三型(图 10-6)。

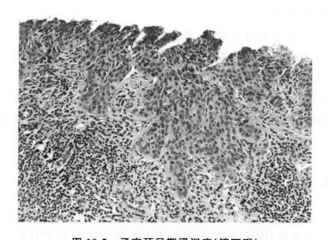

图 10-5 子宫颈早期浸润癌(镜下观)
注:上皮全层被癌细胞所取代,固有膜内见不规则巢团状的
细胞浸润,但其浸润深度未超过基底膜下 5 mm。

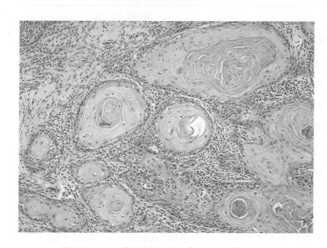

图 10-6 子宫颈浸润癌(高分化)(镜下观)
注:癌细胞突破基底膜,在间质内呈浸润性生长,其浸润超过基底膜下 5 mm。

（2）腺癌 主要来源于子宫颈内膜柱状上皮和子宫颈腺上皮。镜下形态与一般腺癌相同,也可分为高分化、中分化和低分化三型。

（三）扩散

1. 直接蔓延 子宫颈癌可直接浸润蔓延到阴道穹隆,向下浸润阴道壁,向上浸润子宫颈管,向两侧浸润主韧带及其他宫旁组织,向前浸润膀胱,向后浸润直肠,可造成膀胱阴道瘘或直肠阴道瘘。

2. 淋巴转移 淋巴转移是子宫颈癌最为常见和重要的扩散途径。癌细胞可经淋巴先转移至子宫旁淋巴结,然后转移至闭孔及髂内、外淋巴结,进而至髂总淋巴结,腹股沟深、浅淋巴结及腹主动脉旁淋巴结,甚至可转移至锁骨上淋巴结。

3. 血行转移 癌细胞侵入血管后可经血行转移至肺、骨、肝、脑等器官,但较少见,多见于晚期患者。

(四)临床病理联系

子宫颈癌早期,患者多无自觉症状,常在进行细胞学检查时偶然发现。由于癌组织质脆而易出血,故触之有血。当癌组织坏死、脱落或破坏血管时,可发生阴道不规则出血。若继发感染,则可有大量脓性白带,并伴恶臭。

子宫颈癌晚期,由于癌组织浸润、压迫盆腔内神经,可引起腰骶部疼痛。癌组织累及膀胱、直肠时,可分别出现排尿困难、血尿和便秘、血便等症状,甚至出现膀胱阴道瘘或直肠阴道瘘的临床表现。

知识链接

子宫颈癌的临床分期:宫颈癌的临床分期决定着手术方式的选择及范围的确定,也影响着对预后的估计,十分重要。目前普遍采用国际妇产科联盟制定的分期标准(表10-1)。

表 10-1　子宫颈癌的临床分期

分　期	肿瘤范围
Ⅰ期	肿瘤局限在子宫颈
Ⅰa	肉眼未见肿瘤,仅在显微镜下可见肿瘤浸润,间质浸润深度最深为 5 mm,宽度小于 7 mm
Ⅰb	肉眼可见浅表的浸润癌,病灶范围超过Ⅰa期
Ⅱ期	肿瘤超出子宫颈,但未达盆壁,肿瘤累及阴道,但未达阴道下 1/3
Ⅱa	肿瘤累及阴道为主,无明显子宫旁浸润
Ⅱb	肿瘤累及子宫旁为主,无明显阴道浸润
Ⅲ期	肿瘤超出子宫颈,阴道浸润已达下 1/3,子宫旁浸润已达盆壁,有肿瘤所致的肾积水或肾无功能者
Ⅲa	肿瘤累及阴道为主,已达下 1/3
Ⅲb	肿瘤浸润子宫旁为主,已达盆壁,或有肾积水、肾无功能
Ⅳ期	肿瘤播散超出真骨盆或癌浸润膀胱及直肠黏膜
Ⅳa	肿瘤浸润膀胱或直肠黏膜
Ⅳb	肿瘤浸润超出真骨盆,有远处转移

第二节　子宫体疾病

一、子宫内膜增生症

子宫内膜增生症(endometrial hyperplasia)是由体内雌激素增高所引起的以子宫内膜

组织过度增生为特征的无排卵性功能失调性子宫出血性疾病,又称为子宫内膜增生过长。其主要临床表现为不规则的子宫出血,多见于青春期和更年期,是妇科常见病。

（一）病因与发病机制

1. 病因 子宫内膜增生症的病因至今尚不十分清楚,一般认为其发生与精神过度紧张、恐惧、忧虑及环境和气候骤变等因素有关,营养不良、贫血、代谢紊乱和其他全身性疾病也可引起本病。

2. 发病机制 本病发生的基本机制是卵巢雌激素持续性或间断性分泌过多而孕激素缺乏。由于青春期卵巢发育尚未完全成熟,更年期卵巢功能渐趋衰退,卵巢-垂体-下丘脑轴功能障碍,垂体前叶分泌的卵泡刺激素和黄体生成素的比例失调,导致雌激素分泌过多而孕激素分泌不足。由于缺乏孕激素的拮抗,在持续增多的雌激素作用下,子宫内膜呈现过度增生。过多的雌激素又使卵泡刺激素的分泌受到抑制,雌激素的分泌因而急剧下降,增生的子宫内膜突然失去雌激素的支持而坏死、脱落,引起子宫内膜出血,或因增生过长的内膜缺乏致密、坚韧的间质支持而自发剥脱、出血。

（二）病理变化

1. 肉眼观 子宫内膜普遍增厚,表面光滑,增生显著者可有皱襞,甚至息肉形成。

2. 镜下观 增生期样宫内膜腺体数量增多,大小不等,形态各异;间质细胞增多或减少,排列紧密,胞质少,胞核浓染;也可主要表现为间质增生,腺体增生不明显,称为子宫内膜间质增生症。根据组织结构特征,可将子宫内膜增生症分为以下三种类型。

（1）单纯性增生（simple hyperplasia）腺体数量增多,大小不等,分布不均,可见小囊形成,腺上皮细胞呈柱状,排列成单层或假复层,无异型性,似增生期子宫内膜（图10-7）。

（2）复杂性增生（complex hyperplasia）以腺体增生、密集排列及间质稀少为特征。腺体数量显著增多,结构复杂,腺上皮向腺腔内呈乳头状或向间质内呈出芽状增生;腺上皮细胞呈高柱状,排列成假复层,但无异型性;当间质极少时,增生的腺体可排列紧密,形成"背靠背"现象（图10-8）。

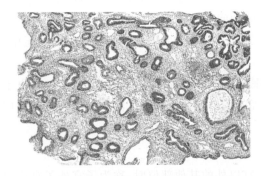

图10-7 子宫内膜单纯性增生（镜下观）
注:腺体数量增多、大小不等、分布不均,腺上皮细胞呈柱状,排列成单层或假复层,无异型性。

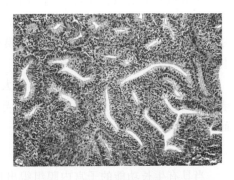

图10-8 子宫内膜复杂性增生（镜下观）
注:腺体增生,数量增多,结构复杂,排列紧密,间质稀少。

（3）非典型增生（dysplasia）以腺上皮非典型增生为特征。在腺体明显增生的同时,腺上皮细胞极向紊乱,体积增大,胞浆呈嗜酸性,胞核大小不一,染色质聚集、浓染,核仁明显,可有巨核、畸形核等。根据程度不同,可分为轻、中、重三度。

(三)临床病理联系

单纯性增生多发生于青春期和更年期,非典型增生好发年龄多在 40～50 岁。由于增生过度的子宫内膜呈不规则坏死、脱落,引起子宫不规则出血,表现为月经周期紊乱,经期长短不一,出血量时少时多。若病程较长,可继发贫血。由于卵巢无排卵,患者可不孕。

单纯性增生预后良好。复杂性增生约 3% 的患者可发生癌变,非典型增生约 1/3 的患者可发展为腺癌。

二、子宫内膜异位症

子宫内膜组织(包括腺体和间质)出现在正常子宫内膜以外的部位,称为子宫内膜异位症(endometriosis)。子宫内膜异位症是常见的妇科疾病,一般多发生于育龄期,以 30～50 岁居多,临床上常表现为痛经、月经失调和不孕等。

根据异位子宫内膜出现的部位不同,分为子宫内子宫内膜异位症和子宫外子宫内膜异位症两大类。

(一)子宫内子宫内膜异位症

子宫内膜组织长入子宫肌层并在平滑肌束间不断生长,称为子宫内子宫内膜异位症。局限性者称为腺肌瘤(adenomyoma),弥漫性者称为腺肌病(adenomyosis)。

1. 病理变化

(1)肉眼观　根据异位子宫内膜范围的不同,可分为腺肌瘤和腺肌病。

① 腺肌瘤:子宫呈不对称性增大。切面可见肌壁间有平滑肌瘤样结节或团块,其周围无包膜,病灶与四周平滑肌无明显分界,其中可见暗红色的陈旧性小出血灶。

② 腺肌病:子宫呈对称性球形增大,子宫底更明显,子宫质地变硬。切面可见部分肌纤维束增粗并呈漩涡状排列,其中散布着一些囊状小孔,可见呈暗红色的陈旧性小出血灶。

(2)镜下观　可见数量不等的子宫内膜腺体和间质散布于肌层中,其形态与正常子宫内膜相似(图 10-9)。但只有当子宫内膜组织出现距正常内膜基底层 2 mm 以上的肌层中,才能确定为子宫内子宫内膜异位症。

2. 临床病理联系　子宫内膜异位大都出现于肌壁间,引起患者子宫增大、变硬。由于异位的内膜组织妨碍子宫肌壁收缩,可导致月经失调。因异位的子宫内膜受雌激素的作用而发生周期性的出血,可导致痛经。

(二)子宫外子宫内膜异位症

当具有生长功能的子宫内膜组织出现在子宫以外的其他部位时,称为子宫外子宫内膜异位症。本病属良性病变,但具有类似恶性肿瘤远处转移和种植生长的特性。

1. 病理变化　子宫外子宫内膜异位症可发生于卵巢、输卵管、子宫韧带、子宫直肠窝、子宫颈、阴道壁、外阴、腹壁手术瘢痕、肺脏和胸膜等处,但以卵巢最为多见,约占 80%。肉眼观,病变处可见暗红色或紫红色结节,在卵巢可形成含巧克力样物质的囊肿,称为巧克力囊肿,巧克力样物质由陈旧性血液与脱落、坏死的子宫内膜混合而

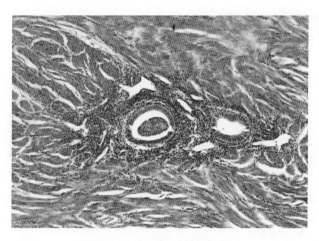

图 10-9 子宫腺肌病（镜下观）
注:子宫肌层中见子宫内膜腺体和间质。

成,囊肿可继续增大,甚至溃破,可引起盆腔出血和周围组织粘连。镜下观,病变处或囊肿壁上可见子宫内膜腺体和间质,常伴有出血,并见含铁血黄素沉积和吞噬含铁血黄素的巨噬细胞。

2. 临床病理联系 由于子宫内膜异位到卵巢,可引起痛经、月经失调和不孕。检查时,在病变局部可见到或触及结节或肿块,在月经来潮时增大并伴有疼痛。

第三节 滋养层细胞肿瘤

一、葡萄胎

葡萄胎(grape mole)是由于胎盘绒毛滋养层细胞增生,终末绒毛肿胀所引起的一种良性病变,因水肿绒毛似连结成串的葡萄而得名,又称为良性葡萄胎或水泡状胎块(hydatidiform mole)。本病常发生于妊娠早、中期,病因未明,可能与卵巢功能不佳或衰退有关。本病多见于20岁以下和40岁以上孕妇,我国的葡萄胎发病率约为0.67%。

(一)病理变化

1. 肉眼观 病变局限在子宫腔内,肌层未受侵,大部分或全部纤细分支的绒毛水肿,形成大量成串透明或半透明的薄壁水泡,相互间有蒂连接,状似葡萄。水泡大小不等,小者肉眼勉强可见,大者直径可达1 cm左右(图10-10),内含清亮液体。若所有绒毛均呈葡萄状,称为完全性葡萄胎。若仅有部分绒毛呈葡萄状,仍有部分绒毛正常,称为部分性葡萄胎。

2. 镜下观 葡萄胎有三个特点:①绒毛间质发生水肿;②绒毛间质血管消失,或见少许无功能的毛细血管;③滋养层细胞增生,并有轻度异型性,此为葡萄胎最重要的特征(图10-11)。

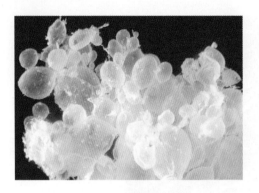

图 10-10　葡萄胎(肉眼观)

注:绒毛水肿,形成大量成串透明或半透明的
薄壁水泡,相互间有蒂连接,状似葡萄。

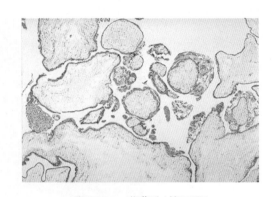

图 10-11　葡萄胎(镜下观)

注:绒毛水肿,间质血管消失,滋养层细胞增生。

(二)临床病理联系

由于胎盘绒毛水肿,使子宫明显增大,检查时发现子宫增大的程度超过正常妊娠月份的子宫。增生的滋养层细胞侵袭血管,患者常有反复不规则阴道流血,偶有葡萄状物流出。因滋养层细胞增生,绒毛膜促性腺激素(HCG)分泌增多,检查血 HCG、尿 HCG 具有重要临床意义。多数患者可经 B 超检查确诊。

绝大多数葡萄胎经彻底清宫手术后,即可痊愈。约10%可发展为侵袭性葡萄胎,约2.5%恶变为绒毛膜癌。

二、侵袭性葡萄胎

侵袭性葡萄胎(invasive mole)是由于胎盘绒毛滋养层细胞异常增生,终末绒毛肿胀并侵及子宫肌层的一种具有恶性倾向的病变,又称恶性葡萄胎,其生物学行为界于葡萄胎和绒毛膜癌之间。它可继发于葡萄胎,也可一开始即为侵袭性葡萄胎。

(一)病理变化

肉眼观,水泡状绒毛呈葡萄状,并侵入子宫肌层,形成出血、坏死结节,呈紫蓝色,这是与良性葡萄胎最主要的区别点。镜下观,滋养层细胞的增生和异型性更加明显,子宫肌层中可见水肿绒毛,常伴有出血、坏死。

(二)临床病理联系

临床上,患者血 HCG、尿 HCG 持续阳性,若侵袭并破坏血管,可使阴道持续或间断性不规则出血。部分患者可经血行转移至肺、脑等器官,或转移至阴道壁或外阴等处,形成转移结节。本病对化疗敏感,预后良好,转移结节可自然消失。

三、绒毛膜癌

绒毛膜癌(choriocarcinoma)是来源于绒毛滋养层细胞的恶性肿瘤,简称绒癌,好发于育龄期妇女,尤以 30 岁左右的青年居多。本病大多与妊娠有关,约 50%继发于葡萄胎,25%发生于自然流产后,20%发生于正常分娩之后,其余发生于早产、异位妊娠之后,极少数病例与妊娠无关。其病因及发病机制不明。

（一）病理变化

肉眼观，肿块呈结节状，单个或多个，可突入子宫腔内。切面可见肌层受侵，甚至穿透子宫壁，达浆膜外。癌组织极易发生坏死、出血，故癌结节呈色暗红或紫蓝色，质软，似血肿。

镜下观，癌组织由具有诊断特征的肿瘤性细胞滋养层细胞和合体滋养层细胞组成，两者常混合排列成巢状或条索状，细胞有明显异型性，易见核分裂象。癌细胞巢或条索之间无血管或其他间质，也无绒毛和水泡状结构形成（图 10-12）。癌组织出血、坏死明显，有时仅在边缘见少许癌细胞残存。

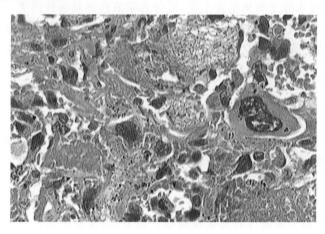

图 10-12　绒毛膜癌（镜下观）

注：癌组织由细胞滋养层细胞和合体滋养层细胞组成，异型性明显，无绒毛和水泡状结构。

（二）扩散

肿瘤向下可直接浸润子宫颈，或穿透子宫壁蔓延至阔韧带及腹腔。绒癌侵袭破坏血管的能力很强，极易发生血行转移，转移至肺、阴道壁最为多见，其次为脑、肝、脾、肾和肠。

（三）临床病理联系

绒毛膜癌临床主要表现为葡萄胎、流产或妊娠数月、数年后，患者出现阴道持续不规则流血，原因是癌组织侵袭血管。若癌组织穿透子宫壁，可导致腹腔内大出血。发生肺、脑、肝、肾等器官转移时，可出现相应的临床症状。因癌细胞具有分泌绒毛膜促性腺激素（HCG）的特性，故血 HCG、尿 HCG 呈阳性，并持续升高。

知识链接

病理检查对滋养层细胞肿瘤的诊断十分重要。但要注意的是，诊断性刮宫送检的标本或阴道自行排除的葡萄状物，不能做出侵袭性葡萄胎的诊断，必须是在手术切除的子宫肌层中见到绒毛，方能诊断为侵袭性葡萄胎。若在手术切除的子宫肌层中见到分化不良的滋养层细胞及出血、坏死，但未见绒毛结构，则可诊断为绒癌。

第四节　卵巢上皮性肿瘤

根据组织起源不同,卵巢肿瘤可分为以下三大类。①上皮性肿瘤:包括浆液性肿瘤、黏液性肿瘤、子宫内膜样肿瘤、透明细胞肿瘤、移行细胞肿瘤等。②生殖细胞肿瘤:包括畸胎瘤、无性细胞瘤、内胚窦瘤、绒癌等。③性索间质肿瘤:包括颗粒细胞-卵泡膜细胞瘤、支持细胞-间质细胞瘤等。本节仅介绍卵巢上皮性肿瘤。

卵巢上皮性肿瘤来源于卵巢生发上皮,可分为浆液性和黏液性两类。根据其生物学行为不同,又有良性、交界性和恶性之分。卵巢上皮性肿瘤常呈囊性,故临床上也分别将良性、交界性和恶性称为囊腺瘤、交界性囊腺瘤和囊腺癌,其中囊腺瘤是卵巢最常见的肿瘤。

一、浆液性肿瘤

(一)浆液性囊腺瘤

浆液性囊腺瘤(serous cystadenoma)是指卵巢生发上皮向输卵管上皮分化形成的良性肿瘤,是卵巢最常见的肿瘤,约占卵巢良性肿瘤的25%,好发于单侧。本病多见于20~40岁年龄人群。

1. 病理变化　肉眼观,肿瘤呈囊性,圆形或卵圆形,大小不等,表面光滑(图10-13);切面可见囊肿常呈单房,囊内液呈淡黄色、清澈透亮;囊壁较薄,内壁光滑或伴有乳头形成;当伴有乳头形成时,则称为浆液性乳头状囊腺瘤。镜下观,囊壁表面衬以单层立方状或低柱状上皮,具有纤毛,大小较一致,核多位于细胞中央,似输卵管上皮,细胞无异型性,囊壁或乳头间质由纤维结缔组织构成(图10-14)。

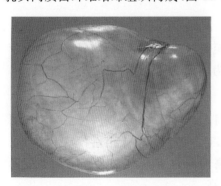

图 10-13　卵巢浆液性囊腺瘤(肉眼观)

注:肿瘤呈囊性,卵圆形,体积较大,表面光滑。

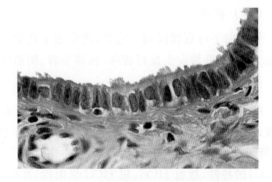

图 10-14　卵巢浆液性囊腺瘤(镜下观)

注:囊壁表面衬覆单层低柱状上皮细胞,纤毛大小较一致,胞核多位于细胞中央,似输卵管上皮,细胞无异型性。

2. 临床病理联系　肿瘤较大时,患者常感腹胀,并可产生压迫症状,在下腹部可触及肿块。B超检查有助于诊断。蒂扭转或肿瘤发生感染时,可出现急性腹痛。浆液性乳头状囊腺瘤可发展为交界性浆液性囊腺瘤。

(二)交界性浆液性囊腺瘤

交界性浆液性囊腺瘤(borderline serous cystadenoma)的形态结构与生物学行为界于

良、恶性之间,双侧多见。患者 5 年生存率达 90% 以上。

肉眼观,与浆液性乳头状囊腺瘤相似,但乳头更加丰富而广泛。镜下观,乳头上皮层次增加,达 2～3 层,有异型性,核分裂象易见,但无间质浸润。若大量实体和乳头出现在肿瘤组织中,则应疑为癌。

(三)浆液性囊腺癌

浆液性囊腺癌(serous cystadenocarcinoma)为最常见的卵巢恶性肿瘤,发病率为 40%～50%,多为双侧性。本病预后较差,5 年生存率仅为 20%～30%。

1. 病理变化 肉眼观,肿瘤常呈囊实性结节状或分叶状;切面常为多房,囊内液体浑浊,乳头丰富,质脆;实性区呈灰白色,细颗粒状,可有出血、坏死。镜下观,癌细胞层次超过 3 层,异型性明显,核分裂象易见,并见病理性核分裂象,有间质浸润;乳头分支多且复杂,似树枝状分布,可见砂粒体。

2. 扩散 肿瘤可直接蔓延至输卵管、子宫等处。癌细胞也可穿透卵巢包膜,导致腹腔、盆腔脏器、网膜的种植性转移,引起癌性腹腔积液。当癌细胞侵入淋巴管时,可致腹股沟、纵隔和锁骨上等处淋巴转移。晚期可经血行转移至肝、胰、肺、骨等处。

二、黏液性肿瘤

(一)黏液性囊腺瘤

黏液性囊腺瘤(mucinous cystadenoma)是指卵巢生发上皮向子宫颈黏膜上皮分化所形成的良性肿瘤,约占卵巢良性肿瘤的 25%,以单侧多见。本病好发年龄在 30～50 岁。

1. 病理变化 肉眼观,肿瘤呈囊性,圆形或卵圆形,表面光滑,但可见大小不等的隆起,色灰白或淡红,体积较大,直径多在 15～30 cm(图 10-15);切面可见囊肿常呈多房性,内含呈灰白色、半透明、胶冻状的黏液,囊壁略厚,囊内壁光滑,有时可见小乳头形成,称为黏液性乳头状囊腺瘤。镜下观,囊壁表面衬以单层柱状上皮,胞浆空亮,细胞形态、大小较一致,胞核位于细胞基底部,间质主要由纤维结缔组织构成(图 10-16)。

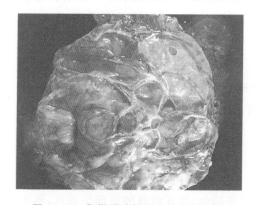

图 10-15 卵巢黏液性囊腺瘤(肉眼观)

注:肿瘤呈囊性,圆形,表面光滑,但可见大小不等的隆起,色灰白或淡红,体积较大。

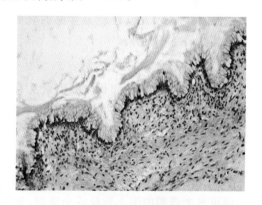

图 10-16 卵巢黏液性囊腺瘤(镜下观)

注:囊壁表面衬以单层柱状上皮,细胞形态、大小较一致,胞浆空亮,胞核位于细胞基底部。

2. 临床病理联系 肿瘤较大时,患者常有腹胀和压迫症状,并可在下腹部触及肿块。

B超检查有助于诊断。当肿瘤发生扭转时,可引起急性腹痛。若囊肿破裂,因肿瘤细胞种植于腹膜上而形成腹腔黏液瘤,可引起肠粘连、肠梗阻等。黏液性乳头状囊腺瘤可发生癌变,癌变率为 5%～10%。

(二) 交界性黏液性囊腺瘤

交界性黏液性囊腺瘤(borderline mucinous cystadenoma)的形态结构与生物学行为界于良、恶性之间,单侧多见。

肉眼观,难与黏液性囊腺瘤区别,瘤体一般较大;切面可见囊壁较厚,有实性区,约50%的患者囊内壁可见乳头形成,乳头细小,质软。镜下观,上皮细胞层次增加,但一般不超过三层;细胞有异型性,极性消失,但不侵袭间质,预后较好。

(三) 黏液性囊腺癌

黏液性囊腺癌(mucinous cystadenocarcinoma)约占卵巢恶性肿瘤的 10%,以单侧居多。本病好发年龄为 40～60 岁,预后较浆液性囊腺癌好,5 年的生存率可达 40%～50%。

1. 病理变化 肉眼观,肿瘤体积较大,表面光滑;切面呈囊性或实性,常伴出血、坏死。镜下观,癌细胞异型性明显,形成复杂的腺体和乳头状结构,上皮细胞超过 3 层,有明显间质浸润(在病理组织切片上,可见后两者之一,即可诊断为癌)。

2. 扩散 肿瘤可直接蔓延至阔韧带、输卵管和子宫等。当癌细胞穿透包膜时,可导致腹腔、盆腔器官的种植性转移。

第五节 乳腺常见疾病

一、乳腺增生症

乳腺增生症(hyperplastic disease of the breast)是指在雌激素刺激下以乳腺组织增生为主的瘤样病变,是女性最为常见的乳腺疾病,与乳腺癌的发生有较密切的关系,21～40岁为其发病高峰年龄。

(一) 病因及发病机制

一般认为,本病与卵巢内分泌紊乱有关。由于雌激素分泌过多而孕激素分泌减少,长期、反复作用于乳腺组织,使乳腺组织增生复旧失衡,最终导致乳腺组织(包括腺体和间质)过度增生,形成肿瘤样病变。

(二) 病理变化

1. 肉眼观 病变弥漫或局限,与正常组织分界不清,色灰白或灰红,质或硬或软但韧。切面可见半透明的细小颗粒或小囊泡,囊液清亮或呈淡棕色,切开前囊肿顶部呈蓝色,称为蓝顶囊肿(blue domed cyst)。

2. 镜下观 乳腺增生症的镜下病变复杂多样,主要有以下几种。

(1) 小叶增生 最常见的病变,表现为小叶、小叶内终末导管和腺泡数目增多,小叶体积增大。增生的终末导管和腺泡上皮细胞呈芽蕾状,可有分泌现象。小叶间质可无明显变化或仅有轻度增生,与小叶间间质分界清楚(图 10-17)。

(2)导管增生、扩张 ①小导管(包括小叶间导管、小叶外终末导管、小叶内终末导管)增生,使小导管数目增多,导管上皮细胞密度加大,层数增多(可达 2~3 层),甚至呈乳头状或筛状增生,有时可有异型性改变。②小叶内终末导管和腺泡扩张,腔内液体和分泌物积聚,导致管腔和腺腔极度扩张,形成囊肿。囊壁上皮细胞呈立方或扁平状,有时可呈乳头状或筛状增生。③小导管上皮细胞发生大汗腺化生(或分化),化生的细胞一般呈柱状或立方形,分为 A 型(嗜酸性细胞)和 B 型(淡染细胞)两种,偶见异型性改变。④小导管肌上皮细胞增生,细胞数目增多,胞体增大,细胞密度增加,可见双层细胞构象(图 10-18)。

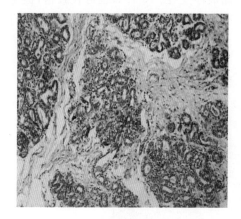 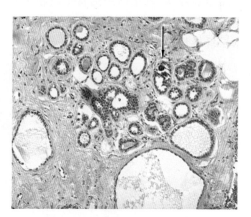

图 10-17　乳腺增生症 1(镜下观)
注:小叶增生,腺泡数目增多。

图 10-18　乳腺增生症 2(镜下观)
注:小导管增生、扩张,囊肿形成。

(3)间质纤维组织增生 早期较轻,主要是小叶内间质中纤维细胞稍增多,胶原较少,与小叶间胶原较多的纤维组织差异明显,故小叶的轮廓和边界较清楚。中、晚期间质纤维明显增多,与小叶间纤维间质融合,因此,小叶的边界模糊不清,甚至消失。增生的纤维组织可发生玻璃样变性,小叶导管和腺泡因受压而萎缩、消失,仅残留少许小导管。

(4)其他伴随病变 间质中可有炎细胞浸润,以淋巴细胞、浆细胞和泡沫样的组织细胞为主。部分病例可有泌乳结节形成和纤维腺瘤样增生。前者呈局灶性分布,腺泡增生,腺体密集,腺腔扩大,上皮细胞有分泌现象;后者见于早期病例,病变局部小叶内末梢导管增生,伴小叶内间质增生、水肿和黏液样变性,可形成较典型的纤维腺瘤样病变,但边界不清,无完整包膜,周围常有乳腺增生症的其他病变,可与真正的纤维腺瘤相区别。

(三)类型及临床病理联系

1. 类型 由于乳腺增生症的病理变化复杂,所以类型繁多,分类也不统一,常见类型有腺病、硬化性腺病、纤维硬化病等。

2. 临床病理联系 由于乳腺组织增生,主要临床表现为乳腺肿块,以双侧多见,一般发生于乳房外上象限,呈单个或多个结节,或呈边界不清的硬块状,或有细小的颗粒感。由于受雌激素的刺激,部分患者出现乳房胀痛或触痛,并与月经有明显的关联,月经前疼痛明显,月经后疼痛减轻或消失。

二、乳腺纤维腺瘤

乳腺纤维腺瘤(fibroadenoma)是发生于乳腺上皮组织和结缔组织的良性肿瘤,为最常见的乳腺良性肿瘤,好发于20～35岁的女性,多为单个,一般为单侧发生。

(一)病理变化

肉眼观,肿瘤呈圆形或卵圆形结节状,大小不等,表面光滑,包膜完整,与周围组织分界清楚;切面略呈分叶状,色灰白,质硬韧而富有弹性,可见裂隙形成或有黏液样外观。镜下观,肿瘤实质由增生的腺体和纤维组织组成,腺体呈圆形或卵圆形,或被周围的纤维结缔组织挤压呈裂隙状;纤维组织通常呈疏松水肿状,可有黏液样变(图10-19),也可较致密,甚至发生玻璃样变性或钙化;腺体与纤维组织的比例在不同的病例有所不同;肿瘤表面被覆有一薄层纤维性包膜。

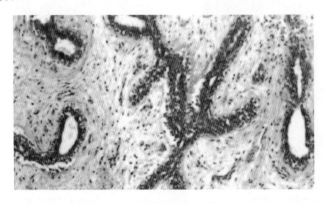

图 10-19 乳腺纤维腺瘤(镜下观)

注:肿瘤实质由增生的腺体和纤维组织组成,腺体大小不等,为圆形或卵
圆形,或被周围的纤维结缔组织挤压而呈裂隙状。

(二)临床病理联系

因肿瘤呈膨胀性生长,故可在乳腺组织中触及圆形或卵圆形肿块,边界清楚,活动。随年龄增长,肿瘤体积有缩小的倾向。妊娠期,肿瘤长大较快,并可发生坏死。纤维腺瘤的恶变率极低,约为0.1%,多为上皮成分恶变。

三、乳腺癌

乳腺癌(carcinoma of the breast)是来源于乳腺上皮组织的恶性肿瘤,为最常见的乳腺恶性肿瘤,发病率占女性恶性肿瘤的第二位,仅次于子宫颈癌。本病好发于45～50岁的女性,近年来,乳腺癌的发病年龄有提前的趋势。男性偶有发生,其发病率约占乳腺癌的1%。

(一)病因

乳腺癌的病因尚未明确。目前发现雌激素分泌过多、某些病毒感染、未生育、晚生育、未哺乳、高脂及高蛋白饮食、遗传、月经初潮早、闭经晚和乳腺增生症等与本病的发生有一定的关系。

（二）类型及病理变化

乳腺癌的组织结构复杂，类型繁多，一般分为非浸润性癌和浸润性癌两大类。

1. 非浸润性癌（noninfiltrating carcinoma）　癌组织未突破基底膜，镜下无间质浸润，包括以下四种。

（1）导管型原位癌　发生于乳腺小叶终末导管上皮，导致导管明显扩张，但癌细胞局限于导管内，其基底膜完整（图 10-20），可进一步分为粉刺型、实体型、微乳头型、筛状型、混合型及其他类型等。

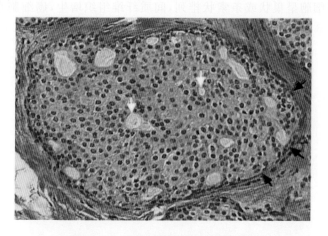

图 10-20　乳腺导管型原位癌（镜下观）

注：乳腺导管明显扩张，癌细胞充满并局限于导管内，其基底膜完整。

（2）小叶型原位癌　发生于乳腺小叶的末梢导管和腺泡，癌组织未突破基底膜，无镜下间质浸润（图 10-21），可进一步分为实体型、筛状型、腺管型等。

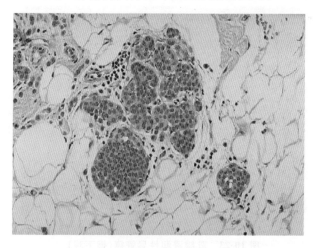

图 10-21　乳腺小叶型原位癌（镜下观）

注：癌发生于乳腺小叶的末梢导管和腺泡，但癌组织未突破基底膜，无间质浸润。

（3）复合型原位癌　当癌组织中同时具有导管型和小叶型原位癌的组织结构时，称为复合型原位癌。

（4）乳头状原位癌　具有乳头状瘤样结构的原位恶性上皮增生，但无浸润的乳腺癌。

2. 浸润性癌（infiltrating carcinoma）　癌组织突破基底膜，在间质中呈浸润性生长。部分由非浸润性癌发展而来。

（1）浸润性导管癌　伴有明显间质浸润的导管型癌，由导管内癌发展而来，是乳腺癌中最多见的一种类型，占50%～70%，好发于40～60岁年龄组。肉眼观，肿块大小不等，呈条索状或团块状，无包膜，与周围组织分界不清，质硬，有沙砾感，色灰白，坏死明显者呈灰黄色（图10-22）。镜下观，癌细胞异型性明显，胞体大，胞浆丰富，红染，胞核大，核仁明显，核分裂象易见。癌细胞呈巢状或条索状排列，间质纤维组织增生，癌细胞在纤维间质中浸润，有时可见由2～3个细胞形成的幼稚小管，对诊断有提示作用（图10-23）。

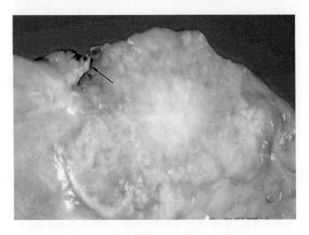

图 10-22　乳腺浸润性导管癌（肉眼观）
注：肿瘤呈不规则团块状，色灰白，边界不清，无包膜，乳头因受侵而变形、内陷。

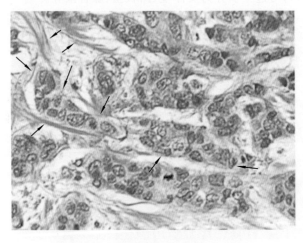

图 10-23　乳腺浸润性导管癌（镜下观）
注：癌细胞异型性明显，呈巢状或条索状排列，间质纤维组织增生，癌细胞在间质内浸润。

（2）浸润性小叶癌　具有小叶型原位癌细胞特点的癌细胞明显侵入小叶间质，并具独特浸润形态的乳腺癌，占浸润性癌的2%～15%，好发于45～56岁的女性。肉眼观，肿块大小不等，呈弥漫性多灶性分布，边界不清，质实，硬而韧，呈橡皮样，色灰白。镜下观，癌细胞小或中等大小,大小一致,胞浆较少,核小,核分裂象少见;部分患者,在胶原纤维束间可见癌细胞单行排列呈列兵式浸润,或围绕正常导管呈同心圆浸润,似靶环状,具有病理诊断意义(图 10-24)。

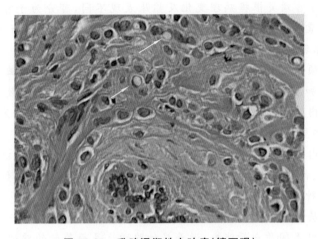

图 10-24　乳腺浸润性小叶癌(镜下观)

注:癌细胞较小或中等大小,在胶原纤维束间,可见癌细胞单行排列呈
列兵式浸润,或围绕正常导管呈同心圆浸润,似靶环状。

(3)复合性浸润癌　癌组织中既有浸润性导管癌,又有浸润性小叶癌的组织结构,称为复合性浸润癌。复合的形式可以多种多样,但常以一种癌的成分为主,另一种癌的成分可因此被掩盖。

(4)特殊型浸润性癌　特殊型浸润性癌是一类少见甚至罕见的乳腺癌,预后较好的类型有黏液腺癌、乳头状癌、腺样囊性癌、黏液表皮样癌、分泌性癌等,而富于脂质癌、印戒细胞癌、透明细胞癌、大汗腺癌、Paget 病等则为预后较差的特殊型浸润性癌。

(三)扩散

1. 直接蔓延　癌细胞可沿导管扩散,累及相应的腺泡。沿结缔组织间隙扩散,可浸润乳腺周围脂肪组织及其深面的胸肌。

2. 淋巴转移　这是乳腺癌最常见的转移途径。癌细胞侵入淋巴管,首先转移至同侧腋窝淋巴结,以后可转移至锁骨下淋巴结、锁骨上淋巴结,或经乳房内侧淋巴管转移至胸骨旁淋巴结,少数病例可转移至对侧腋窝淋巴结。

3. 血行转移　疾病晚期,癌细胞侵入血管,可经血行转移到肺、肝、骨和脑等处。

(四)临床病理联系

乳腺癌单侧常见,多发生于乳房外上象限,其次为乳房中央区和内上象限。癌组织长到一定程度时,可在局部触及肿块。位于乳头下的癌,由于癌组织侵及乳管而使乳头内陷,并可有乳头溢液(血性或浆液性)。侵及表面皮肤时,可因皮内和皮下淋巴管被癌细胞阻塞而发生淋巴水肿,使局部皮肤呈橘皮样改变。由于癌组织浸润周围组织,致使肿块固定于胸壁。晚期,若大块皮肤受到浸润,则可发生破溃而呈弹坑状或菜花状,并易出血和继发感染,常伴有恶臭。

小 结

1. 慢性子宫颈炎根据病理变化及临床表现不同,可分为子宫颈糜烂、子宫颈息肉、子宫颈腺囊肿(纳鲍囊肿)、子宫颈肥大、子宫颈黏膜炎,其中子宫颈糜烂与子宫颈癌的发生关系密切。

2. 子宫颈癌是女性最为常见的恶性肿瘤,根据肉眼形态特征,可分为糜烂型、内生型、外生型和溃疡型等四型,组织学类型以鳞状细胞癌为主,少数为腺癌。

3. 子宫内膜增生症的主要病理变化是子宫内膜过度增生,分为单纯性增生、复杂性增生和非典型增生三种类型。

4. 子宫内膜异位症是指子宫内膜组织出现在正常子宫内膜以外的部位,分为子宫内子宫内膜异位症(包括腺肌瘤、腺肌病)和子宫外子宫内膜异位症(发生于卵巢者最为多见)两种。

5. 滋养层细胞肿瘤包括葡萄胎、侵袭性葡萄胎和绒毛膜癌,三者有内在联系。绒毛间质水肿、绒毛间质血管消失、滋养层细胞增生是葡萄胎的病理镜下特征。若增生的滋养层细胞异型性明显,并在子宫肌层中见到绒毛,则为侵袭性葡萄胎。绒毛膜癌的组织由明显异型的细胞滋养层细胞和合体细胞滋养层细胞组成,无绒毛和水泡状结构,并常经血道转移至肺。

6. 卵巢上皮性肿瘤来源于卵巢生发上皮,可分为浆液性和黏液性两类。根据其生物学行为不同,又有良性、交界性和恶性之分。无论是何种类型,肿瘤常呈囊性,若为恶性,多呈囊实性,囊内壁可有乳头形成。

7. 乳腺增生症是以乳腺组织增生为主的瘤样病变,与乳腺癌的发生有较密切的关系。病变与正常组织分界不清,色灰白或灰红,质硬或质韧。镜下病变主要有小叶增生、导管增生扩张、间质纤维组织增生,常见类型包括腺病、硬化性腺病、纤维硬化病等。

8. 乳腺纤维腺瘤是由乳腺上皮组织和结缔组织发生的良性肿瘤,为最常见的乳腺良性肿瘤,呈圆形或卵圆形结节状,有完整包膜。镜下肿瘤实质由增生的腺体和纤维组织组成,腺体常被周围的纤维结缔组织挤压呈裂隙状,纤维组织通常呈疏松水肿状。

9. 乳腺癌是来源于乳腺上皮组织的恶性肿瘤,可分为非浸润性癌和浸润性癌两大类。非浸润性癌的癌组织未突破基底膜,镜下无间质浸润,包括导管型原位癌、小叶型原位癌和复合型原位癌、乳头状原位癌。浸润性癌的癌组织突破基底膜,并浸润间质,部分由非浸润性癌发展而来,包括浸润性导管癌、浸润性小叶癌、复合性浸润癌和特殊型浸润性癌。

能力检测

1. 什么是慢性子宫颈炎?请简述其类型及病理变化。
2. 简述子宫颈癌的病理变化及其特征。

3. 简述子宫内膜增生症的概念及病理变化。

4. 简述子宫内膜异位症的概念以及子宫内子宫内膜异位症、子宫外子宫内膜异位症的病理变化。

5. 什么是葡萄胎、侵袭性葡萄胎和绒毛膜癌？它们之间如何进行区别？

6. 什么是浆液性囊腺瘤、交界性浆液性囊腺瘤、浆液性囊腺癌、黏液性囊腺瘤、交界性黏液性囊腺瘤、黏液性囊腺癌？请简述其病理变化。

7. 什么是乳腺增生症？请简述其病理变化。

8. 什么是乳腺纤维腺瘤？请简述其病理变化。

9. 什么是乳腺癌？请简述其类型及病理变化。

中英文对照

单纯性增生	simple hyperplasia
非典型增生	dysplasia
非浸润性癌	noninfiltrating carcinoma
复杂性增生	complex hyperplasia
浆液性囊腺癌	serous cystadenocarcinoma
浆液性囊腺瘤	serous cystadenoma
交界性浆液性囊腺瘤	borderline serous cystadenoma
交界性黏液性囊腺瘤	borderline mucinous cystadenoma
浸润性癌	infiltrating carcinoma
慢性子宫颈炎	chronic cervicitis
毛膜促性腺激素	HCG
黏液性囊腺癌	mucinous cystadenocarcinoma
黏液性囊腺瘤	mucinous cystadenoma
葡萄胎	grape mole
侵袭性葡萄胎	invasive mole
绒毛膜癌	choriocarcinoma
乳腺癌	carcinoma of the breast
乳腺增生症	hyperplastic disease of the breast
水泡状胎块	hydatidiform mole
纤维腺瘤	fibroadenoma
腺肌病	adenomyosis
腺肌瘤	adenomyoma
原位癌	carcinoma in situ
子宫颈癌	cervical carcinoma
子宫颈肥大	cervical hypertrophy
子宫颈糜烂	cervical erosion
子宫颈黏膜炎	endocervicitis

子宫颈上皮内肿瘤　　　　　　　　cervical intraepithelial neoplasia（CIN）
子宫颈息肉　　　　　　　　　　　cervical polyp
子宫内膜异位症　　　　　　　　　endometriosis
子宫内膜增生症　　　　　　　　　endometrial hyperplasia

参考文献

［1］李玉林.病理学［M］.北京：人民卫生出版社,2007.

［2］丰有吉,沈铿.妇产科学［M］.北京：人民卫生出版社,2006.

［3］武忠弼,杨光华.中华外科病理学［M］.北京：人民卫生出版社,2002.

（邢台医学高等专科学校　李　辉）

第十一章
内分泌系统疾病

 学习目标

掌握：甲状腺肿、甲状腺炎及常见甲状腺肿瘤的主要病理变化。
熟悉：糖尿病主要病理变化与临床表现。
了解：甲状腺疾病的病因、发病机制及临床病理联系。

内分泌系统(endocrine system)与神经系统共同调节机体的生长发育和代谢,维持体内平衡或稳定。内分泌系统包括内分泌腺、内分泌组织(如胰岛)和散在于各系统或组织内的内分泌细胞。

内分泌系统的组织或细胞增生、肿瘤、炎症、血液循环障碍、遗传性及其他病变均可引起激素分泌增多或减少,导致功能的亢进或减退,使相应靶组织或器官增生、肥大或萎缩。内分泌系统疾病很多,本章主要介绍如下内容:甲状腺肿、甲状腺炎和甲状腺肿瘤;糖尿病和胰岛细胞瘤。

第一节　甲状腺疾病

一、弥漫性非毒性甲状腺肿

弥漫性非毒性甲状腺肿(diffuse nontoxic goiter)又称单纯性甲状腺肿(simple goiter),是由于缺碘使甲状腺素分泌不足,促甲状腺素(TSH)分泌增多,甲状腺滤泡上皮增生,胶质堆积而使甲状腺肿大,一般不伴甲状腺功能亢进。本病大多数是地方性分布,又称地方性甲状腺肿(endemic goiter),也可为散发性。据报道,目前全世界约有 10 亿人生活在碘缺乏地区,我国病区人口超过 3 亿,大多位于内陆山区及半山区,全国各地也有散发。本病主要表现是颈部甲状腺肿大,一般无临床症状,少数病人后期可引起压迫、窒息、吞咽和呼吸困难。少数患者可伴甲亢或甲低等症状,极少数可癌变。

（一）病因、发病机制

1. 缺碘 地方性水、土、食物中缺碘及机体青春期、妊娠和哺乳期对碘需求量增加而相对缺碘,甲状腺素合成减少,通过反馈刺激垂体 TSH 分泌增多,甲状腺滤泡上皮增生,摄碘功能增强,达到缓解。如果持续长期缺碘,一方面滤泡上皮增生,另一方面所合成的甲状腺球蛋白不能充分碘化、吸收、利用,则作为胶质堆积在滤泡腔内,使甲状腺肿大。用碘化食盐和其他食品可治疗和预防本病。

2. 致甲状腺肿因子的作用 ①水中的钙和氟可引起甲状腺肿。因其影响肠道碘的吸收,且使滤泡上皮细胞膜的钙离子增多,从而抑制甲状腺素的分泌。②某些食物如卷心菜、木薯、菜花、大头菜等,含有某些化学物质,能抑制碘化物在甲状腺内运送。③硫氰酸盐及过氯酸盐妨碍碘向甲状腺聚集。④药物如硫脲类药、磺胺药、锂、钴及高氯酸盐等,可抑制碘离子的浓集或碘离子有机化。

3. 高碘 常年饮用含高碘的水,因碘摄食过高,过氧化物酶的功能基过多地被占用,影响了酪氨酸氧化,因而碘的有机化过程受阻,甲状腺呈代偿性肿大。

4. 遗传与免疫 家族性甲状腺肿的原因是激素合成中酶的遗传性缺乏,如过氧化物酶、去卤化酶的缺陷及碘酪氨酸偶联缺陷等。有学者认为甲状腺肿的发生有自身免疫机制参与。

（二）病理变化

根据非毒性甲状腺肿的发生、发展过程和病变特点,可将病程分为三个时期。

1. 增生期 又称弥漫性增生性甲状腺肿(diffuse hyperplastic goiter)。肉眼观,甲状腺弥漫性对称性中度增大,一般不超过 150 g(正常 20~40 g),表面光滑。镜下观,滤泡上皮增生呈立方或低柱状,伴小滤泡和小假乳头形成,胶质较少,间质充血。此期甲状腺功能无明显改变。

2. 胶质储积期 又称弥漫性胶样甲状腺肿(diffuse colloid goiter)。因长期持续缺碘,胶质大量储积。肉眼观,甲状腺弥漫性对称性显著增大,重达 200~300 g,甚至可达 500 g以上,表面光滑,切面呈淡或棕褐色,半透明胶冻状。镜下观,部分上皮增生,可有小滤泡或假乳头形成,大部分滤泡上皮复旧变扁平,滤泡腔高度扩大,大量胶质储积(图 11-1)。

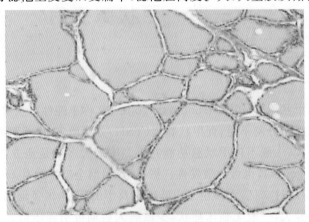

图 11-1 胶质储积期,滤泡腔高度扩大,大量胶质储积

3. 结节期 又称结节性甲状腺肿(nodular goiter)。本期滤泡上皮增生与复旧或萎缩的程度不一致,分布不均。肉眼观,甲状腺呈不对称结节状增大,结节大小不一,有的结节境界清楚(但无完整包膜),切面可见出血、坏死、囊性变、钙化和疤痕形成。镜下观,部分滤泡上皮呈柱状或乳头状增生,小滤泡形成;部分上皮复旧或萎缩,胶质储积。间质纤维组织增生、间隔包绕形成大小不一的结节状病灶。

（三）病理与临床联系

本病主要表现为甲状腺肿大,一般无内分泌功能失调,若甲状腺过度肿大,压迫气管、食管及喉返神经,将分别出现呼吸困难,咽下障碍及声音嘶哑。少数结节性甲状腺肿可发生恶变。碘化食盐可预防本病的发生,现已在病区推广食用。

二、弥漫性毒性甲状腺肿

弥漫性毒性甲状腺肿(diffuse toxic goiter),是指血中甲状腺素过多,作用于全身各组织所引起的临床综合征,临床上称为甲状腺功能亢进症(hyperthyroidism),简称甲亢,由于约有1/3患者有眼球突出,故又称为突眼性甲状腺肿。临床上主要表现为甲状腺肿大,基础代谢率和神经兴奋性升高,如心悸、多汗、烦热、潮汗、脉搏快,手震颤、多食、消瘦、乏力和突眼等。本病多见于女性,男女患病率之比为1:(4~6),以20~40岁人群最多见。

（一）病理变化

1. 肉眼观 甲状腺弥漫对称增大,为正常的2~4倍,表面光滑,较软,切面灰红呈分叶状,胶质少。在临床上往往甲亢手术前须经碘治疗,治疗后甲状腺病变有所减轻,甲状腺体积缩小、质变实,似牛肉样外观。

2. 镜下观 ①滤泡上皮增生呈高柱状,有的呈乳头状增生,并有小滤泡形成;②滤泡腔内胶质稀薄,滤泡周边胶质出现许多大小不一的上皮细胞吸收空泡(图11-2);③间质血管丰富、充血,淋巴组织增生。上皮细胞变矮、增生减轻,胶质增多变浓,吸收空泡减少。间质血管减少、充血减轻,淋巴细胞也减少。除甲状腺病变外,全身淋巴组织增生,胸腺和脾增大,心脏肥大、扩大,心肌和肝细胞可有变性、坏死及纤维化。眼球突出的原因是眼球外肌水肿、球后纤维脂肪组织增生、淋巴细胞浸润和黏液水肿。

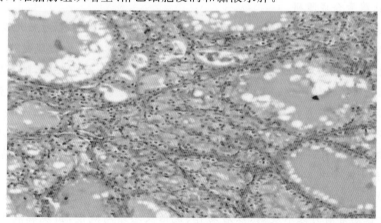

图 11-2 弥漫性毒性甲状腺肿

（二）病因发病机制

目前一般认为本病是一种自身免疫性疾病，其根据如下：①血中球蛋白增高，并有多种抗甲状腺的自身抗体，且常与一些自身免疫性疾病并存；②血中存在与 TSH 受体结合的抗体，具有类似 TSH 的作用，例如，甲状腺刺激免疫球蛋白（TSI）和甲状腺生长免疫球蛋白（TGI），TSI 通过激活腺苷环化酶和磷脂酰肌醇通路而引起甲状腺素过多分泌，TGI 则刺激甲状腺滤泡上皮增生，两者共同作用引起毒性甲状腺肿；③可能与遗传有关，研究发现某些患者亲属中也患有此病或其他自身免疫性疾病；④有部分患者因精神创伤，干扰了免疫系统而促进自身免疫疾病的发生。

（三）病理与临床联系

本病多见于女性，男女患病率之比为 1∶4，患者年龄一般为 20～40 岁，临床上主要表现为甲状腺肿大、甲亢和眼球突出三大症状。由于血中 T3、T4 增高，致使患者基础代谢增强、中枢神经兴奋性增高、易激动、手震颤、脉搏加快，易饥多食但消瘦。由于眼球后组织水肿、脂肪组织增生和淋巴细胞浸润，致使眼球突出。

三、甲状腺功能低下

甲状腺功能低下（hypothyroidism）是甲状腺素分泌缺乏或不足而出现的综合征，其病因如下：①甲状腺实质性病变，如甲状腺炎，外科手术或放射性同位素治疗造成的腺组织破坏过多，发育异常等；②甲状腺素合成障碍，如长期缺碘、长期抗甲状腺药物治疗、先天性甲状腺素合成障碍、可能由于一种自身抗体（TSH 受体阻断抗体）引起的特发性甲状腺功能低下等；③垂体或下丘脑病变。根据发病年龄不同可分为克汀病及黏液水肿。

> **知识链接** ····························
>
> 克汀病（cretinism）又称呆小症，是新生儿或幼儿时期甲状腺功能低下的表现，多见于地方性甲状腺肿病区。主要原因是缺碘，在胎儿时期，母亲通过胎盘提供的甲状腺素不足，而胎儿甲状腺及出生之后自身也不能合成足够的激素。散发病例多由于先天性甲状腺素合成障碍。
>
> 其主要临床表现为大脑发育不全，智力低下，因为甲状腺素对胎儿及新生儿的脑发育特别重要。此外尚有骨形成及成熟障碍，表现为骨化中心出现延迟，骨骺化骨也延迟，致四肢短小，形成侏儒。头颅较大，鼻根宽且扁平，呈马鞍状，眼窝宽，加上表情痴呆，呈特有的愚钝颜貌。婴儿在出生后数月内不易察觉智力低下及骨骼发育障碍，而这时又正是脑发育的关键时期，到症状出现再给甲状腺素治疗已无济于事，因此出生后应及早查血，如果 T4、T3 降低及 TSH 增高，即可确定为甲状腺功能低下。
>
> 黏液水肿（myxedema）是少年及成年人甲状腺功能低下的表现，患者基础代谢显著低下并由此带来各器官功能降低，组织间隙中有大量氨基多糖（如透明质酸、硫酸软骨素等）沉积而引起黏液水肿，可能是因该物质分解减慢所致。患者开始表现为畏寒、嗜睡，女性患者有月经不规则，以后动作、说话及思维均减慢，出现黏液水肿。皮肤发凉、粗糙，手足背部及颜面尤其是眼睑苍白浮肿。氨基多糖沉着在声带导致声音嘶哑，

沉着在心肌可引起心室扩张,沉着在肠管引起肠蠕动减慢及便秘等。

四、甲状腺炎

(一)亚急性甲状腺炎

亚急性甲状腺炎(subacute thyroiditis)是一种与病毒感染有关的巨细胞性或肉芽肿性炎症。本病女性多于男性,中青年多见。本病临床上起病急,常伴有发热不适,颈部有压痛,可有短暂性甲状腺功能异常,病程短,常在数月内恢复正常。

肉眼观,甲状腺呈不均匀结节状轻度增大,质实。切面灰白或淡黄色,可见坏死或疤痕,常与周围组织有粘连。镜下观,部分滤泡被破坏,胶质外溢,引起巨噬细胞性肉芽肿形成,类似结核,并有多量的中性粒细胞及不等量的嗜酸性粒细胞、淋巴细胞和浆细胞浸润,可形成微小脓肿,但无干酪样坏死。愈复期巨噬细胞消失,滤泡上皮细胞再生,伴有间质纤维化和瘢痕形成。

(二)慢性甲状腺炎

1. 慢性淋巴细胞性甲状腺炎(chronic lymphocytic thyroiditis) 又称桥本甲状腺炎(hashimoto's thyroiditis),是一种自身免疫性疾病,较常见于中年女性,临床上常为甲状腺弥漫性肿大,晚期一般有甲状腺功能低下的表现。

肉眼观,甲状腺弥漫性肿大,质韧,切面呈分叶状,色灰白、灰黄。镜下观,甲状腺实质组织广泛破坏、萎缩,大量淋巴细胞浸润,淋巴滤泡形成,纤维组织增生,有时可出现多核巨细胞(图 11-3)。

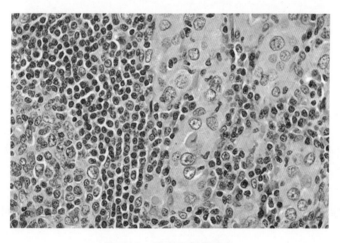

图 11-3 桥本氏甲状腺炎

2. 纤维性甲状腺炎(fibrous thyroiditis) 又称 Riedel 甲状腺肿或慢性木样甲状腺炎(chronic woody thyroiditis),原因不明,罕见。本病中年妇女为多,临床上早期症状不明显,晚期甲状腺功能低下,增生的纤维瘢痕组织压迫可产生声音嘶哑、呼吸及吞咽困难。

肉眼观,病变呈结节状,质硬似木样,与周围组织粘连,切面灰白。镜下观,甲状腺滤泡萎缩,大量纤维组织增生、玻璃样变,伴有少量淋巴细胞浸润。

本病与淋巴细胞性甲状腺炎的主要区别如下:①病灶周围组织侵犯、粘连;后者仅限于甲状腺内;②病灶虽有淋巴细胞浸润,但不形成淋巴滤泡;③病灶有显著的纤维化及玻璃样变性,质硬。

五、甲状腺肿瘤

(一) 甲状腺腺瘤

甲状腺腺瘤(thyroid adenoma)是甲状腺滤泡上皮发生的一种常见的良性肿瘤。患者往往在无意中发现,中青年女性多见。肿瘤生长缓慢,随吞咽活动而上下移动。

1. 肉眼观 肿瘤多为单发,呈圆形或类圆形,直径一般为3～5 cm,切面多为实性,色灰白或棕黄,可并发出血、囊性变、钙化和纤维化。有完整的包膜,压迫周围组织。

2. 镜下观 根据组织形态学特点甲状腺腺瘤可分为如下6类。

(1) 胚胎性腺瘤(embryonal adenoma) 瘤细胞小,大小较一致,分化好,呈片状或条索状排列,偶见不完整的小滤泡,无胶质,间质疏松呈水肿状。

(2) 胎儿型腺瘤(fetal adenoma) 主要由小而一致、仅含少量胶质的滤泡构成,上皮细胞为立方形,似胎儿甲状腺组织,间质呈水肿、黏液样,此型易发生出血、囊性变。

(3) 单纯性腺瘤(simple adenoma) 肿瘤由大小较一致、排列拥挤、内含胶质,与成人甲状腺相似的滤泡构成(图11-4)。

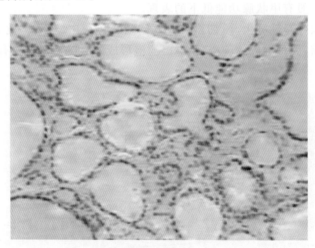

图 11-4 单纯性腺瘤

(4) 胶样腺瘤(colloid adenoma) 滤泡较大,大小不一,充满胶质,并可互相融合成囊,间质少。

(5) 嗜酸性细胞腺瘤(acidophilic cell adenoma) 较少见。瘤细胞大而多角形,核小,胞浆丰富嗜酸性,内含嗜酸性颗粒,电镜下见嗜酸性细胞内有丰富的线粒体。瘤细胞排列成索网状或巢状,很少形成滤泡。

(6) 非典型腺瘤(atypical adenoma) 瘤细胞丰富,生长较活跃,有轻度不典型增生,可见核分裂象。瘤细胞排列成索或巢片状,很少形成完整滤泡,间质少,但无包膜和血管侵犯。

结节性甲状腺肿和甲状腺瘤的诊断及鉴别要点如下：①前者常为多发结节、无完整包膜；后者一般单发，有完整包膜；②前者滤泡大小不一致，一般比正常的大，后者则相反；③前者周围甲状腺组织无压迫现象，邻近甲状腺内与结节内有相似病变，后者周围甲状腺有压迫现象，周围和远处甲状腺组织均正常。

（二）甲状腺癌

1. 乳头状腺癌（papillary adenocarcinoma） 此病是甲状腺癌中最常见的类型，占60%，青少年、女性多见，肿瘤生长慢，恶性程度较低，愈后较好。局部淋巴结转移较早。肉眼观，肿瘤一般呈圆形，直径约 2～3 cm，无明显包膜，质较硬，切面灰白，部分病例有囊形成，囊内可见乳头，故称乳头状囊腺癌（papillary cystadenocarcinoma），肿瘤常伴有出血、坏死、纤维化和钙化。镜下观，乳头分枝多，乳头中心有纤维血管间质，间质内常见呈同心圆状的钙化小体，即砂粒体（psammoma bodies），有助于诊断。乳头上皮可单层或多层，癌细胞可分化程度不一，核常呈透明或毛玻璃状，无核仁（图 11-5）。

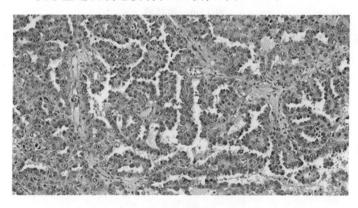

图 11-5 甲状腺乳头状腺癌

2. 滤泡性腺癌（follicular adenocarcinoma） 该病比乳头状腺癌恶性程度高、预后差而少见，多发生于 40 岁以上女性，早期易血行转移，癌组织侵犯周围组织或器官时可引起相应的症状。肉眼观，结节状，包膜不完整，境界较清楚，切面灰白、质软。镜下观，可见不同分化程度的滤泡，分化好的与腺瘤难区别，须多处取材加以鉴别。分化差的呈实性巢片状，瘤细胞异型性明显，滤泡少而不完整。少数病例由嗜酸性癌细胞构成，称为嗜酸性细胞癌（acidophilic cell carcinoma）。

3. 髓样癌（medullary carcinoma） 由滤泡旁细胞（即 C 细胞）发生的恶性肿瘤，属于APUD（amine precursor uptake and decarboxylation）瘤，占甲状腺癌的 5%～10%，40～60岁为高发期，部分为家族性常染色体显性遗传。90%的肿瘤分泌降钙素，产生严重腹泻和低血钙症，有的还同时分泌其他多种激素和物质。肉眼观，单发或多发，可有假包膜，直径约 1～11 cm，切面灰白或黄褐色，质实而软。镜下观，瘤细胞圆形或多角、梭形，核圆或卵圆，核仁不明显。瘤细胞呈实体片巢状或乳头状、滤泡状排列，间质内常有淀粉样物质沉着（可能与降钙素分泌有关）（图 11-6）。

4. 未分化癌（undifferentiated carcinoma） 较少见，生长快，早期浸润和转移，恶性程度高，预后差。肉眼观，病变不规则，无包膜，切面灰白，常有出血、坏死。镜下观，癌细胞大

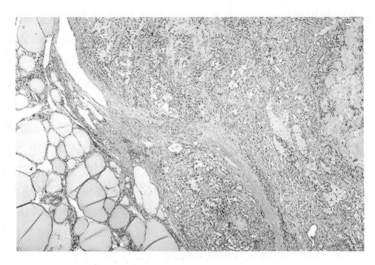

图 11-6 髓样癌

小、形态、染色深浅不一,核分裂象多。组织学上可分为小细胞型、梭形细胞型、巨细胞型和混合型(图 11-7)。

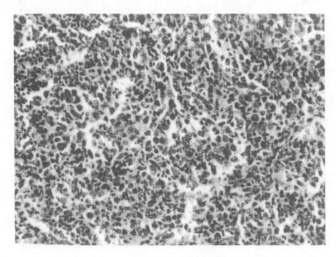

图 11-7 未分化癌

第二节 胰岛疾病

一、糖尿病

糖尿病(diabetes mellitus)是一种体内胰岛素相对或绝对不足及靶细胞对胰岛素敏感性降低,或胰岛素本身存在结构上的缺陷而引起的碳水化合物、脂肪和蛋白质代谢紊乱的一种慢性疾病,其主要特点是高血糖、糖尿。临床上主要表现为多饮、多食、多尿和体重减少(即三多一少),可使一些组织或器官发生形态结构改变和功能障碍,并发酮症酸中毒、肢体坏疽、多发性神经炎、失明和肾功能衰竭等。本病发病率日益增高,已成为世界性的常见病、多发病。

（一）分类及病因、发病机制

糖尿病一般分为原发性糖尿病（primary diabetes mellitus）和继发性糖尿病（secondary diabetes mellitus），原发性糖尿病（即日常所俗称的糖尿病）又分为胰岛素依赖型糖尿病（insulin-dependent diabetes mellitus，IDDM）和非胰岛素依赖型糖尿病（non-insulin-dependent diabetes mellitus，NIDDM）两种。

1. 原发性糖尿病

（1）胰岛素依赖型糖尿病　又称I型或幼年型糖尿病,占10％左右。其主要特点是青少年发病,起病急,病情重,发展快,胰岛 B 细胞明显减少,血中胰岛素降低,易出现酮症酸中毒,治疗依赖胰岛素。目前认为本型是在遗传易感性的基础上由病毒感染等诱发的针对 B 细胞的一种自身免疫性疾病。B 细胞严重损伤,胰岛素分泌绝对不足。其根据如下:①从患者体内可测到胰岛细胞抗体和细胞表面抗体,常与其他自身免疫性疾病并存;②与HLA（组织相容性抗原）的关系受到重视,患者中 HLA-DR$_3$基因和 HLA-DR$_4$基因的检出率超过平均值,说明与遗传有关;③血清中抗病毒抗体滴度显度增高,提示与病毒感染有关。

（2）非胰岛素依赖型糖尿病　又称II型或成年型糖尿病,约占糖尿病的90％。其主要特点是成年发病,起病缓慢,病情较轻,发展较慢,胰岛数目正常或轻度减少,血中胰岛素正常、增多或降低,肥胖者多见,不易出现酮症酸中毒,一般可以不依赖胰岛素治疗。本型病因、发病机制不清楚,一般认为是与肥胖有关的胰岛素相对不足及组织对胰岛素不敏感所致。

2. 继发性糖尿病　指已知原因如炎症、肿瘤、手术或其他损伤、某些内分泌疾病（如肢端肥大症、Cushing 综合征、甲亢、嗜铬细胞瘤和类癌综合征）等造成胰岛内分泌功能不足所致的糖尿病。

（二）病理变化

1. 胰岛病变　不同类型、不同时期病变不同。I型糖尿病早期为非特异性胰岛炎（图11-8）,继而胰岛 B 细胞颗粒脱失、空泡变性、坏死、消失,胰岛变小、数目减少,纤维组织增生、玻璃样变;II型糖尿病早期病变不明显,后期 B 细胞减少,常见胰岛淀粉样变性（图 11-9）。

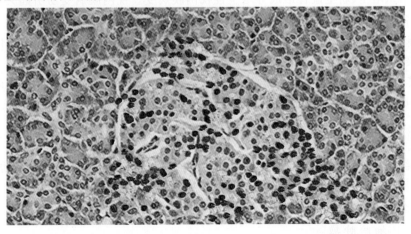

图 11-8　非特异性胰岛炎胰岛内淋巴细胞浸润（Ⅰ型糖尿病）

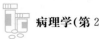

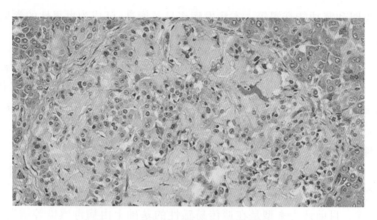

图 11-9 胰岛淀粉样变性：Ⅱ型糖尿病

2. 动脉病变 细动脉玻璃样变性,高血压患者更明显;动脉粥样硬化较非糖尿病患者出现较早较严重。动脉硬化可引起相应组织结构的病变和功能障碍。

3. 肾脏病变 ①肾脏体积增大：由于病变早期肾血流量增加,肾小球滤过率增高,导致早期肾脏体积增大,通过治疗可恢复正常。②结节性肾小球硬化：表现为肾小球系膜轴内有结节状玻璃样物质沉积,结节增大可使外周毛细血管阻塞。③弥漫性肾小球硬化：占75%,在肾小球内有玻璃样物质沉积,分布弥漫,主要损害肾小球毛细血管壁和系膜,肾小球基底膜普遍增厚,毛细血管腔变窄或完全闭塞,最终导致肾小球缺血和玻璃样变性。④肾小管-间质损害：肾小管上皮细胞出现颗粒样和空泡样变性,晚期肾小管萎缩,肾间质损害包括纤维化、水肿和淋巴细胞、浆细胞和多形核白细胞浸润。⑤血管损害：糖尿病累及所有的肾血管,多数损害是动脉硬化,特别是入球和出球动脉硬化。肾动脉及其主要分支的动脉粥样硬化,糖尿病患者比同龄的非糖尿病患者出现的更早更常见。⑥肾乳头坏死：常见于糖尿病患者患急性肾盂肾炎时,肾乳头坏死是缺血加感染所致。

4. 视网膜病变 早期可表现为微小动脉瘤(microaneurysms)和视网膜小静脉扩张,继而出现渗出、水肿、微血栓形成、出血等非增生性视网膜病变;还可因血管病变引起缺氧,刺激纤维组织增生、新生血管形成等增生性视网膜病变。视网膜病变易引起失明。此外,糖尿病易合并白内障。

5. 神经系统病变 周围神经可因血管病变引起缺血性损伤或症状,如肢体疼痛、麻木、感觉丧失、肌肉麻痹等。此外,脑细胞也可发生广泛变性。

6. 其他组织或器官病变 可出现皮肤黄色瘤、肝脂肪变和糖原沉积、骨质疏松、糖尿病性外阴炎及化脓性炎症和真菌性感染等。

二、胰岛细胞瘤

胰岛细胞瘤(islet-cell tumor)因细胞成分不同,所分泌的激素和临床症状也不同。部分肿瘤为无功能性肿瘤,临床不出现任何特殊症状。胰岛细胞瘤在 HE 染色片上不能区分细胞的种类,常需借助特殊染色、电镜及免疫组化技术来加以鉴别。

(一)B 细胞肿瘤

从胰岛 B 细胞发生的肿瘤有腺瘤和腺癌两种;部分能分泌胰岛素,临床可有低血糖症状。80％为单发性腺瘤,10％为多发性腺瘤,10％为癌。本瘤可见于各年龄层次,40～50岁多见。

1. 肉眼观 以胰体及胰尾部多见,包膜完整,直径为 0.5～10 cm,切面呈微黄色。

2. 镜下观 瘤细胞似胰岛细胞,呈多角形或柱状,胞浆颗粒状,细胞排列成条索或巢状,有时可见菊形团排列。瘤细胞周围血窦围绕(图 11-10)。间质中常有淀粉样物质或钙盐沉积。恶性者称为胰岛细胞癌。因肿瘤细胞常因变性而出现多形性和奇异形核,镜下区分良恶性有时困难,常根据其浸润性生长和淋巴结、肝转移等做出判断。

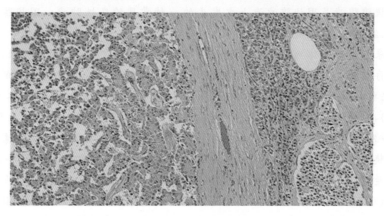

图 11-10 胰岛细胞瘤

(二) Zollinger-Ellison 综合征

Zollinger-Ellison 综合征以胰岛细胞瘤、大量胃酸分泌和溃疡病为主要表现。本病常为多发性,60％为恶性,瘤细胞大小不一,分泌胃泌素,又称胃泌素瘤(gastrinoma)。此瘤可见于胰腺任何部位,也可发生在十二指肠及胃幽门窦部。因胃泌素的作用,胃酸分泌亢进,常导致溃疡病。溃疡主要见于十二指肠及胃,25％可出现在空肠。

小 结

内分泌系统包括内分泌腺、内分泌组织(如胰岛)和散在于各系统或组织内的内分泌细胞。内分泌系统的组织或细胞增生、肿瘤、炎症、血液循环障碍、遗传性及其他病变均可引起激素分泌增多或减少,导致功能的亢进或减退,使相应靶组织或器官增生、肥大或萎缩。

弥漫性非毒性甲状腺肿又称单纯性甲状腺肿,是由于缺碘使甲状腺素分泌不足,促甲状腺素(TSH)分泌增多,甲状腺滤泡上皮增生,胶质堆积而使甲状腺肿大,一般不伴甲状腺功能亢进。本病大多是地方性分布,又称地方性甲状腺肿。

弥漫性毒性甲状腺肿,是指血中甲状腺素过多,作用于全身各组织所引起的临床综合征,临床上称为甲状腺功能亢进症,简称甲亢,又称为突眼性甲状腺肿。临床上主要表现为甲状腺肿大,基础代谢率和神经兴奋性升高,如心悸、多汗、烦热、潮汗、脉搏快,手震颤、多食、消瘦、乏力和突眼等。

甲状腺功能低下是甲状腺素分泌缺乏或不足而出现的综合征,分为克汀病及黏液水肿。克汀病又称呆小症,是新生儿或幼儿时期甲状腺功能低下的表现,主要临床表现为大脑发育不全,智力低下。黏液水肿是少年及成年人甲状腺功能低下的表现,患者基础代谢显著低下并由此带来各器官功能降低,组织间隙中有大量氨基多糖(如透明质酸、硫酸软骨素等)沉积而引起黏液水肿。

亚急性甲状腺炎是一种与病毒感染有关的巨细胞性或肉芽肿性炎症。慢性淋巴细胞性甲状腺炎又称桥本甲状腺炎,是一种自身免疫性疾病,较常见于中年女性,临床上常为甲状腺弥漫性肿大,晚期一般有甲状腺功能低下的表现。

甲状腺腺瘤是甲状腺滤泡上皮发生的一种常见的良性肿瘤。甲状腺癌分为乳头状腺癌、滤泡性腺癌、髓样癌、未分化癌。

糖尿病是一种体内胰岛素相对或绝对不足及靶细胞对胰岛素敏感性降低,或胰岛素本身存在结构上的缺陷而引起的碳水化合物、脂肪和蛋白质代谢紊乱的一种慢性疾病,其主要特点是高血糖、糖尿。临床上主要表现为多饮、多食、多尿和体重减少(即三多一少),可使一些组织或器官发生形态结构改变和功能障碍,并发酮症酸中毒、肢体坏疽、多发性神经炎、失明和肾功能衰竭等。原发性糖尿病又分为胰岛素依赖型糖尿病和非胰岛素依赖型糖尿病两种。胰岛素依赖型糖尿病又称Ⅰ型或幼年型糖尿病,主要特点是青少年发病,起病急,病情重,发展快,胰岛B细胞明显减少,血中胰岛素降低,易出现酮症酸中毒,治疗依赖胰岛素。非胰岛素依赖型糖尿病又称Ⅱ型或成年型糖尿病,主要特点是成年发病,起病缓慢,病情较轻,发展较慢,胰岛数目正常或轻度减少,血中胰岛素正常、增多或降低,肥胖者多见,不易出现酮症酸中毒,一般可以不依赖胰岛素治疗。

胰岛细胞瘤因细胞成分不同,所分泌的激素和临床症状也不同。部分肿瘤为无功能性肿瘤,临床不出现任何特殊症状,部分能分泌胰岛素,临床可有低血糖症状。

能力检测

1. 甲状腺炎有哪些类型?

2. 毒性甲状腺肿的主要病理变化有哪些?

3. 为什么有些毒性甲状腺肿患者会出现突眼现象?

4. 糖尿病患者为什么出现多饮、多食、多尿和消瘦?

5. 试比较非毒性甲状腺肿与毒性甲状腺肿的病因、发病机理、主要病理变化及其功能改变。

6. 试比较胰岛素依赖型和非胰岛素依赖型糖尿病的异同点。

中英文对照

单纯性甲状腺肿	simple goiter
单纯性腺瘤	simple adenoma
地方性甲状腺肿	endemic goiter
非典型腺瘤	atypical adenoma

甲状腺腺瘤	thyroid adenoma
胶样腺瘤	colloid adenoma
结节性甲状腺肿	nodular goiter
克汀病	cretinism
滤泡性腺癌	follicular adenocarcinoma
慢性淋巴细胞性甲状腺炎	chronic lymphocytic thyroiditis
慢性木样甲状腺炎	chronic woody thyroiditis
弥漫性毒性甲状腺肿	diffuse toxic goiter
弥漫性非毒性甲状腺肿	diffuse nontoxic goiter
弥漫性胶样甲状腺肿	diffuse colloid goiter
弥漫性增生性甲状腺肿	diffuse hyperplastic goiter
黏液水肿	myxedema
胚胎性腺瘤	embryonal adenoma
桥本甲状腺炎	hashimoto's thyroiditis
乳头状腺癌	papillary adenocarcinoma
砂粒体	psammoma bodies
嗜酸性细胞癌	acidophilic cell carcinoma
嗜酸性细胞腺瘤	acidophilic cell adenoma
髓样癌	medullary carcinoma
胎儿型腺瘤	fetal adenoma
糖尿病	diabetes mellitus
未分化癌	undifferentiated carcinoma
纤维性甲状腺炎	fibrous thyroiditis
胰岛细胞瘤	islet-cell tumor

参考文献

［1］Robbins S L，Cotran R S. Basic Pathology［M］. 6th ed. Philadelphia：WB Sounders，1997.

［2］Liu T H，et al. Thoracic ACTH-producing tumors with Cushing's syndrome ［J］. Zentrablatt fuer Pathologie，1993,139:131-139.

［3］Kovacs K. The pathology of Cushing's disease［J］. J Steroid Biochem Mol Biol，1993,45:179-182.

［4］Dayan C M，Daniel G H. Chronic autoimmune thyroiditis［J］. N Eng J Med，1996,335:99-107.

（广州医科大学卫生职业技术学院　胡　婷）

第十二章
传染病及寄生虫病

 学习目标

    掌握：结核病、伤寒、细菌性痢疾、流行性脑脊髓膜炎、流行性乙型脑炎、血吸虫病的病理变化及临床病理联系；原发性肺结核病、继发性肺结核病的病理变化特征及类型。

    熟悉：结核病的发展与结局、肺外器官结核病的病理变化特征；流行性出血热、钩端螺旋体病的病理变化及临床病理联系；淋病、尖锐湿疣、梅毒和艾滋病的病理变化与传播途径。

    了解：结核病、伤寒、细菌性痢疾、流行性脑脊髓膜炎、流行性乙型脑炎、流行性出血热、钩端螺旋体病及血吸虫病的病因、传播途径与发病机制。

    传染病是由病原微生物经一定的传播途径进入易感机体所引起的一组具有传染性的疾病，在一定条件下可引起广泛流行，对人类的健康威胁很大。其中由寄生虫感染机体所致者又称为寄生虫病。传染病可在人与人、人与动物或动物与动物之间相互传播，其发生和发展与社会人群的卫生条件、教育水平和生活习惯等有一定的关系。由于社会条件的改善、诊断技术的提高和抗生素的有效应用，传染病的诊断和治疗取得了很大进展。新中国成立后，传染病的发病率和患者的死亡率均已明显下降，有的传染病已经消灭或接近消灭如天花、麻风、脊髓灰质炎等，而一些原已被控制的传染病，由于种种原因又死灰复燃，其发生率又趋上升，如结核病、梅毒等，并出现一些新的传染病，如艾滋病、严重急性呼吸综合征等。

    本章仅介绍结核病、伤寒、细菌性痢疾、流行病脑脊髓膜炎、流行性乙型脑炎、流行性出血热、钩端螺旋体病和性传播性疾病等，其他传染病在相关章节中述及。

    知识链接

    传染病在人群中发生或流行是一个复杂过程，必须具备传染源、传播途径和易感人群三个基本环节。引起传染病的病原微生物种类繁多，包括病毒、细菌、衣原体、支原体、立克次体、真菌、螺旋体、寄生虫等。病原体入侵人体常有一定的传播途径和方式,并往往定位于一定的部位引起炎症性病理改变。

病原体损伤宿主细胞的机制有三种方式:①病原体接触或进入细胞内,直接引起细胞死亡;②病原体释放内毒素和外毒素杀伤细胞,或释放酶降解组织成分,或损伤血管引起缺血性坏死;③病原体引起机体免疫反应,虽可抵御入侵的病原体,但也可诱发变态反应引起组织损伤。

第一节 结 核 病

一、结核病概述

结核病(tuberculosis)是由结核杆菌(tubercle bacillus)引起的一种常见的慢性传染病。其病变本质为一种慢性肉芽肿性炎症,典型病变常表现为结核结节形成并伴有不同程度的干酪样坏死。全身各脏器均可累及,但以肺结核最为多见。

20世纪80年代以来,由于艾滋病的流行和耐药菌株的出现,结核病的发病率又趋上升。我国2000年流行病学调查显示,受结核菌感染的人数超过4亿,每年新发病例约145万人,中国结核病患者人数位居世界第二,仅次于印度。结核病已成为单一病原菌疾病造成死亡人数最多的传染病,1993年WHO宣布"全球结核病处于紧急状态",已将结核病作为重点控制的传染病之一。

(一) 病因及发病机制

结核病的病原菌是结核分枝杆菌,对人体有致病作用的主要是人型和牛型。结核杆菌是一类细长弯曲、革兰阳性的专性需氧杆菌,有荚膜、无鞭毛、无芽胞、无菌丝,其细胞壁中含大量分枝菌酸,具有抗酸性,用抗酸染色法(Ziehl-Neelson)细菌呈红色。结核杆菌无侵袭性酶,不产生内、外毒素,其致病性与结核杆菌逃脱被巨噬细胞杀伤的能力及诱发机体产生迟发型变态反应有关,这些又主要由菌体和细胞壁内所含的成分决定。结核杆菌菌体内含有脂质、蛋白质、多糖类三种主要成分。①脂质:与结核菌的毒力和形成特征性病变有关;脂质中的磷脂能刺激单核细胞增生,并能使病灶中巨噬细胞转变为上皮样细胞而形成结核结节以及发生干酪样坏死。②蛋白质:具有抗原性,可使机体产生变态反应。③多糖:作为半抗原参与免疫反应并引起局部中性粒细胞浸润。脂质与糖及蛋白质结合成为糖脂(索状因子)和糖肽脂(蜡质D)。索状因子(cord factor)能破坏线粒体膜、影响细胞呼吸,对组织和细胞有强烈的损伤作用;蜡质D(wax-D)能引起宿主对结核杆菌产生剧烈的变态反应,还能抑制吞噬细胞的吞噬体与溶酶体融合,使结核杆菌能在吞噬细胞中长期生存;结核病主要经呼吸道传染,肺结核患者(主要是空洞型肺结核)从呼吸道排出大量带菌微滴,吸入这些带菌微滴即可造成感染。少数可经消化道感染(食入带菌的食物,包括含菌牛奶),极少数经皮肤伤口感染。

结核杆菌数量和毒力的大小及机体的反应性(主要是免疫力和变态反应)在本病的发

病机制中起重要作用。人对结核菌的自然免疫力较弱,在初次感染结核菌后的2周,若感染细菌量大、毒力强,则细菌往往在局部繁殖,并可扩散到全身,甚至引起死亡。人对结核杆菌的免疫力主要是感染后的获得性免疫,这种免疫是以细胞免疫为主,即机体受到结核菌抗原刺激后,T淋巴细胞转化为致敏淋巴细胞。当再次接受抗原刺激时,可很快分裂、增殖,并释放各种淋巴因子,如巨噬细胞趋化因子、巨噬细胞集聚因子、巨噬细胞移动抑制因子和巨噬细胞激活因子等。在这些淋巴因子的作用下,巨噬细胞向感染部位聚集,并演变形成结核性肉芽肿,试图杀灭结核杆菌,使病变局限。机体在形成抗结核杆菌的细胞免疫同时,也形成了对结核菌的迟发型变态反应,在感染的菌量多,毒力强的情况下,由于大量变应原及菌体成分的存在,造成组织细胞强烈的损伤,并可引起局部巨噬细胞聚积过多,挤压小血管造成局部缺血以及巨噬细胞释放过多的溶酶体酶以及淋巴毒素,可引起剧烈的变态反应,造成广泛的组织损伤,发生干酪样坏死和全身中毒症状。

总之,免疫反应与变态反应贯穿在结核病始终。两者的彼此消长则取决于结核菌的数量、毒力的大小及机体抵抗力等因素。年龄、营养状况、有无全身性疾病(尤其是肺硅沉着病、糖尿病、细胞免疫缺陷、先天性心脏病等)均可影响抵抗力。当结核杆菌数量少、毒力弱、机体抵抗力强时,以免疫反应占优势,病变局限,疾病向好转、痊愈方向发展;反之,则以变态反应为主,局部病变恶化。

(二) 基本病变

结核病的基本病变为炎症,常呈慢性经过,并可形成具有特征性的肉芽肿性病变。由于侵入的菌量、毒力和组织的特性不同,以及机体在感染过程中不同时期免疫力和变态反应的消长,故病变复杂,可有不同的病变类型。

1. 渗出为主的病变 当结核杆菌数量多、毒力强,机体的免疫力低和变态反应明显时,常出现渗出性病变,多发生在疾病早期或病变恶化时。病变好发于肺、浆膜、滑膜、脑膜等处。渗出的成分主要是浆液和纤维蛋白,早期有中性粒细胞浸润,但很快被巨噬细胞所取代,严重时还有大量红细胞漏出,在渗出液中可查见结核杆菌。渗出为主的病变,其渗出物可完全吸收,或转变为增生为主的病变;当变态反应剧烈时,可转为坏死为主的病变。

2. 增生为主的病变 当结核杆菌数量少、毒力低或机体免疫力强时,则发生以增生为主的病变。由于细胞免疫反应的作用,病变局部巨噬细胞增生,吞噬、消化结核杆菌,并转变为上皮样细胞。上皮样细胞呈多角形或梭形,胞质丰富,境界不清,胞核呈圆或卵圆形,染色质甚少,甚至可呈空泡状,核内有1~2个核仁。多个上皮样细胞互相融合或细胞核分裂胞浆不分裂,形成朗格汉斯巨细胞(langhans'giant cell),朗格汉斯巨细胞体积大,直径可达300 μm,胞质丰富,胞核形似上皮样细胞核,多个胞核,有十几个到几十个不等,常排列在细胞质周围呈花环状、马蹄形或密集在胞体一端。在结核病时,这种由上皮样细胞、朗格汉斯巨细胞及外周致敏的T淋巴细胞和少量的成纤维细胞等聚集成结节状肉芽肿,称为结核结节(tubercle)(图12-1,图12-2),为结核病的特征性病变,具有病理诊断价值。当变态反应较强时,结核结节中央可发生干酪样坏死。单个结核结节肉眼不易看到,几个结节融合成较大结节时,肉眼才能见到,病灶境界清楚,呈灰白色、粟粒大小。结节内干酪样坏死多时呈现淡黄色。病变好转时,上皮样细胞变为成纤维细胞,结核结节发生纤维化。

3. 坏死为主的病变 当结核杆菌数量多、毒力强、机体免疫力低下或变态反应强烈

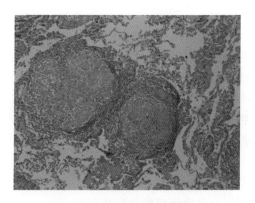

图 12-1 结核结节(低倍镜观)

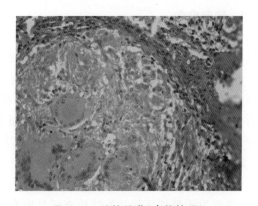

图 12-2 结核结节(高倍镜观)

注:朗格汉斯巨细胞、上皮样细胞、T淋巴细胞及成纤维细胞聚集成境界较清楚的结节状肉芽肿。

时,上述增生、渗出病变均可发生干酪样坏死(caseous necrosis)。肉眼观,病灶因含脂质较多而呈淡黄色,均匀细腻,质地较实,状似奶酪,故称干酪样坏死。镜下观,为红染、无结构的颗粒状物(图 12-3)。干酪样坏死对结核病具有一定的病理诊断意义。干酪样坏死物可抑制溶酶体酶的活性,使坏死组织不易被溶解,因而表现为特有的凝固状态。干酪样坏死物一旦液化则有利于坏死物排出而消除病变,但由于干酪样坏死物内含有大量结核杆菌,因而也常造成结核杆菌播散和病情恶化。

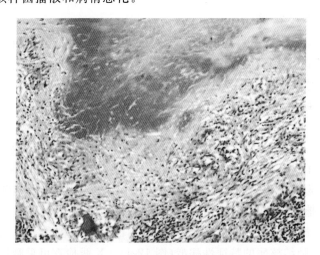

图 12-3 干酪样坏死(低倍镜观)

注:坏死部位组织结构破坏,被大片红染无结构的颗粒状物替代,周围可见结核性肉芽肿改变。

渗出、变质和增生三种变化往往同时存在,但以某一种病变为主,而且可以互相转化。

(三)结核病的转归

结核病的发展和结局取决于机体抵抗力和结核杆菌致病力之间的矛盾关系。在机体抵抗力增强时,结核杆菌被抑制、杀灭,病变转向愈合;反之,则转向恶化。

1. 转向愈合

（1）吸收、消散　渗出性病变的主要愈合方式。渗出物可通过淋巴管吸收而使病灶缩小或消散。小的干酪样坏死及小范围的增生性病变也有吸收的可能。

（2）纤维化、纤维包裹及钙化　增生性病变和较小的干酪样坏死物，可通过机化、纤维化而愈合。较大的干酪样坏死物难以全部纤维化，则在病灶周围发生纤维性包裹，继而中央的干酪样坏死物逐渐干燥，或有钙盐沉积而发生钙化。被包裹或发生钙化的干酪样坏死物中，可有少量结核杆菌存活，当机体免疫力下降时，可致疾病复发。

2. 转向恶化

（1）浸润进展　当疾病恶化时，在原有病灶的周围发生渗出性病变，使病灶范围不断扩大，并继发干酪样坏死。X 线检查可见原有病灶周围出现边缘模糊的絮状阴影。

（2）液化播散　含有大量结核杆菌的干酪样坏死物发生液化，形成半流体物质，通过自然管道（如呼吸道、泌尿道等）、血液循环和淋巴组织播散到其他一个或多个部位，形成新的结核病灶。干酪样坏死物通过自然管道排出后，局部可形成空洞，如肺空洞、肾空洞等。

二、肺结核病

结核杆菌主要经呼吸道传播，故结核病中最常见的是肺结核病。由于机体对初次感染和再次感染结核菌的反应性不同，因而肺部病变的发生、发展也不相同，一般将肺结核分为原发性肺结核病和继发性肺结核病两大类。

（一）原发性肺结核病

机体第一次感染结核杆菌引起的肺结核病称为原发性肺结核病（primary Pulmonary tuberclosis）。本病多见于儿童，也可见于未感染过结核杆菌的成人。免疫功能严重受抑制的成年人由于丧失对结核杆菌的免疫力，可多次发生原发性肺结核病。

1. 病理变化　结核杆菌随空气吸入而到达通气良好的支气管系统的末端，所以最初的病灶常出现于肺叶的边缘区，即靠近胸膜处，以右肺上叶下部、下叶上部为多见，称为原发病灶。原发病灶一般呈圆形，直径多在 1 cm 左右，呈灰黄色，病灶开始为渗出性，随后病灶中央发生干酪样坏死。由于是初次感染，机体缺乏对结核杆菌特异性免疫力，原发病灶内的结核杆菌迅速侵入淋巴管，循淋巴液引流到肺门淋巴结，分别引起肺内结核性淋巴管炎和肺门淋巴结结核，导致肺门淋巴结肿大和干酪样坏死。

肺的原发病灶、肺内结核性淋巴管炎和肺门淋巴结结核被称为原发综合征（primary complex），是原发性肺结核病的特征性病变（图 12-4）。X 线检查可见哑铃状阴影。

2. 临床病理联系　患者临床症状和体征常不明显，仅结核菌素试验阳性。少数病情较重者，可出现倦怠、食欲减退、潮热、盗汗等中毒症状。

3. 转归

1）愈合　绝大多数的原发性肺结核病因机体对结核杆菌的特异性免疫逐渐增强而自然痊愈，病灶可完全吸收或纤维化，较大的坏死灶则经纤维包裹或钙化而愈合。有时肺内原发病灶已愈合，而肺门淋巴结病变仍存在，但经合理治疗，病变大多仍可痊愈。

2）恶化　少数患儿由于营养不良或同时患有其他疾病（如麻疹、百日咳、肺炎等）使机体免疫力低下，病情恶化，肺内原发病灶及肺门淋巴结病变继续扩大，并通过支气管、淋巴

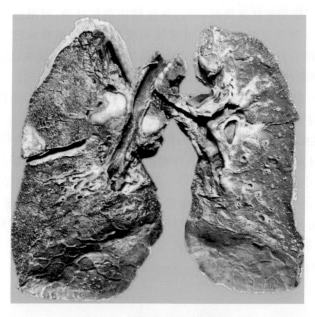

图 12-4 原发综合征(肉眼观)

组织和血液循环播散(图 12-5)。此时临床上出现较明显的中毒症状如发热、盗汗、食欲减退、消瘦等。

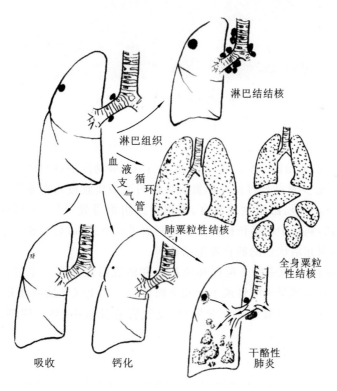

淋巴结结核

淋巴组织

血液循环

支气管

肺粟粒性结核

全身粟粒性结核

吸收

钙化

干酪性肺炎

图 12-5 原发性肺结核病及其转归示意图

（1）淋巴播散　病变恶化进展时，肺门淋巴结的结核杆菌，可沿淋巴管蔓延到气管分叉处、气管旁、纵隔及颈部等淋巴结，也可逆流至腹膜后及肠系膜淋巴结。初期淋巴结肿大，结核结节形成，随后发生干酪样坏死。淋巴结肿大，互相粘连成块、成串，经合理治疗可愈合，重者干酪样坏死物液化，并穿破局部皮肤，形成经久不愈的窦道。

（2）血液播散　肺部或淋巴结的干酪样坏死可侵蚀附近血管壁，结核杆菌侵入血液循环，或由淋巴道经胸导管入血。血液播散可引起以下类型的结核病。

① 全身粟粒性结核病：当机体免疫力很差，大量结核杆菌短期内侵入肺静脉及其分支，可出现急性全身粟粒性结核病。其病理特点是肺、肝、脾、肾、脑和腹膜等处密布大小一致、灰白色、粟粒大小的结核病灶（图12-6）。每个粟粒病灶由几个结核结节组成，可进一步发生干酪样坏死。由于同时有结核性败血症，所以患者病情危重，有明显的中毒症状，如高热、寒战、烦躁、衰竭、神志不清等。若结核杆菌少量多次进入体循环，则粟粒性病灶大小不等、新旧各异，称为慢性全身粟粒性结核病。

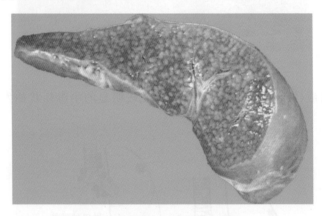

图12-6　脾粟粒性结核病（肉眼观）

② 肺粟粒性结核病：结核病变仅局限于肺内播散，病灶的形态与全身粟粒性结核病相同（图12-7）。此系肺门、纵隔、支气管旁淋巴结中的干酪样坏死破入附近的静脉系统，或因含有结核杆菌的淋巴液由胸导管回流入静脉，经右心、肺动脉播散至两肺所致。

③ 肺外结核病：少量结核杆菌经原发病灶处的毛细血管侵入血液循环，播散至肺外某些组织、器官，如骨、关节、泌尿生殖器官、中枢神经组织等处，形成个别或少数结核病灶。由于机体抵抗力强，病灶中的结核杆菌受到抑制而潜伏下来，以后当机体免疫力下降时，结核杆菌大量繁殖，引起潜伏处的器官发生结核病。

（3）支气管播散：病灶中的干酪样坏死扩大和液化后侵入附近支气管，结核杆菌经支气管播散于肺内，可形成呈大叶性或小叶性干酪性肺炎。支气管播散在儿童原发性肺结核病较少见，可能与儿童支气管尚未充分发育、支气管管径较小，易受周围病变压迫和阻塞有关。

（二）继发性肺结核病

继发性肺结核病（secondary pulmonary tuberculosis）是指人体再次感染结核杆菌而发生的肺结核病。本病多见于成年人，故又称成人型肺结核病。其感染来源如下：一是内源性再感染，即结核杆菌从体内原有病灶（原发性肺结核或肺外结核）经血行播散至肺（常在

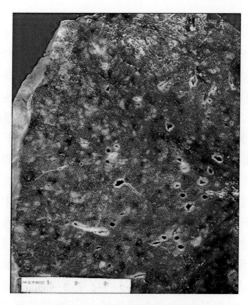

图 12-7　肺粟粒性结核病(肉眼观)
注:肺叶散在分布灰白色粟粒大小的结核病灶。

肺尖),形成潜伏性病灶,当机体免疫力下降时,病灶活动而成继发性肺结核病;二是外源性感染,即结核杆菌由外界再次侵入肺内而发病。一般以内源性再感染为主。

1. 病变特点　由于继发性肺结核是再次感染,发生在已有一定免疫力的机体,故有以下病变特点。①病变多开始于肺尖。这是由于人体直立位时该处动脉压低,局部血液循环较差,且通气不畅,以致局部组织免疫力较低,结核杆菌易于在该处繁殖而发病。②由于患者免疫反应较强,病变往往以增生为主,免疫反应使病变局限化,抑制结核杆菌繁殖,并有助于防止其经淋巴组织和血液播散;同时由于变态反应强烈,病变发展迅速且剧烈,易发生干酪样坏死。③病变易经支气管在肺内播散。④病程较长,随着机体免疫反应和变态反应的消长,病情时好时坏,病变复杂多样,增生、渗出、变质交织存在,即新旧病变混杂。

原发性肺结核病和继发性肺结核病的比较如表 12-1 所示。

表 12-1　原发性肺结核病和继发性肺结核病的比较

区　别　点	原发性肺结核病	继发性肺结核病
感染	第一次感染(外源性)	再感染(主要为内源性)
好发人群	儿童	成人
特异性免疫力	低	一般较高
起始病灶	上叶下部、下叶上部近肺膜处	肺尖部
病理特征	原发综合征;病变以渗出和坏死为主,不易局限	病变多样,常新旧并存;病变以增生和坏死为主,较局限
病程	较短(急性经过)、大多自愈	较长(慢性经过)、多需治疗
播散方式	淋巴道转移或血道转移为主	支气管播散为主

2. 病变类型　继发性肺结核病根据其病理变化特点及病程经过,可分为以下 6 种

类型。

（1）局灶型肺结核　继发性肺结核病的早期病变。肉眼观，病灶多位于肺尖部，右肺多见，常为单个，境界清楚，大小为0.5～1.0 cm。镜下观，病灶以增生性病变为主，中央为干酪样坏死。患者多无症状，X线检查可见境界清楚的结节状阴影。若患者免疫力较强，病灶大多发生纤维化、纤维包裹或钙化而痊愈。少数患者可发展为浸润型肺结核。

（2）浸润型肺结核　继发性肺结核病中最常见的类型，可由局灶型肺结核发展而来，少数病例也可一开始即为浸润型肺结核。病变多在肺尖或锁骨下区域，以渗出为主，病灶中央有干酪样坏死，X线检查示锁骨下区域有边缘模糊的絮状阴影。干酪样坏死物液化后经支气管排出，可在病灶处形成急性空洞，X线检查示锁骨下区域边缘模糊的不规则阴影中出现透亮区。这种空洞一般较小，形状不规则，洞壁薄，洞内壁附含有结核杆菌的干酪样坏死物，结核杆菌可随干酪样坏死物一起向外排出，而具有传染性；若未排出体外，可经支气管播散而引起干酪性肺炎。患者常有咳嗽、咯血和结核中毒症状（如午后低热、盗汗、疲乏等），痰结核杆菌检查阳性。靠近胸膜的急性空洞可穿破胸膜脏层引起自发性气胸。本型的转归因机体的免疫力强弱而异，一般经过治疗并适当休息，病变可愈合。若患者免疫力下降或治疗不及时，则病变恶化，表现为渗出扩大、干酪样坏死大量出现。急性空洞易愈合，常通过洞壁肉芽组织增生并填满洞腔而愈合。若空洞经久不愈，则可发展为慢性纤维空洞型肺结核。

（3）慢性纤维空洞型肺结核　多在浸润型肺结核形成急性空洞的基础上发展而来。病理改变有以下两个明显特征。①肺内有一个或多个、大小不一、形状不规则的厚壁空洞形成，镜下洞壁分为三层：内层为干酪样坏死物，其中有大量结核杆菌；中层为结核性肉芽组织；外层为纤维结缔组织。②空洞内的干酪样坏死物液化后不断通过支气管在肺内播散，形成新旧不一、大小不等的病灶，广泛破坏肺组织。

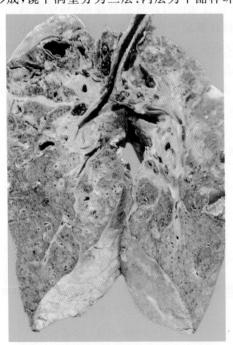

图12-8　慢性纤维空洞型肺结核（肉眼观）
注：左肺上叶有厚壁空洞形成。

当病变恶化时，结核性肉芽组织发生渗出、坏死，干酪样坏死物脱落，空洞扩大。若洞内壁有较大血管被侵蚀，可引起大咯血，患者可因吸入大量血液而窒息死亡。空洞突破胸膜可引起气胸。严重的慢性纤维空洞型肺结核，由于肺组织大量破坏，纤维组织广泛增生，可使肺缩小、变形、变硬，胸膜广泛增厚，胸壁粘连，成为结核性肺硬化（图12-8）。此时肺内血管明显减少，肺循环阻力增加，肺动脉压升高，使右心负荷增加，发展为慢性肺源性心脏病。由于慢性空洞长期与支气管相通，不断排菌，故此型属于开放性肺结核，是结核病最重要的传染源。患者经常排出含菌痰液可引起喉结核，咽下含菌痰液可引起肠结核。

厚壁空洞较急性薄壁空洞难愈合,厚壁空洞可因内壁坏死物质脱落,洞壁结核性肉芽组织变成纤维瘢痕组织,并由邻近的支气管上皮增生覆盖而愈合,称为开放性愈合。但较小的厚壁空洞经适当治疗后,也可通过纤维组织增生、瘢痕形成而愈合。

(4)干酪样肺炎 常发生于机体免疫力降低,或对结核杆菌的变态反应过高的患者,可由浸润型肺结核恶化、进展而来,或由急、慢性空洞内的结核杆菌经支气管播散所致。病变表现为小叶性或大叶性肺炎改变。肉眼观,病变肺叶肿大、实变,切面呈黄色干酪样(图12-9)。镜下观,肺内干酪样坏死分布广泛,肺泡腔内有大量浆液纤维素性渗出物。临床上病情危重,全身中毒症状明显,预后很差,病死率高。

(5)结核球 又称为结核瘤(tuberculoma),由干酪样坏死病灶经纤维组织包裹而形成。结核球多位于肺的上叶,常为单个,直径多在 2 cm 以上,境界分明(图12-10)。结核球是相对稳定的病灶,常无临床症状,但由于病灶较大,又有纤维环绕,药物不易进入,难以治愈,可手术局部切除。当机体免疫力下降时,病变可恶化,干酪样坏死液化、扩大,纤维包膜破溃,造成播散。

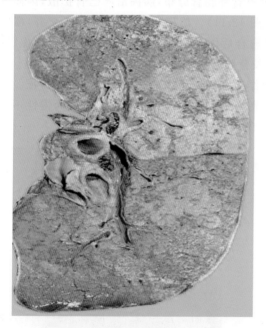

图 12-9 大叶性干酪样肺炎(肉眼观)
注:左肺上、下叶广泛实变,呈黄白色或灰白色干酪样坏死。

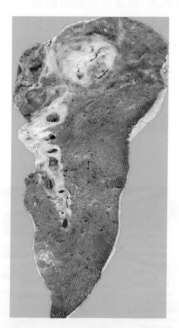

图 12-10 肺结核球(肉眼观)
注:纤维组织包裹的境界分明的球形干酪样坏死病灶。

(6)结核性胸膜炎 按病变性质可分为以下两种。

① 渗出性结核性胸膜炎:又称为湿性结核性胸膜炎,多见于青壮年,病变常为浆液纤维素性炎,临床上表现为胸腔积液。经有效治疗后,渗出液一般可吸收;但若纤维蛋白渗出过多,未被溶解、吸收的纤维素可被机化,造成胸膜粘连和增厚。

② 增生性结核性胸膜炎:又称为干性结核性胸膜炎,病变以增生为主,呈局限性,常位于肺尖或肺内病灶邻近的胸膜。当呼吸活动时,患处有针刺样痛,深呼吸或咳嗽时加重。一般经纤维化而痊愈,并常使局部胸膜增厚、粘连。

三、肺外器官结核病

肺外器官的结核病,除消化道及皮肤结核可源于直接感染外,多为原发性肺结核病经血液循环和淋巴组织播散到肺外器官,经若干年潜伏后,进一步发展所致。以淋巴结、骨、关节、肾、肾上腺、脑膜、生殖器官常见。继发性肺结核病引起肺外器官结核病少见。

(一)肠结核病

肠结核病可分原发性和继发性两型。原发性者很少见,常发生于小儿,一般由饮用带有结核杆菌的牛奶或乳制品而感染,可形成与肺原发综合征相似的肠原发综合征(肠的原发性结核性溃疡、结核性淋巴管炎和肠系膜淋巴结炎)。绝大多数肠结核继发于活动性空洞型肺结核病,因反复吞咽下含菌的痰液所致,病变多发生在回盲部。依其病变特点不同分两型。

1. 溃疡型肠结核 结核杆菌侵入肠壁淋巴组织,形成结核结节,结节逐渐融合并发生干酪样坏死,破溃形成黏膜溃疡。由于肠壁淋巴管环肠管分布,病菌沿淋巴管扩散,因而肠结核溃疡多呈环形,其长径与肠管纵轴垂直(图12-11)。溃疡一般较浅,边缘不整齐,溃疡底部为干酪样坏死及结核性肉芽组织。溃疡愈合后因瘢痕收缩而易致肠狭窄,但出血、穿孔少见。临床上表现有腹痛、腹泻、便秘交替及营养不良等。

2. 增生型肠结核 以肠壁形成大量结核结节和纤维组织显著增生为其病变特征。肠壁增厚、肠腔狭窄(图12-12)。黏膜面可有浅表溃疡或息肉形成。临床上表现为慢性不完全低位肠梗阻。右下腹可触及肿块,故需与肠癌相鉴别。

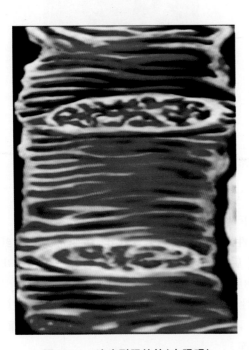

图 12-11 溃疡型肠结核(肉眼观)

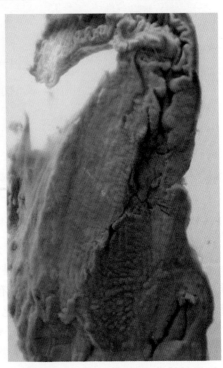

图 12-12 增生型肠结核(肉眼观)

注:肠壁增厚、肠腔狭窄。

（二）结核性腹膜炎

结核性腹膜炎通常由肠结核、肠系膜淋巴结结核、输卵管结核直接蔓延而来，也可为全身粟粒性结核病的一部分，可分为干、湿两型，但多为混合型。干型结核性腹膜炎的特点为腹膜上除结核结节外，尚有大量纤维素性渗出物，机化后引起腹腔脏器，特别是肠管间、大网膜、肠系膜的广泛粘连，临床上因广泛粘连而出现慢性肠梗阻症状，患者腹膜增厚，触诊时有腹壁柔韧感或橡皮样抗力。湿型结核性腹膜炎以大量浆液渗出引起腹腔积液为特征，肠道粘连、肠腔狭窄少见。

（三）结核性脑膜炎

结核性脑膜炎多见于儿童，由原发性肺结核病经血行播散而来。在成人，除肺结核经血道播散外，也见于生殖系统结核病、骨关节结核病等肺外结核病经血道播散至脑膜而致病，还可由脑实质结核的干酪样坏死液化、破溃至脑膜引起。

病变以脑底部（如脑桥、脚间池、视神经交叉等处）的脑膜为最严重。肉眼观，蛛网膜混浊、增厚，偶见细小的灰白色结核结节，蛛网膜下隙积聚大量炎性渗出物，呈灰黄色，混浊而黏稠。镜下观，渗出物的成分主要有浆液、纤维素、巨噬细胞、淋巴细胞等。当渗出物压迫、损害颅底脑神经（如视神经、动眼神经等）时，则引起相应的脑神经损害症状。渗出物机化后可使蛛网膜下隙阻塞，影响脑脊液循环，尤其是第四脑室正中孔和外侧孔阻塞，可引起脑积水。脑脊液内可查到结核杆菌。

（四）肾结核病

泌尿系统结核病多由肾结核开始，常为单侧性，结核杆菌主要由原发性肺结核病经血行播散而来。病变大多起始于皮质、髓质交界处或肾乳头内，最初为局灶性结核病变，继而病灶扩大并发生干酪样坏死（图 12-13），一方面向皮质扩展，另一方面干酪样坏死物破入肾盂，形成空洞。随着干酪样坏死扩大，肾组织遭广泛破坏，肾内可有多数空洞形成，空洞内壁有灰白色或灰黄色干酪样坏死物附着。由于干酪样坏死物大量从尿排出，尿液中多有大量结核杆菌，致使输尿管、膀胱相继受累，也可逆行至对侧输尿管和肾。因输尿管黏膜发生溃疡和形成结核结节，致输尿管管壁增厚、管腔狭窄，甚至阻塞。

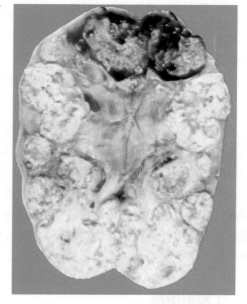

图 12-13 肾结核（肉眼观）

注：肾脏切面上可见多个较大、不规则的结核病灶，并发生干酪样坏死。

（五）生殖系统结核病

男性生殖系统结核病主要发生在附睾，结核杆菌多由泌尿系统结核直接蔓延而来，血源感染偶见。病变附睾肿大、变硬，常与阴囊壁粘连，可形成结核结节和干酪样坏死物，干酪样坏死物液化后可穿破阴囊皮肤，形成经久不愈的窦道。女性生殖系统结核病主要发生在输卵管,多由肺结核病灶内的结核杆菌通过血行播散而来,少数来自腹膜结核。子宫内膜结核和卵巢结核则常为输卵管结核蔓延的结果。生殖系统结核病是导致男性不育、女性不孕的常见原因。

(六)骨与关节结核病

骨与关节结核病常由血行播散所致,多见于儿童和青少年。

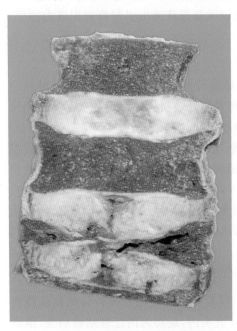

图 12-14　脊椎结核(肉眼观)
注:椎体破坏,造成脊椎塌陷。

1. 骨结核　常发生于负重或活动性较大的骨骼,以脊椎、长骨的骨骺端最多见。病变常始于松质骨及红骨髓,然后向上、下扩展。病变按其性质分为以下两型。①干酪样坏死型:以骨质破坏形成干酪样坏死及死骨为特征,干酪样坏死物液化后可在骨旁形成结核性脓肿,由于这种脓肿实际上是干酪样坏死物,没有红、痛、热,故又称为冷脓肿。②增生型:以形成结核结节为主要特征,较干酪样坏死型少见。

脊椎结核是骨结核中最常见者,多见于第10胸椎至第2腰椎,病变始于椎体,常发生干酪样坏死,随后可破坏椎间盘和邻近椎体。由于病变椎体不能负重而发生塌陷(图12-14),引起脊椎后突畸形,可压迫脊髓从而引起截瘫。

2. 关节结核　多发生于髋、膝、踝、肘等处关节。关节结核多继发于骨结核,由骨再累及附近关节软骨和滑膜。病变处软骨破坏,肉芽组织增生,骨膜增厚,结核结节形成,纤维蛋白渗出。炎症波及周围软组织可使关节明显肿胀。当干酪样坏死穿破软组织及皮肤时,可形成经久不愈的窦道。病变愈复后,由于关节腔内纤维组织增生,可致使关节强直。

(七)淋巴结结核病

淋巴结结核病多见于儿童和青年,以颈部淋巴结结核(中医称为瘰疬)最为多见,其次是支气管和肠系膜淋巴结结核。颈部淋巴结结核的结核杆菌多来自原发性肺结核病中的肺门淋巴结,也可来自口腔、咽喉的结核病灶。病变淋巴结内有结核结节形成和干酪样坏死。淋巴结逐渐肿大,当炎症累及淋巴结周围组织时,淋巴结互相粘连,形成较大的包块。颈淋巴结结核的干酪样坏死物液化后可穿破颈部皮肤,造成经久不愈的窦道。肠系膜淋巴结结核的结核杆菌可来自肺结核原发病灶,也可来自腹腔内的结核病变(如肠结核、腹膜结核等)。

知识链接

卡介苗是一种经处理后无毒力的牛型结核杆菌疫苗,用它接种于未感染结核杆菌者(主要是新生儿)的皮内,以代替初次结核菌感染,使机体获得免疫力,这是目前预防结核病的有效方法。基因诊断技术用于诊断结核病是结核病诊断上的重大突破,利用结核杆菌核酸的特异性,可快速鉴定和诊断结核病。

第二节 伤 寒

伤寒(typhoid fever)是由伤寒杆菌引起的一种急性传染病。病变特征是全身单核-巨噬细胞系统的巨噬细胞反应性增生,形成特征性的伤寒小结,尤以回肠末端淋巴组织处的病变最为显著,故有肠伤寒之称。患者以儿童和青壮年居多。伤寒全年均可发病,但以夏、秋季最多。临床上以持续高热、相对缓脉、脾大、皮肤玫瑰疹及中性粒细胞、嗜酸性粒细胞减少等为主要表现。病愈后可获得较稳固的免疫力。

一、病因及传播途径

伤寒杆菌属沙门菌属,革兰氏阴性细菌。菌体"O"抗原、鞭毛"H"抗原和表面"Vi"抗原可使人体产生相应抗体,其中"O"抗原和"H"抗原的抗原性较强,可用于血清凝集试验(肥达反应)来测定血清中抗体的效价,以辅助临床诊断。人体对伤寒杆菌易感性强,伤寒杆菌菌体裂解时释放的内毒素,是致病的重要因素。

伤寒患者和带菌者为本病的传染源。伤寒杆菌随粪便和尿液排出体外,可污染食物、水源,经口从消化道传播。苍蝇是重要的传播媒介。

二、发病机制

伤寒杆菌随污染的食物或饮用水进入消化道后,细菌量少时,可被胃酸杀灭;当机体抵抗力低下或细菌量多时,未被杀灭的伤寒杆菌进入肠腔,通过小肠黏膜上皮细胞侵入肠壁淋巴组织,特别是回肠下段的集合淋巴小结和孤立淋巴小结,进一步沿淋巴管到达肠系膜淋巴结,并在其中生长、繁殖。部分伤寒杆菌经胸导管进入血液,引起菌血症,血液中的细菌很快被全身单核-巨噬细胞系统吞噬,并在其内大量生长、繁殖,导致肝、脾、淋巴结肿大。此期约10天左右,临床上无明显症状,称为潜伏期。随后,伤寒杆菌及其内毒素再次大量进入血液,引起败血症,呈现全身中毒症状和各器官的病理改变。进入胆囊内的伤寒杆菌继续生长、繁殖,并随胆汁再度进入小肠,穿过肠黏膜再次侵入肠壁淋巴组织,使已经致敏的肠黏膜淋巴组织坏死、脱落,并形成溃疡。

三、病理变化与临床病理联系

伤寒是全身单核-巨噬细胞系统的急性增生性炎。病变突出表现为肠道淋巴组织、肠系膜淋巴结、肝、脾、骨髓等处的巨噬细胞反应性增生。增生的巨噬细胞体积大,吞噬功能十分活跃,胞浆中常吞噬有伤寒杆菌、淋巴细胞、红细胞和坏死的细胞碎屑,称为伤寒细胞。伤寒细胞聚集形成的结节状病灶,称为伤寒小结(typhoid nodule)或伤寒肉芽肿(图12-15),是伤寒的特征性病变,伤寒小结和伤寒细胞均具有病理诊断意义。伤寒的病灶内一般无中性粒细胞浸润。

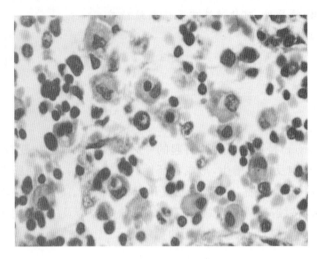

图 12-15 伤寒细胞(镜下观)

注:伤寒细胞胞质丰富,胞质中常吞噬有红细胞、淋巴细胞和坏死的细胞碎屑。

(一)单核-巨噬细胞系统病变

1. 肠道病变 以回肠末段集合淋巴小结和孤立淋巴小结的病变最为常见和显著,按其发生、发展过程可分为四期,每期大约持续一周。

(1)髓样肿胀期 起病第一周。肉眼观,肠壁充血、水肿,淋巴组织明显增生、肿胀,突出于黏膜表面,色灰红,质软,呈圆形或卵圆形,表面凹凸不平,似脑回样隆起(图 12-16)。镜下观,肠壁淋巴组织内伤寒细胞增生,形成伤寒小结;病变周围肠壁组织充血、水肿,有淋巴细胞、浆细胞浸润。

此期,患者体温呈梯形升高,伴头痛、全身乏力、肝和脾肿大及相对缓脉和中性粒细胞减少等。血及骨髓培养呈阳性。

(2)坏死期 起病第 2 周。肠壁内淋巴组织明显增生,压迫周围血管,导致局部组织缺血,加上致敏后的淋巴组织对伤寒杆菌及其毒素产生强烈的过敏反应,进而造成淋巴组织中心部位发生多数小灶性坏死。镜下观,坏死组织呈一片红染无结构物质,周边及底部仍可见典型的伤寒小结。

此期由于组织坏死和毒素不断入血,故中毒症状更加明显,体温可持续在 39 ℃～40 ℃,多呈稽留热型,皮肤出现玫瑰疹,分布于胸腹壁皮肤,直径 2～4 mm,压之退色,一般在数日内消失,玫

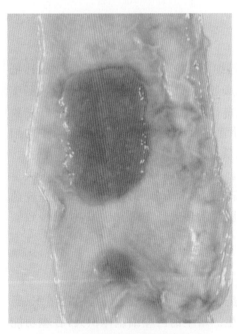

图 12-16 伤寒髓样肿胀期(肉眼观)

注:肠壁集合淋巴小结和孤立淋巴小结增生、肿胀,并向肠腔隆起。

瑰疹的发生原因是由于伤寒杆菌栓塞了皮肤毛细血管或伤寒杆菌及其毒素刺激皮肤毛细血管扩张、充血。此期血中抗体滴度升高,肥达反应呈现阳性。

（3）溃疡期 起病第三周。由于小的坏死灶互相融合,坏死组织崩解、脱落而形成溃疡,溃疡的外形与淋巴小结的分布及形态一致,呈圆形或卵圆形,溃疡的长径与肠管长轴平行,此为肠伤寒溃疡的特点(图 12-17)。溃疡深浅不一,常穿透黏膜肌层达黏膜下层,严重者可穿透肌层和浆膜层,引起穿孔。若累及血管,则可引起严重的肠出血。

此期的临床表现与坏死期大致相同。

（4）愈合期 起病第四周。溃疡底部及边缘长出肉芽组织,并将溃疡填平,而后由周围的肠黏膜上皮再生进行覆盖而使病变愈合。由于病灶的长径与肠管长轴相平行,故不会因为瘢痕收缩而引起肠管狭窄。

此期,患者体温下降,其他症状及体征逐渐消失。

目前,由于抗生素的早期使用,临床上典型的四期病变已很难见到。

2. 其他单核-巨噬细胞系统病变

（1）肠系膜淋巴结 回肠下段的肠系膜淋巴结明显肿大、充血,质软。镜下观,淋巴窦扩大,其中充满伤寒细胞,并有伤寒小结形成,严重者可有灶状坏死。

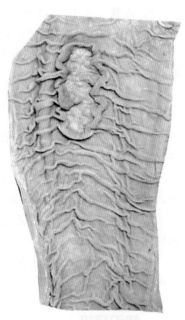

图 12-17 伤寒溃疡期(肉眼观)
注:坏死组织崩解、脱落形成溃疡,
溃疡的长轴与肠管长轴平行。

（2）肝脏 体积增大,质软,边缘钝圆。镜下观,肝细胞水肿、脂肪变性及散在灶状坏死、伤寒小结。肝窦扩张、充血,汇管区可见巨噬细胞及淋巴细胞浸润。

（3）脾脏 呈中度肿大,包膜紧张,质软,切面呈混浊的暗红色,似果酱样。镜下观,脾窦高度充血,脾髓及脾窦内有大量巨噬细胞增生,形成伤寒小结及散在坏死灶。发病 1 周左右可触及肿大的脾脏,并有压痛。

（4）骨髓 出现伤寒小结和局灶性坏死,粒细胞系由增生的巨噬细胞所代替,致使中性粒细胞减少。由于骨髓内巨噬细胞吞噬的伤寒杆菌较多,故骨髓细菌培养阳性率可高达 90%。

（二）其他脏器病变

1. 胆囊 病变不明显,但胆汁是伤寒杆菌良好的培养基,伤寒杆菌经血液到达胆囊,并在其中大量繁殖,再通过胆汁不断向肠道内排放。临床上患者虽然痊愈,而胆汁中伤寒杆菌并没有完全被消灭,随胆汁不断向肠道排菌,并通过粪便造成污染。这类带菌者是伤寒的主要传染源。

2. 心脏 心肌纤维发生水样变性,严重者可发生心肌坏死及中毒性心肌炎,致心肌收缩力减弱,加上毒素的作用使迷走神经兴奋性增高,临床上出现具有特征的相对缓脉和重脉等。

3. 中枢神经系统 细菌毒素可引起脑的小血管内膜炎,脑神经细胞发生变性、坏死,胶质细胞增生。

4. 肾脏 肾近曲小管上皮细胞可发生水样变性。尿培养在 3～4 周阳性率为 25％。

5. 皮肤 在 1～2 周时,由于皮肤浅层毛细血管被细菌栓塞,可引起小灶性炎症和毛细血管扩张、充血,导致皮肤出现玫瑰疹,以胸、腹、背部多见。皮疹中可检出伤寒杆菌。

6. 肌肉 膈肌、腹直肌和股内收肌常发生凝固性坏死(蜡样变性)。临床上常出现肌痛和皮肤知觉过敏。

四、结局及并发症

在无并发症的情况下,一般经过 4～5 周即可痊愈,病后可获得较强的免疫力,其主要并发症如下。

1. 肠穿孔 多见于溃疡期,是伤寒最严重的并发症。穿孔多为一个,有时也可为多个。穿孔后常引起弥散性腹膜炎,甚至危及生命。

2. 肠出血 伤寒较常见的并发症,肠出血常发生于坏死期和溃疡期,严重时可导致出血性休克。

3. 支气管肺炎 小儿多见,常因抵抗力下降,继发肺炎球菌或其他细菌感染所致,偶可由伤寒杆菌直接引起。

知识链接

细菌毒素主要包括内毒素和外毒素。

1. 内毒素 内毒素是来自革兰氏阴性细菌细胞壁外层结构中的脂多糖(LPS)成分。LPS 生物活性复杂,大量进入血液循环后可引起内毒素休克综合征,导致机体发热、中毒性休克、DIC 及多种对免疫细胞的作用。

2. 外毒素 外毒素主要由革兰氏阳性细菌和部分革兰氏阴性细菌产生,并释放到菌体外,直接引起细胞损伤和决定疾病表现的蛋白质。外毒素由 A 和 B 两个亚单位组成:A 亚单位起酶的作用,一旦进入细胞内就起毒性作用,但缺乏结合及进入细胞的能力;B 亚单位起结合作用,对宿主易感组织的胞膜受体有选择性亲和力,但无毒性。

第三节 细菌性痢疾

细菌性痢疾(bacillary dysentery)是由痢疾杆菌引起的一种肠道传染病,简称菌痢。以结肠、直肠黏膜的纤维蛋白渗出并形成假膜为主要特征。本病全年均可发病,但以夏、秋季多见。儿童发病率较高,其次为青壮年。临床上常表现为腹痛、腹泻、黏液脓血便和里急后重。

一、病因及传播途径

痢疾杆菌是革兰氏阴性短杆菌,按抗原结构和生化反应的不同将其分为四种,即志贺菌、福氏菌、鲍氏菌、宋内菌,均有内毒素,志贺菌还可产生外毒素。我国常见的致病菌为福氏菌和宋内菌。

细菌性痢疾经口从消化道传播,传染源为患者和带菌者。痢疾杆菌随粪便排出直接或间接(通过苍蝇等)污染食物、食具、水源、日常生活用品和手等,经口传染给健康人群。食物和饮水的污染可引起暴发流行。

二、发病机制

痢疾杆菌经口进入胃,大部分被胃酸杀灭,仅少部分进入肠道,侵入肠黏膜上皮后,首先在上皮细胞内大量繁殖,再经基底膜侵入黏膜固有层,并在该处进一步繁殖,菌体裂解后释放出毒素,毒素吸收入血引起全身中毒症状和肠黏膜炎症。痢疾杆菌进入人体后是否发病,还取决于机体免疫力的强弱、痢疾杆菌数量的多少和毒力的大小。当受凉、暴饮、暴食、过度疲劳等诱因使机体免疫力降低时,即使感染少量痢疾杆菌也会致病。

三、病理变化及临床病理联系

病变主要发生于结肠、直肠,尤以乙状结肠和直肠为重。根据肠道炎症的特征和临床经过,细菌性痢疾可分为三种类型。

(一)急性细菌性痢疾

1. 病理变化 病变早期为肠黏膜的急性卡他性炎,表现为黏液分泌亢进,黏膜充血、水肿、点状出血、中性粒细胞和巨噬细胞浸润。随着病变发展,肠黏膜上皮坏死、脱落,并伴大量纤维蛋白渗出。坏死组织与纤维素、红细胞、中性粒细胞和细菌凝集成假膜(图12-18,图12-19)。假膜附着于肠黏膜皱襞的顶端,先呈糠皮状,随着病变范围的扩大,病灶相互融合,假膜呈片状、灰白色。出血严重或被胆色素浸染时,假膜则分别呈暗红色或灰绿色。发病1周左右,在中性粒细胞释放的蛋白水解酶作用下,假膜溶解后呈片状脱落,形成大小不等、形状不规则的浅表地图状溃疡,切面上溃疡口大底小呈V形。当溃疡趋向愈合时,黏膜上皮再生、修复,不形成明显瘢痕。少数较深较大的溃疡,愈合后可形成表浅的瘢痕,一般不引起肠腔狭窄。少数患者经久不愈转为慢性细菌性痢疾。

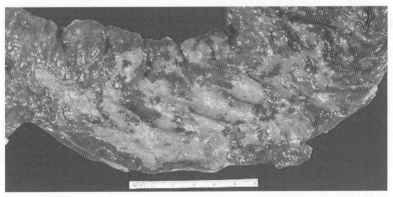

图12-18 细菌性痢疾(肉眼观)
注:结肠黏膜表层坏死、炎性渗出、假膜形成。

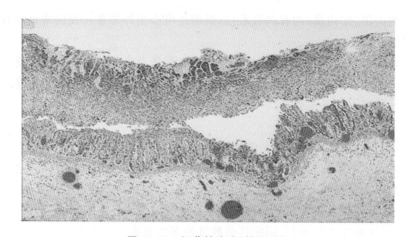

图 12-19　细菌性痢疾(镜下观)
注：假膜由坏死组织与渗出的纤维蛋白、红细胞、中性粒细胞凝集而成。

2. 临床病理联系　由于毒素的吸收,患者出现头痛、发热、乏力、食欲减退等全身中毒症状。病变肠管蠕动增强,患者出现阵发性腹痛、腹泻等症状。由于炎症刺激直肠壁内的神经末梢及肛门括约肌,患者出现里急后重、排便次数频繁。由于黏液分泌亢进及出血,患者大便呈黏液脓血便,镜检可见巨噬细胞。严重病例可伴有呕吐,出现脱水、酸中毒、电解质紊乱、血压下降,甚至发生休克。急性细菌性痢疾的病程为 1～2 周,经合理治疗,大多数可痊愈,很少引起肠出血、肠穿孔等并发症,少数可转为慢性细菌性痢疾。

(二) 慢性细菌性痢疾

慢性细菌性痢疾多由急性细菌性痢疾转变而来,病程持续 2 个月以上者即为慢性细菌性痢疾,以福氏杆菌感染者居多。

1. 病理变化　肠道病变常随患者全身及局部免疫力的波动而此起彼伏,新旧病变混杂。肠壁黏膜原有的溃疡尚未愈合,又有新的溃疡形成。由于组织的损伤与修复反复进行,导致慢性溃疡形成,溃疡边缘不规则,多深达肌层,底部高低不平,有肉芽组织和瘢痕形成。溃疡边缘处黏膜常过度增生而形成息肉。由于肠壁反复受损,大量纤维组织增生使肠壁不规则增厚、变硬,严重者可致肠腔狭窄。

2. 临床病理联系　由于肠道病变此起彼伏,患者可出现不同程度的肠道症状,如腹痛、腹胀、腹泻或便秘与腹泻交替出现等,大便常带有黏液或少量脓血。在急性发作期间,则可出现急性细菌性痢疾的症状。大便细菌培养有时阳性,有时阴性。有少数患者无明显的临床症状和体征,仅为痢疾杆菌的携带者,常为细菌性痢疾的重要传染源。

(三) 中毒性细菌性痢疾

中毒性细菌性痢疾为细菌性痢疾中最严重的一种类型。其特征为发病急骤,肠道病变和临床症状不明显,但全身中毒症状严重,如高热、惊厥、昏迷等,发病后数小时内即可迅速出现中毒性休克或呼吸衰竭。本病多见于 2～7 岁儿童,成人少见,常由毒力较低的福氏或宋内痢疾杆菌引起。

中毒性细菌性痢疾的肠道病变一般轻微,呈现卡他性肠炎改变。有时因肠壁集合淋巴小结和孤立淋巴小结滤泡增生、肿胀,而呈现滤泡性肠炎改变。

本病发病机制尚不清楚,可能与特异性体质对痢疾杆菌产生的毒素发生强烈的过敏反应有关。

第四节 流行性脑脊髓膜炎

流行性脑脊髓膜炎(epidemic cerebrospinal meningitis)是由脑膜炎双球菌引起的急性化脓性脑脊髓膜炎,简称流脑。冬春季多见,多为散发性,好发于儿童及青少年。发病急,传播迅速,易引起流行。临床上表现为寒战、高热、头痛、呕吐、皮肤淤点和脑膜刺激征等。

一、病因及传播途径

脑膜炎双球菌存在于患者或带菌者的鼻咽部,借飞沫经呼吸道传播。脑膜炎双球菌进入上呼吸道后,大多数感染者只引起局限性的上呼吸道炎症而不发病,成为带菌者。只有少数感染者(2%~3%)由于机体免疫力低下,脑膜炎双球菌从上呼吸道黏膜侵入血液循环并生长繁殖,引起短暂的败血症,再进一步到达脑脊髓膜,引起化脓性炎症。细菌在蛛网膜下隙的脑脊液中迅速繁殖、播散,因此脑脊髓膜的炎症一般呈弥漫性分布。

二、发病机制

根据病情进展,可分为三期。

1. 上呼吸道感染期 脑膜炎双球菌在鼻咽部黏膜繁殖,经潜伏期后,出现上呼吸道感染。主要病理改变为黏膜充血、水肿、炎细胞浸润和分泌物增多。1~2日后,部分患者进入败血症期。

2. 败血症期 脑膜炎双球菌从上呼吸道黏膜侵入血液循环,引起败血症。大部分患者的皮肤、黏膜出现淤点或淤斑,为细菌栓塞小血管或细菌毒素对血管壁的损伤所致。

3. 脑脊髓膜炎期 脑膜炎双球菌随血流到达脑脊髓膜而引起病变。此期的特征性病变是脑脊髓膜的化脓性炎。

三、病理变化

1. 肉眼观 病变以大脑额叶、顶叶的脑膜最为明显,主要表现为脑脊髓膜血管高度扩张、充血,蛛网膜下隙有脓性渗出物堆集,脑沟内尤为明显。脑沟、脑回因脓性渗出物覆盖而模糊不清,脑底部视神经交叉及邻近各池也可见脓液堆积。由于渗出物阻塞,导致脑脊液循环障碍,脑室扩张并有混浊液体。

2. 镜下观 蛛网膜下隙增宽,内有大量中性粒细胞、少量单核细胞、淋巴细胞和纤维蛋白渗出,血管高度扩张、充血(图12-20)。脑实质一般不受累,邻近的脑皮质可有轻度水肿,由于内毒素的弥散作用可使神经细胞发生不同程度的变性,称脑膜脑炎。

四、临床病理联系

流行性脑脊髓膜炎在临床上除了寒战、高热等全身感染的症状外,常有以下表现。

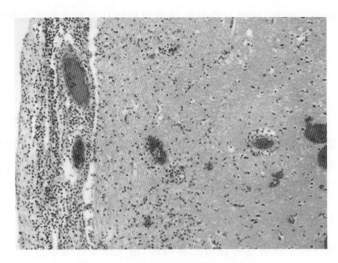

图 12-20 流行性脑脊髓膜炎(镜下观)

注:蛛网膜下腔增宽,充满脓性渗出物,血管高度扩张充血,邻近的脑皮质轻度水肿。

1. 颅内压升高 患者表现为头痛、喷射性呕吐、视盘水肿、小儿前囟饱满等。这是由于脑脊髓膜血管扩张、充血,蛛网膜下隙渗出物堆积,蛛网膜颗粒因脓性渗出物阻塞而影响脑脊液回流所致。如伴有脑水肿,则颅内压升高更明显,严重者可引起脑疝形成,危及患者生命。

2. 脑膜刺激征 其主要表现为颈强直、角弓反张和凯尔尼格征(Kernig 征)阳性。由于炎症累及脊髓神经根周围的蛛网膜、软脊膜,使脊神经根在通过椎间孔处受压,当颈部或背部肌肉运动时牵引受压的神经根而产生疼痛,因而颈部肌肉发生保护性痉挛而呈僵硬状态,称为颈强直。在婴幼儿,常因发生腰背部肌肉保护性痉挛而呈角弓反张。当屈髋伸膝时,因坐骨神经受到牵拉,出现腰神经根压痛的表现,称为 Kernig 征阳性。

3. 脑神经麻痹 由于大脑基底部脑膜炎累及该处的脑神经,引起相应的脑神经麻痹症。

4. 脑脊液的变化 早期脑脊液澄清,随后则因蛛网膜下隙有大量脓性渗出物,而呈混浊脓样,含大量脓细胞,蛋白增多,含糖量减少,涂片或培养可查见脑膜炎双球菌。脑脊液检查是重要的诊断手段。

5. 败血症 由于脑膜炎双球菌侵入血流,引起败血症,患者表现为高热、寒战及皮肤淤点等。用淤点的血液直接涂片,有 80% 病例可找到脑膜炎双球菌,细菌培养可呈阳性。因内毒素作用,患者可出现高热、头痛、呕吐及外周血白细胞数增高。

6. 暴发性流行性脑脊髓膜炎 少数病例起病急骤,病情危重,称为暴发性流行性脑脊髓膜炎。根据临床病理特点,该病又分为以下两种类型。

(1)暴发性脑膜炎双球菌败血症 这是流行性脑脊髓膜炎的一种超急性类型,多见于儿童。主要特点是起病急,脑膜病变轻微,患者以周围循环衰竭、皮肤出现大片紫癜、两侧肾上腺皮质广泛出血及功能衰竭为特征,称为沃-弗综合征(Waterhouse Friderichsen syndrome)。绝大多数患儿在发病 24 h 内死亡。其发生机制是脑膜炎双球菌败血症时,大量的内毒素释放入血引起中毒性休克及弥散性血管内凝血(DIC)。

(2)暴发性脑膜脑炎 脑膜炎症波及软脑膜下的脑实质,使脑微循环障碍、血管通透性增高,引起脑组织淤血、水肿和神经细胞损伤,颅内压急骤升高,神经功能障碍。临床表现为突发高热、剧烈头痛、频繁呕吐,常伴惊厥、抽搐、昏迷或脑疝形成。若抢救不及时,可危及生命。

五、结局与并发症

若能及时给予磺胺类药物及其他抗生素治疗,大多数患者均能痊愈。目前死亡率已由原来的70%~90%下降至5%以下。若治疗不当,病变可由急性转为慢性,并可发生以下后遗症。

1. 脑积水 由于蛛网膜下隙渗出物机化,脑膜粘连,导致脑脊液循环障碍所致。

2. 脑神经受损 由于大脑基底部脑膜炎症累及自该处出颅的第Ⅲ对至第Ⅶ对脑神经,因而引起相应的神经麻痹征,如耳聋、视力障碍、斜视及面神经麻痹等。

3. 脑梗死 大脑底部脉管炎导致管腔狭窄、阻塞,相应部位的脑组织因缺血发生梗死。

知识链接

脑膜炎包括硬脑膜炎和软脑膜炎。硬脑膜炎多继发于颅骨感染。由于抗生素的广泛应用,该病发病率已大为降低。因此,目前所谓的脑膜炎一般是指软脑膜炎,包括蛛网膜和软脑膜的感染。严重及病程较长者可累及其下的脑实质,导致脑膜脑炎。

脑膜炎有三种基本类型:化脓性脑膜炎(多由细菌引起)、淋巴细胞性脑膜炎(一般为病毒所致)和慢性肉芽肿性脑膜炎(可由结核杆菌、梅毒螺旋体及真菌引起)。

第五节 流行性乙型脑炎

流行性乙型脑炎(epidemic encephalitis B),简称乙脑,是由乙型脑炎病毒感染引起的急性传染病,多在夏、秋季流行。本病起病急,发展快,病情重,病死率高。其主要临床表现为高热、抽搐、嗜睡、昏迷等,好发于10岁以下的儿童。

一、病因与传播途径

本病的病原体为乙型脑炎病毒,传染源为患者和中间宿主(如牛、马、猪等家畜),传播媒介为蚊,在我国主要是三节吻库蚊。带乙型脑炎病毒的蚊虫叮咬人时,乙型脑炎病毒侵入人体引起感染。乙型脑炎病毒侵入人体,先在局部血管的内皮细胞内及全身单核-巨噬细胞系统繁殖,然后侵入血液循环引起短暂的病毒血症。乙型脑炎病毒能否进入中枢神经系统,取决于机体免疫反应和血-脑脊液屏障功能状态。若机体免疫功能强,血-脑脊液屏障正常,乙型脑炎病毒则不易进入脑组织致病,仅成为隐性感染。但在机体免疫功能低下时,血-脑脊液屏障功能不健全者,乙型脑炎病毒则可侵入中枢神经系统而致病。由于受感染的神经细胞表面有膜抗原存在,从而激发体液免疫和细胞免疫,导致神经细胞损伤。

二、病理变化

病变广泛累及整个中枢神经系统,主要发生在脑脊髓灰质,以大脑皮质、基底核、视丘最为严重,小脑皮质、脑桥及延髓次之,脊髓病变最轻。

1. 肉眼观 脑膜血管充血,脑水肿明显,脑回宽,脑沟窄。切面可见皮质深层、基底核、视丘等部位有粟粒大小的软化灶,半透明状,界限清楚,呈弥漫或灶性分布。

2. 镜下观 通常出现以下病变。

(1)血管改变和炎症反应 脑内血管明显扩张、充血,血管周围间隙增宽,脑组织水肿,炎细胞多以变性坏死的神经细胞为中心,或围绕血管周围间隙呈袖套状浸润。通常将淋巴细胞围绕血管呈袖套状浸润,称为淋巴细胞套(图12-21)。除淋巴细胞外,浸润的炎细胞还有单核细胞和浆细胞。

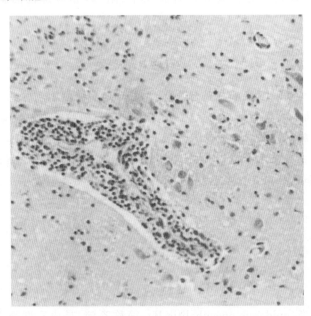

图 12-21 淋巴细胞套(镜下观)

(2)神经细胞变性、坏死 由于病毒在神经细胞内生长、繁殖,并破坏其功能及结构,导致细胞损伤,主要表现为神经细胞肿胀,尼氏小体消失,胞浆出现空泡、胞核偏位等。严重时神经细胞可发生坏死。在变性、坏死的神经细胞周围,常有增生的少突胶质细胞围绕,称为神经细胞卫星现象(图12-22)。小胶质细胞、中性粒细胞侵入神经细胞内,称为噬神经细胞现象(图12-23)。

(3)筛状软化灶形成 神经组织发生局灶性坏死、液化,形成染色较浅、质地疏松、边界较清楚的筛网状病灶,称为筛状软化灶(图12-24),具有一定的病理诊断意义。筛状软化灶主要分布于灰质神经核或灰白质交界处。

(4)胶质细胞结节形成 小胶质细胞增生明显,聚集成团,形成境界较清楚的结节状病灶,称为胶质细胞结节,多位于小血管旁或坏死的神经细胞附近(图12-25)。

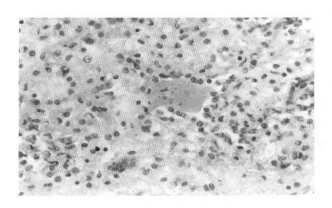

图 12-22 神经细胞卫星现象(镜下观)

注:少突胶质细胞围绕变性、坏死的神经细胞。

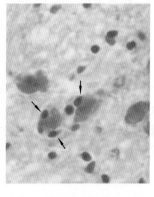

图 12-23 噬神经细胞现象(镜下观)

注:小胶质细胞、中性粒细胞侵入变性、坏死的神经细胞。

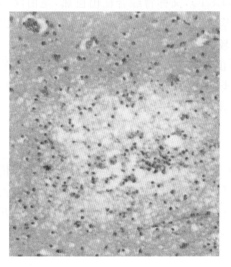

图 12-24 筛状软化灶(镜下观)

注:软化灶染色较浅,质地疏松,边界较清楚,呈筛网状。

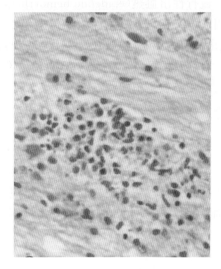

图 12-25 胶质细胞结节(镜下观)

注:胶质细胞结节由增生的小胶质细胞聚集而成。

三、临床病理联系

流行性乙脑患者除早期由于病毒血症常出现高热、全身不适等中毒症状外,还有以下表现。

1. 颅内压增高 由于脑内血管的扩张、充血,血管壁的通透性升高,导致脑水肿,引起颅内压升高,患者常出现头痛、呕吐,甚至发生脑疝。

2. 嗜睡、昏迷 由于神经细胞的广泛变性、坏死,引起中枢神经系统功能障碍,可导致患者出现嗜睡、昏迷等症状。

3. 脑内运动神经元损伤的表现 由于脑内运动神经元严重受损,可出现肌张力增强、腱反射亢进、抽搐、痉挛等临床表现,甚至出现延髓麻痹,患者吞咽困难,严重时发生呼吸、循环衰竭。

4. 脑膜炎症 由于脑膜有不同程度的炎症,临床上有脑膜刺激征和脑脊液中白细胞数增多的现象。

四、结局

多数患者经过适当治疗,在急性期后可痊愈,脑部病变逐渐消失。极少数患者可死于颅内高压所致的脑疝。重症患者可出现语言障碍、痴呆、肢体瘫痪及因脑神经损伤所致的吞咽困难、中枢性面瘫等,这些表现在数月之后多能恢复正常。少数病例不能完全恢复而留下后遗症。

第六节 流行性出血热

流行性出血热(epidemic hemorrhagic fever,EHF),又称肾综合征出血热,是由汉坦病毒引起的一种自然疫源性急性传染病。本病的病变以出血性血管炎为特征,临床上以发热、出血、休克和肾功能衰竭为主要表现,病死率较高。

目前我国已有 26 个省、市、自治区有流行性出血热发生。其流行具有地区性、季节性和发病年龄较集中的特点。本病多发于地势低洼、潮湿、近水、多草和成片的荒草地带,冬季为发病高峰季节,患者以从事野外工作的男性青壮年最为多见。

一、病因及传播途径

流行性出血热的病原体是汉坦病毒。本病属多宿主自然疫源性疾病,自然宿主和传染源主要为鼠类。宿主动物的含病毒排泄物通过呼吸道、消化道、破损的皮肤和黏膜进入人体而致病。本病也可由虫媒叮咬病鼠,再将病毒传播到人体,或通过胎盘在母体和胎儿间垂直传播。

二、发病机制

本病的发病机制尚未完全阐明。感染后是否发病与汉坦病毒的数量、类型、毒力及机体的免疫状态有关。机体产生的免疫复合物在发病中起重要作用。流行性出血热病毒侵入机体后首先造成病毒血症,引起发热和中毒症状。血管内皮细胞是其最常侵犯的细胞,一方面,病毒可直接损伤血管内皮细胞,使细胞发生变性、坏死和功能障碍;另一方面,病毒在受感染的细胞内不断复制并释放抗原,刺激机体产生抗体与之结合形成循环免疫复合物,沉积在各器官的小血管壁,在补体的参与下引起血管损伤。上述两方面的机制共同导致了患者全身小血管的广泛性损害,使血管壁通透性增高,凝血机制异常,造成充血、水肿、出血,乃至组织变性、坏死等一系列改变。

三、病理变化

(一) 基本病理变化

流行性出血热的基本病理变化是全身性小血管(包括小动脉、小静脉和毛细血管)损害引起的出血性炎症,其中以毛细血管的病变最为突出。

1. 小血管的病理变化 小血管的病变主要如下:①血管明显扩张、充血;②内皮细胞肿胀、变性、坏死,管壁纤维素样坏死,微血栓形成;③血管壁通透性增高及脆性增加,引起广泛水肿和出血;④严重者可引起弥散性血管内凝血。

2. 器官实质细胞损伤 小血管的病变及汉坦病毒的毒性作用,可使各器官实质细胞发生变性、坏死,以及小梗死灶形成。

3. 炎症反应 比较轻微,在组织和器官间质内可见少量的淋巴细胞和单核细胞浸润。

(二)各器官的病理变化

流行性出血热的病变在肾、心、垂体及肾上腺等器官最为突出。肾髓质、腺垂体及肾上腺严重充血、出血、坏死及心房内膜下弥漫性出血是本病的特征性改变,可作为病理诊断的主要依据。

1. 心脏 最明显的病变为右心房和右心耳的内膜下弥漫性出血,严重者出血可达整个肌层和心包脏层。一般常在三尖瓣根部纤维环与心室处呈明显分界。右心房内膜下出血对本病的诊断具有重要的价值。其他的心内膜多为点状出血。镜下观,心肌纤维水样变性、横纹消失和断裂,心肌间质水肿、充血和出血,血管周围有少量淋巴细胞和单核细胞浸润,呈非特异性炎症。

2. 肾脏 最突出的病变在肾髓质,而肾皮质无明显改变。肾髓质病变表现为高度充血和出血,尤其在锥体部与皮质交界处更为明显。在锥体中部有时还可见多数大小不等的灰黄色贫血性梗死区。肾盂黏膜可见充血、出血点或出血斑。镜下观,肾小球充血,毛细血管基底膜增厚,球囊内可见出血和蛋白性液体。肾小管上皮细胞水样变性和坏死,管腔内有红细胞及蛋白或颗粒管型。间质水肿、充血和弥漫性出血,造成肾小管狭窄。有时小血管内可见微血栓形成,间质内有少量淋巴细胞和单核细胞浸润。

3. 垂体 以腺垂体病变显著。早期仅见中度充血和局灶性出血。随病程进展,腺垂体出现广泛片块状坏死,坏死灶周围少量炎细胞浸润。

4. 其他组织和器官病变 皮肤、黏膜和浆膜均有充血、水肿及出血。肾上腺、肝、脾、胃肠道、胰腺、脑实质等处均可见充血、出血、变性及不同程度的坏死。

四、临床病理联系

本病潜伏期为5~46天,一般为1~2周。临床上起病急。典型病程分为五期。

1. 发热期 由于病毒血症,患者可出现持续性高热、畏寒,热型以稽留热和弛张热多见,体温在发病后的1~2天达到高峰,一般持续5~6天。可伴头痛、腰痛、眼眶痛,颜面、颈部及上胸部呈弥漫性潮红,颜面和眼睑略水肿,眼结膜充血,可有出血点或淤斑等,似醉酒貌。胃肠道症状也较为突出,常有恶心、呕吐、腹痛及腹泻等。

2. 低血压休克期 出现在发病后第五日左右,热退、病重是本期特点。其主要表现为心慌、多汗、血压下降、脉搏增快,严重者发生低血容量性休克。

3. 少尿期 此期为本病后的极期,多发生在起病后的第五至九日,一般持续3~5天。少尿期与低血压休克期常无明显界限,两者经常重叠或接踵而来,也可无低血压休克,而由发热期直接进入少尿期。主要表现为急性肾功能衰竭,出现急剧少尿或无尿、氮质血症。

此期病死率最高,常因尿毒症、代谢性酸中毒死亡。

4. 多尿期 起病后第十二日左右,约持续2周。肾脏组织损害逐渐修复,但由于肾小管重吸收功能尚未完全恢复,以致尿量显著增多。24 h尿量可达4 000～10 000 mL。

5. 恢复期 发病3～4周后,患者临床症状和体征逐渐消失。尿液稀释与浓缩功能逐渐恢复,精神及食欲逐渐好转,体力逐渐恢复。

五、结局

近年来,由于早期诊断和治疗措施的改善,患者病死率已由10%下降为3%～5%。常见的死亡原因有大出血、休克、急性肾功能衰竭、肺水肿、脑水肿、心功能衰竭以及继发性感染。流行性出血热治愈后可以获得持久而稳固的免疫力,一般不会发生二次感染。

第七节 钩端螺旋体病

钩端螺旋体病(leptospirosis)是由钩端螺旋体引起的一种自然疫源性急性传染病,简称钩体病,民间称为打谷黄、懒黄病。本病多发生在气温较高的热带、亚热带地区,我国多分布在长江以南的地区。全年均可发生,但主要集中在夏、秋季,8月、9月为发病高峰季节,青壮年农民发病率较高。本病的病理特点为全身毛细血管出血和实质细胞变性、坏死。临床表现为高热、全身酸痛、腓肠肌压痛、眼结膜充血、淋巴结肿大、皮疹等全身急性感染症状。该病的病死率高,患者通常死于肾功能衰竭或大量肺出血所致的窒息。

一、病因及传播途径

本病的病原体为钩端螺旋体,简称钩体。它在水中能做旋转式运动,具有较强的皮肤穿透能力。人钩体病的主要传染源为鼠类和猪。鼠类和猪的排泄物污染水,当人们接触疫水后,钩体经皮肤,特别是破损处皮肤进入人体,引起疾病。此外,也可经食物通过消化道黏膜感染。孕妇还可以通过胎盘血液传给胎儿。洪水泛滥或大雨可导致本病的暴发流行。

二、发病机制

本病发病机制尚未明确。目前认为钩体毒素引起全身毛细血管的病变是疾病的基础。钩体产生的致病物质主要有内毒素样物质和溶血素。前者可导致败血症;后者可破坏人和某些家畜红细胞膜,导致贫血、出血、肝大、黄疸和血尿。

三、病理变化及临床病理联系

(一)基本病理变化

钩体病的病变主要累及全身毛细血管,导致不同程度的循环障碍和出血,以及广泛的实质器官变性、坏死。炎症反应一般轻微。

（二）常见器官的病理变化及临床病理联系

根据病变及临床表现不同,钩体病可分为黄疸出血型、伤寒流感型、脑膜脑炎型、肺出血型、肾功能衰竭型,各型的主要病变部位有所不同。

1. 肺脏 其主要病变为肺出血。一般出现在发病后 3~5 天,严重者可发生在病后 1~2 天。轻者肺部出现点状出血,重者为全肺弥漫性出血,这是本病的常见死亡原因。肉眼观,肺呈暗红色,饱满,重量增加,切面实变,气管、支气管内充满血液或者血性分泌物。镜下观,肺内毛细血管高度扩张、充血,支气管和肺泡腔内充满大量红细胞,肺内往往找不到钩体。临床上可出现严重呼吸困难、缺氧、咯血等症状。

2. 肝脏 肉眼观,肝大、质软、色黄,可见或多或少的出血点、出血斑。镜下观,可出现肝细胞水肿、肝细胞脂肪变性、肝小叶中央呈灶性坏死、肝细胞索断离、Kupffer 细胞增生、汇管区和小胆管内胆汁淤积、小胆管和毛细胆管内胆栓形成。肝是全身各器官、组织中钩体含量最多的部位,用银浸润染色易查见钩体。广泛的肝细胞损害可引起胆汁排泄功能降低和凝血功能障碍。临床上可出现重度黄疸和广泛皮肤、黏膜出血,严重者发生急性肝功能衰竭或肝肾综合征。

3. 肾脏 肉眼观,肾增大、呈苍白色、髓质出血。镜下观,肾小管上皮细胞变性、坏死,肾间质充血、水肿、出血,肾小球一般无明显改变,在肾间质、肾小管上皮细胞内或肾小管的管腔内易找到钩体。严重者可引起急性肾功能衰竭。

4. 心脏 肉眼观,心脏扩大、质软,心包脏层出现点状出血。镜下观,心肌细胞广泛水肿,灶性坏死,间质出血、水肿及炎细胞浸润。临床上可出现心动过速、心律失常、心肌炎的症状和体征。

5. 横纹肌 以腓肠肌病变最明显,可见肌纤维呈节段性变性、肿胀,横纹模糊或消失,甚至肌浆溶解。间质出血、水肿、少量炎细胞浸润。临床上表现为腓肠肌压痛。

6. 神经系统 主要是脑膜及脑实质充血、水肿、出血、炎细胞浸润和神经细胞变性,临床上表现为脑膜炎的症状和体征。少数患者,特别是儿童在恢复期可出现脑动脉炎。由于颅底多发性闭塞性动脉内膜炎引起脑实质损害,临床上可出现偏瘫、失语和反复短暂肢体瘫痪。

第八节 血 吸 虫 病

血吸虫病(schistosomiasis)是由血吸虫寄生于人体引起的地方性寄生虫病。寄生于人体的血吸虫有五种,在我国仅有日本血吸虫病流行,主要分布于长江流域及其以南的 13 个省、市、自治区的水稻作物区。

一、病因及感染途径

日本血吸虫的生活史可分为虫卵、毛蚴、胞蚴、尾蚴、童虫及成虫等阶段。成虫雌雄合抱,以人体或家畜为终末宿主,寄生在肝门静脉-肠系膜静脉系统内,而毛蚴至尾蚴的发育繁殖阶段以钉螺为中间宿主。雌虫在肠黏膜下层末梢的静脉内产卵,虫卵可随破溃的组织进入肠腔,排出体外,入水孵化成毛蚴,毛蚴钻入中间宿主钉螺体内,经过胞蚴阶段发育成尾蚴,然后离开钉螺再次入水(疫水)。当人接触疫水时,尾蚴借肌肉收缩的机械运动,钻入人体皮肤或黏膜内,脱去尾部,发育成童虫,童虫经小静脉或淋巴管进入血液循环,再经右心、肺循环、体循环到达全身。其中只有通过肠系膜毛细血管到达肠系膜静脉的童虫才能在体内发育为成虫,其余多在途中死亡。通常患者在感染尾蚴后3周左右,尾蚴即可发育为成虫,雌、雄成虫交配后产卵,虫卵随肝门静脉血流系统顺流至肝,或逆流入肠,并随粪便排出体外,再重演其生活周期。

二、发病机制及病理变化

血吸虫的尾蚴、童虫、成虫和虫卵等均可引起病变,但以虫卵引起的病变危害性最大。

(一)尾蚴引起的病变

尾蚴钻入皮肤后,局部常出现奇痒的红色小丘疹,称为尾蚴性皮炎,数日后消退。镜下观,真皮充血、出血,血管周围炎性水肿伴有中性粒细胞及嗜酸性粒细胞浸润,可能与迟发性变态反应有关。

(二)童虫引起的病变

童虫在体内穿行,可引起轻度血管炎和血管周围炎,尤以肺血管病变明显,引起肺组织充血、水肿、点状出血、嗜酸性粒细胞和巨噬细胞浸润。患者可出现短暂的咳嗽、痰中带血丝等症状,但一般病变较轻、病程较短。其发生机制与童虫移行引起的机械性损伤及其代谢产物或死亡虫体引起的免疫反应有关。

(三)成虫及其代谢产物引起的病变

所致病变主要为肠系膜静脉内膜炎、静脉周围炎及其所引起的过敏反应,患者可出现发热、血栓形成或血栓栓塞、嗜酸性粒细胞增多、贫血和肝大、脾大等症状。贫血可能与成虫吞噬红细胞和由成虫引起的过敏反应及毒性作用有关。被吞噬的红细胞在成虫体内经珠蛋白酶分解,产生一种黑褐色的血吸虫色素,后者主要被肝、脾内增生的巨噬细胞所吞噬,并沉积在组织或器官内。成虫死亡后,其周围组织坏死,大量嗜酸性粒细胞浸润,形成嗜酸性脓肿。

(四)虫卵引起的病变

虫卵引起的病变是本病最主要也是最严重的病变。病变部位主要在乙状结肠、直肠和肝脏,回肠末端、阑尾及升结肠次之。血吸虫寿命长,日产卵量大,其中仅少部分虫卵随粪便排出,其余大部分虫卵沉积在结肠壁和肝脏内,少数虫卵可沉积于小肠、阑尾等处。成熟虫卵内毛蚴可分泌虫卵可溶性抗原,在病变早期可刺激机体产生抗体,在虫卵周围形成免疫复合物,后期则主要通过致敏的T淋巴细胞介导的迟发型变态反应,引起特征性急性和慢性虫卵肉芽肿(虫卵结节)形成。未成熟虫卵因毛蚴不成熟,无毒性分泌物,常形成不典型的慢性虫卵结节。

1. 急性虫卵结节 肉眼观:呈灰黄色、颗粒状,直径0.5~4.0 mm。镜下观,结节中心为多个成熟虫卵,卵壳薄,色淡黄,折光性强,表面附有放射状嗜酸性棒状体,称为 Hoeppli 现象(图12-26),其成分为抗原-抗体复合物。

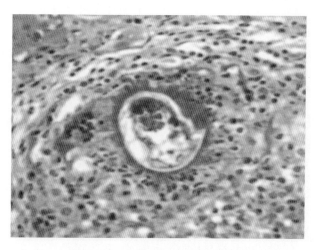

图 12-26　Hoeppli 现象（镜下观）

注：血吸虫虫卵卵壳周围可见红染、呈放射状的抗原-抗体复合物。

结节周围可见大量变性、坏死的嗜酸性粒细胞聚集，状似脓肿，故称为嗜酸性脓肿（图 12-27），其中可见菱形或多面形有折光性的蛋白质结晶，即夏科-雷登（Charcot-Leyden）结晶，系嗜酸性粒细胞中的嗜酸性颗粒互相融合而成。随着病程的发展，毛蚴死亡，脓肿周围出现肉芽组织增生，伴有大量嗜酸性粒细胞，以及巨噬细胞、淋巴细胞浸润。随着病变的发展，嗜酸性粒细胞逐渐被巨噬细胞、淋巴细胞代替，并出现向结节中央呈放射状排列的类上皮细胞，形成晚期急性虫卵结节，以后逐渐演变成慢性虫卵结节。

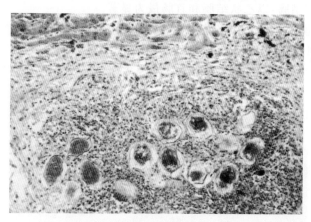

图 12-27　血吸虫病嗜酸性脓肿（镜下观）

2. 慢性虫卵结节　急性虫卵结节经过约 10 天，虫卵内毛蚴死亡、分解、变性，坏死物质和嗜酸性粒细胞被清除、吸收或钙化，形成由血吸虫虫卵、类上皮细胞、异物巨细胞、淋巴细胞和成纤维细胞组成，形态类似结核结节的肉芽肿，故又称为假结核结节（图 12-28）。最后结节内出现大量成纤维细胞增生，结节逐渐发生纤维化，其中死亡、钙化的虫卵可长期存留，成为病理学上诊断血吸虫病的依据。

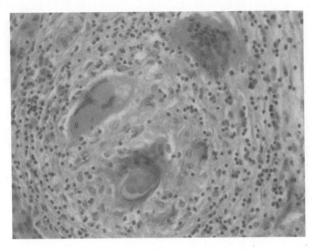

图 12-28　血吸虫病慢性虫卵结节(假结核结节)

三、主要器官的病变及后果

日本血吸虫一般寄生在肝门静脉系统中,因此虫卵主要沉积在肝、肠等组织、器官内。若成虫或虫卵出现在肝门静脉系统以外的组织、器官时,称为异位寄生。异位寄生主要见于肺,其次为脑和脊髓,此外还可见于皮肤、骨髓、肾、心包等处。

(一) 结肠

病变常累及全部结肠,以乙状结肠和直肠最为显著。

1. 早期　肠黏膜充血、水肿及点状出血,黏膜层或黏膜下层有许多急性虫卵结节,外观呈灰黄色或黄白色细颗粒状。虫卵结节向肠腔穿破,可形成浅表溃疡,溃疡处虫卵可排入肠腔,随粪便排出,故虫卵粪检可呈阳性。临床上主要表现为腹痛、腹泻和便血等痢疾样症状。

2. 晚期　由于成虫不断排卵,反复沉积在肠壁,形成许多新旧不一的虫卵结节(图 12-29),最终因虫卵结节纤维化导致肠壁增厚、变硬,使虫卵难以排入肠腔,故虫卵粪检可呈阴性。

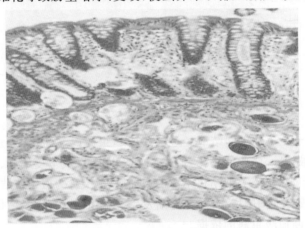

图 12-29　肠血吸虫病(镜下观)

注:结肠黏膜下层血吸虫虫卵沉积。

由于虫卵和慢性炎症刺激,可使肠黏膜过度增生,形成多发性息肉,甚至形成绒毛状腺瘤,其中少数可恶变为结肠腺癌。

（二）肝脏

虫卵随门静脉血液循环抵达肝内汇管区门静脉末梢分支内。

1. 早期 汇管区内有多数虫卵结节形成,使肝表面及切面呈粟粒状灰白或灰黄色结节。汇管区邻近的肝窦扩张充血,Kupffer细胞增生,并吞噬血吸虫色素。

2. 晚期 尤其是重度感染的病例,以汇管区慢性虫卵结节和纤维化为特征,并使汇管区不断扩展,但肝小叶结构一般不遭破坏,不形成假小叶。

肉眼观,肝脏体积缩小、变形、变硬、变色(血吸虫色素沉积),尤以肝左叶明显;表面起伏不平,有散在地图状浅沟纹,将肝划分为若干大小不等、形态不规则的微隆起区;切面见大量增生的纤维组织沿门静脉分支呈树枝状分布,构成典型的血吸虫病肝纤维化(图12-30),又称为干线型或管道型纤维化。

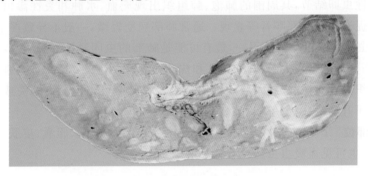

图 12-30 血吸虫病肝纤维化(肉眼观)
注:肝脏体积缩小,质地变硬,大量增生的纤维组织沿门静脉分支呈树枝状分布。

镜下观,汇管区有许多慢性虫卵结节,并因显著纤维化而增宽,伴有慢性炎细胞浸润(图12-31)。门静脉分支管壁常因炎症增厚、管腔狭窄,或因虫卵阻塞或纤维组织增生、挤

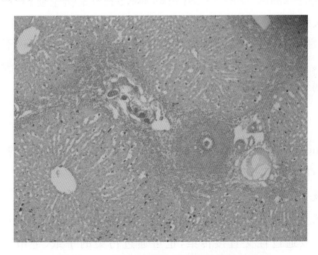

图 12-31 汇管区慢性虫卵结节(镜下观)
注:汇管区有许多血吸虫虫卵沉积,并因显著纤维化而增宽。

压,或因静脉内血栓形成等造成窦前性阻塞,故肝门静脉高压的发生较门脉性肝硬化窦后性阻塞早,且更严重,临床上较早出现腹腔积液、巨脾及食管下段静脉曲张的体征,而肝功能损害一般较轻。

(三)脾脏

1. 早期 脾轻度增大,主要是由于成虫代谢产物刺激巨噬细胞增生所致。

2. 晚期 主要是严重的门静脉高压引起重度淤血所致。肉眼观,脾大,重量可达1 000~4 000 g,呈青紫色,包膜增厚,质地坚韧,切面呈暗红色,脾小梁增粗,有时可见陈旧性梗死灶。镜下观,脾窦高度扩张淤血,脾髓纤维化,中央动脉管壁增厚、玻璃样变性,巨噬细胞增生,并吞噬血吸虫色素。临床上患者有脾功能亢进症状。

(四)异位寄生

1. 肺 肺寄生常见于严重感染的早期病例。虫卵经门-腔静脉或门-肝静脉交通支进入肺,引起急性虫卵结节,其周围的肺泡、肺组织出现充血、水肿和炎性渗出物。临床上可出现咳嗽、气促、哮喘、肺部啰音等表现。通常肺部病变轻微,一般不导致严重后果。

2. 脑 虫卵入脑途径说法不一,最有可能是肺部的虫卵经肺静脉入左心,以栓子的形式到达脑。病变部位多在大脑顶叶、颞叶和枕叶,也可发生在小脑,形成急性或慢性虫卵结节,周围脑组织血管充血、水肿及胶质细胞增生。临床上可出现急性脑炎或局限性癫痫发作,以及颅内压升高等症状。

3. 其他部位 严重病例,在肠系膜及腹膜后淋巴结、胃、胰、胆囊、皮肤、心包、肾、膀胱及子宫颈等处也可见血吸虫虫卵沉着。

第九节　性传播性疾病

性传播性疾病(sexually transmitted diseases,STD)是指主要通过性行为或类似性行为所传播的一类疾病,习惯上简称为性病。目前,这类疾病已达20余种,包括艾滋病、尖锐湿疣、梅毒、淋病、性病性淋巴肉芽肿、腹股沟肉芽肿、生殖器疱疹、软下疳、非淋病性尿道炎、阴道滴虫病等。这些疾病不仅引起泌尿生殖器官和附属淋巴结病变,也可引起全身皮肤和重要器官的病变,甚至威胁生命。本节仅简述一些常见的性病。

一、淋病

淋病(gonorrhea)是由淋球菌引起的急性化脓性炎症,为最常见的性病。本病多发生于15~30岁人群,以20~24岁人群最常见。

(一)病因及传播途径

淋病的病原体是淋球菌。淋球菌有极强的传染性,患者及无症状的带菌者是本病的主要传染源。本病主要通过性交直接传染,也可通过污染的手纸、毛巾、衣裤、床上用品、浴盆、便桶等间接感染。成人泌尿生殖系统的淋病,几乎全部是通过性交而传染的,儿童可通过接触患者用过的衣、物等传染。幼女的阴道上皮尚未成熟,因此比成年人更容易被污染物所感染。分娩时胎儿受母亲产道分泌物污染,可引起新生儿淋球菌性眼结膜炎。

（二）病理变化及临床病理联系

1. 急性淋病 感染后2～7天,生殖道、尿道和尿道附属腺体出现急性卡他性化脓性炎,尿道口、女性外阴及阴道口充血、水肿,并有脓性渗出物流出。镜下观,黏膜充血、水肿,伴溃疡形成,黏膜下有大量中性粒细胞浸润。

患者有尿频、尿急、尿痛等急性尿道炎的症状,局部有疼痛及烧灼感。若未经有效治疗,男性患者病变上行累及后尿道及其附属腺体、前列腺、附睾和精囊,女性患者则累及前庭大腺、子宫颈,引起化脓性炎症。约15%女性由于经期、流产等诱因作用,可引起子宫内膜炎和急性输卵管炎,并进一步发展为输卵管积脓、输卵管卵巢脓肿、弥漫性腹膜炎及中毒性休克等严重后果。

2. 慢性淋病 感染后未经治疗或治疗不彻底,可逐渐转为慢性淋病。其主要表现为慢性尿道炎、前列腺炎、精囊炎、尿道旁腺炎、前庭大腺炎、慢性宫颈炎、慢性输卵管炎及输卵管积液等。尿道炎性瘢痕可导致尿道狭窄,造成排尿困难;附睾和精囊慢性炎性病变可致男性不育;输卵管病变可累及卵巢,形成输卵管卵巢积脓或脓肿,病变扩展至盆腔,导致盆腔炎而引起盆腔器官粘连,患者可因此出现不孕。在慢性淋病,淋球菌可长期潜伏在病灶处,并反复引起急性发作。

二、尖锐湿疣

尖锐湿疣(condyloma acuminatum)是由人乳头状瘤病毒感染引起的疣状增生性病变,约60%由性接触传染,故又称性病疣。目前发病率居性病的第二位,好发于中青年人,临床上主要表现为粉红色或淡白色表面粗糙的丘疹或菜花状赘生物,局部可伴有瘙痒、烧灼痛。有关研究表明尖锐湿疣与宫颈癌、外阴癌、阴茎癌的发病有关,已引起广泛重视。

（一）病因及传播途径

本病主要由人乳头状瘤病毒(human papillomavirus,HPV)引起,以HPV6、HPV11型最常见。HPV具有高度的宿主和组织特异性,只侵袭人体皮肤和黏膜,不侵犯动物。患者及无症状的带菌者是本病的主要传染源。尖锐湿疣主要通过性接触而传播,也可以通过非性接触的间接感染而致病,并且可由生殖器部位通过自身接种而传播到非生殖器部位。患有尖锐湿疣的妇女妊娠分娩时,经产道可导致母婴之间传播。

（二）病理变化及临床病理联系

尖锐湿疣的潜伏期长短不一,从1～2个月到半年以上,平均约3个月。本病好发于潮湿温暖的黏膜和皮肤交界的部位。男性常见于阴茎冠状沟、龟头、包皮、包皮系带、尿道口或肛门附近。女性多见于阴蒂、阴唇、会阴部及肛周。本病也可发生于身体的其他部位,如口腔、腋窝等。HPV经接触传播到达皮肤和黏膜部位,进入上皮细胞造成感染,引起增生性病变。

1. 肉眼观 初起形成散在分布的小而尖的乳头状赘生物,逐渐增大、增多,表面凸凹不平,可互相融合形成鸡冠状或菜花状团块,质较软,湿润,呈粉红色、暗红色或污灰色,其顶端可因细菌感染而溃烂,根部有蒂,触之易出血。

2. 镜下见 上皮增生呈乳头状结构,典型者为细长的尖乳头,表面覆盖鳞状上皮,角质层轻度增厚及角化不全,棘细胞明显增生,表皮钉突增厚延长。在棘细胞层或上部可见多少不等的挖空细胞,挖空细胞较正常细胞大,胞浆空泡状,细胞边缘常残存带状胞浆,胞核大,居中,圆形或椭圆形,染色深,电镜下常可见核内病毒颗粒。真皮层可见毛细血管及淋巴管扩张,大量慢性炎细胞浸润。应用免疫组织化学方法检测 HPV 核壳抗原以及原位杂交或原位 PCR 技术检测 HPV-DNA 有助于临床诊断。

三、梅毒

梅毒(Syphilis)是由梅毒螺旋体感染而引起的慢性传染病。早期病变主要累及皮肤和黏膜,晚期则累及全身各脏器,特别是心血管系统和中枢神经系统。临床上症状复杂,病程漫长,其危害仅次于艾滋病。20 世纪 50 年代后我国基本消灭了梅毒,但近年来又有新的梅毒病例发生,并有流行趋势。

(一)病因及发病机制

梅毒的病原体是梅毒螺旋体,又称苍白螺旋体,95% 以上通过性交传播,少数可因输血、医务人员不慎受染等直接接触传播(后天性梅毒),也可经胎盘感染胎儿(先天性梅毒)。梅毒患者为唯一传染源。

机体感染梅毒螺旋体后可产生细胞免疫和体液免疫。免疫力的强弱决定感染后是痊愈、潜匿或发展为晚期梅毒。机体感染梅毒后第六周血清出现特异性抗体,临床上血清学试验反应阳性具有诊断意义。随着抗体的产生,机体免疫力逐渐增强,病变部位的病原体数量减少,因此早期梅毒可有不治自愈的倾向。然而播散到全身的梅毒螺旋体常难以完全消灭,从而导致梅毒复发或晚期梅毒的发生。在本病的较晚阶段,患者对该病原体的抗原发生细胞介导的迟发性变态反应,在梅毒螺旋体所在部位形成肉芽肿(树胶肿)。细胞介导的迟发性变态反应所引起的树胶肿,对患者心血管系统和中枢神经系统的破坏起主要作用。

(二)基本病变

1. 闭塞性动脉内膜炎及血管周围炎 闭塞性动脉内膜炎系指小动脉内皮细胞肿胀、增生,内膜纤维化,血管管壁增厚,管腔狭窄,甚至闭塞(图 12-32)。血管周围炎表现为血管

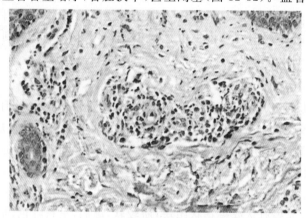

图 12-32　闭塞性动脉内膜炎(镜下观)
注:动脉内皮细胞肿胀、增生,内膜纤维化,血管管壁增厚,管腔狭窄。

周围单核细胞、淋巴细胞和浆细胞浸润。浆细胞恒定出现是本病的特点之一。此病变可见于各期梅毒。

2. 树胶肿 树胶肿(gumma)又称为梅毒瘤,此病变实为细胞介导的迟发型变态反应。是三期梅毒的特征性病变。主要表现为大小不等的非化脓性局部坏死,小者仅在显微镜下可见,大者直径可达 3～4 cm,不规则形,边界清楚,呈均匀灰白色、质坚韧、有弹性,似树胶状。镜下观,结构颇似结核结节,中央为凝固性坏死,形态类似干酪样坏死,但坏死不如干酪样坏死彻底,弹力纤维尚保存。坏死灶周围肉芽肿中富含淋巴细胞和浆细胞,而上皮样细胞和郎格汉斯巨细胞较少,且常有闭塞性小动脉内膜炎和血管周围炎。树胶肿后期可被吸收、纤维化,最后使器官变形,但绝少钙化,这和结核结节截然不同。

(三)类型

梅毒根据传播方式不同,可分为先天性梅毒和后天性梅毒两种。

1. 后天性梅毒 后天性梅毒按病程经过,分为一、二、三期。一、二期梅毒称为早期梅毒,有传染性。三期梅毒称为晚期梅毒,因常累及内脏,故又称内脏梅毒。

(1)第一期梅毒 梅毒螺旋体在侵入处发生的最初病变。从感染到出现硬下疳潜伏期为 10～90 天,平均 3 周。病变常见于阴茎冠状沟、龟头、阴唇、子宫颈和阴道后穹隆等处,约 10% 的病例可发生于生殖器以外,如唇、舌、肛周等。病变初起时,患处出现充血、水疱,水疱破溃、上皮坏死脱落后形成底部平坦、边缘整齐的圆形溃疡,直径 1～2 cm,与周围正常组织分界明显,质硬,故又称硬性下疳。因硬下疳无痛感,病损范围小,又多位于隐蔽处,往往被忽视,但其中有大量梅毒螺旋体,传染性极强。镜下见,病灶中有闭塞性动脉内膜炎及血管周围炎。硬下疳发生 1 周后局部淋巴结肿大,质硬而无痛感,为非特异性急性或慢性炎症。

硬下疳经及时治疗可阻止向第二期梅毒发展,由于患者产生的免疫反应,硬下疳即使不加治疗,也可于 2～6 周后自行愈合,肿大的局部淋巴结消退,但体内病菌仍继续繁殖,有相当一部分患者可发展为第二期梅毒。

(2)第二期梅毒 硬下疳发生 7～8 周后,以形成梅毒疹为特征。潜伏于体内的螺旋体继续繁殖,大量进入血循环,引起全身广泛性皮肤、黏膜损害即梅毒疹(syphilid)。梅毒疹通常表现为口腔黏膜、掌心、足心等处的斑疹和丘疹以及阴茎、外阴、肛周的扁平湿疣,后者为融合成片、表面湿润、暗红色突起的平坦斑块,又称梅毒湿疹。镜下观,病灶中有淋巴细胞、浆细胞浸润形成的非特异性炎、闭塞性血管内膜炎和血管周围炎。扁平湿疣可有角化不全和表皮增生。梅毒疹内皆有梅毒螺旋体,传染性极强。此期全身淋巴结肿大。皮肤、黏膜病变可不经治疗自然消退而进入潜伏状态。

(3)第三期梅毒 又称晚期梅毒,常发生于感染后 4～5 年,病变可侵犯全身任何器官,特别是心血管系统和中枢神经系统。此期以形成树胶肿为特征,导致器官变形、结构破坏和功能障碍。

① 心血管梅毒 以梅毒性主动脉炎多见。病变起始于主动脉升部,逐渐遍及主动脉弓及胸主动脉。开始为主动脉外膜滋养血管的闭塞,以后导致主动脉中膜弹力纤维、平滑肌的缺血和退行性变,逐渐由瘢痕取代。由于瘢痕收缩及内膜的纤维组织增生,内膜表面弥漫分布着微细而深陷的树皮样皱纹(图 12-33)。因弹力纤维的广泛破坏,可形成主动脉

瘤,由于主动脉瓣的瓣膜纤维组织增生、瓣叶分离、环部弹力纤维破坏,可引起瓣膜环部扩张,导致主动脉瓣关闭不全,但瓣叶之间绝无粘连,故不伴有狭窄。主动脉瓣关闭不全可造成左心室异常肥大和扩张,患者最终死于心力衰竭。

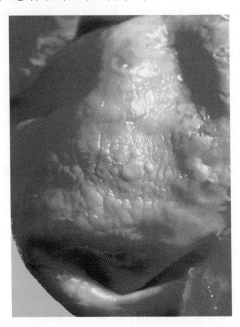

图 12-33　梅毒性主动脉炎(肉眼观)

注:主动脉内膜表面弥漫分布着微细而深陷的树皮样皱纹。

② 中枢神经梅毒　患者在感染梅毒螺旋体后,经数年潜伏期后出现症状。神经梅毒特点是病变广泛,脑脊髓膜、中枢神经系统的血管、脑与脊髓实质均可受累。脑膜血管梅毒多发生在脑底,其基本病变为脑膜血管周围,血管外膜淋巴细胞和浆细胞浸润。病变处脑皮质及中央灰质缺血、梗死,脑皮质(以额叶最为显著)萎缩,脑室扩张,室管膜增厚呈颗粒状。临床表现为健忘和精神错乱,四肢瘫痪和大、小便失禁等。患者尚可出现脊髓痨,其典型的改变为脊髓膜增厚,伴有淋巴细胞和浆细胞浸润,脊髓白质的后索变性、萎缩,致使该处变窄、下陷,脊髓灰质后角因而相互靠近。临床症状为闪电样痛、下肢感觉异常、腱反射减弱或消失等。

③ 其他器官病变　常见的病变为肝、骨等树胶肿。骨梅毒主要累及颅骨、鼻、股骨及胸骨。鼻骨受累时,常损坏鼻中隔,致鼻梁塌陷、鼻孔向前,形成所谓马鞍鼻,骨树胶肿可导致骨折。肝的树胶肿可使肝呈结节状增大,树胶肿的纤维化、瘢痕收缩使肝呈分叶状,称为分叶肝。

2. 先天性梅毒　因孕妇患有梅毒,梅毒螺旋体经血液通过胎盘进入胎儿体内所致。受梅毒感染 2~5 年间的孕妇,其体内病原体数量最多,胎儿的感染率最高。先天性梅毒常引起妊娠晚期流产、死产或产后不久死亡,轻度感染可待发育到儿童期或青年期发病。

(1)早发性先天性梅毒　胎儿或婴幼儿期发病的先天性梅毒,发病在 2 岁以内,包括死产和婴儿梅毒。病变特征为皮肤、黏膜广泛的梅毒斑疹、大疱形成和大片的剥脱性皮炎,严重者全身表皮糜烂、脱落,内脏病变也较为广泛,如肝、肺、胰、肾及脾等均可被累及,病变脏器呈淋巴细胞及浆细胞浸润、动脉内膜炎、弥漫性纤维化和发育不全等。肺呈弥漫性纤维化,间质血管床减少,呈灰白色,称白色肺炎。此外,骨的病变也常发生,常见骨软骨炎和骨膜炎,指(趾)的骨炎和骨膜炎,引起指(趾)的变形、肿大及指(趾)甲变薄而弯曲,鼻骨和硬腭因树胶肿的破坏形成马鞍鼻和硬腭穿孔,长骨骨膜炎伴有骨膜的新骨生成,胫骨前侧骨膜增生形成马刀胫。

（2）晚发性先天性梅毒 发生在 2 岁以上幼儿的先天性梅毒。一般在 5～7 岁至青春期出现损害,患儿发育不良,智力低下。但也可只出现梅毒血清反应阳性而无任何症状,称为先天性隐性梅毒。其病变可表现为间质性角膜炎、马刀胫、马鞍鼻及楔形门齿,即牙和牙釉质发育障碍,门齿小而尖,切缘呈镰刀状缺陷,又称 Hutchinson 齿。其他内脏病变与后天性梅毒基本相同,但无硬下疳。间质性角膜炎、楔形门齿及神经性耳聋构成哈钦森三联征（Hutchinson triad）,为晚发性先天性梅毒的特征,具有诊断意义。

四、艾滋病

艾滋病是获得性免疫缺陷综合征（acquired immunodeficiency syndrome，AIDS）的简称,是由人类免疫缺陷病毒（human immunodeficiency virus，HIV）感染导致严重免疫缺陷并继发机会性感染的一种致命性传染病。自 1981 年 6 月首次报道以来,传播迅速,全世界目前 HIV 感染者的总数已超过 3 000 万人,死亡人数超过 2 000 万人。截止到 2009 年 10 月 31 日,我国累计报道艾滋病感染者和患者 319 877 人,其中艾滋病患者 102 323 人,死亡 49 845 人。

（一）病因及传播途径

艾滋病由 HIV 感染所引起。患者及 HIV 携带者是艾滋病的传染源。传染性最强的是临床无症状而血清 HIV 抗体阳性的感染者,其 HIV 分离率最高。无症状的感染者是艾滋病流行难以控制的重要原因。

HIV 携带者的血液、精液、阴道分泌物、唾液、眼泪、尿液、母乳等体液,以及脑、皮肤、淋巴、骨髓等组织内存在着 HIV。感染源以血液、精液、阴道分泌物、母乳等为主。1986 年 12 月世界卫生组织公布的已证实的传播途径如下。

1. 性行为传播 最常见,特别是男性同性恋者感染率最高。血液和精液中 HIV 的含量几乎相等,是感染力最强的感染源。

2. 通过输血或血制品传播 输入被 HIV 污染的血或血液制品,使 HIV 直接进入体内引起感染。

3. 通过注射针头或医用器械等传播 静脉注射吸毒者感染 HIV 占报道总数的 18%,原因是吸毒者常共同使用未经消毒的注射器。许多医用器械（如内镜）,若消毒不严,则也可造成感染。

4. 母婴垂直传播 研究证实,感染 HIV 的孕妇生下的婴儿,其中 30%～50% 也会感染 HIV。垂直传播可能是由于母体内感染有 HIV 的淋巴细胞或单核细胞等经胎盘到达胎儿,或由于孕妇存在病毒血症。此外,母婴间传播也可发生于分娩时或产后哺乳过程中。

5. 其他 器官移植、医务人员的职业性感染等。

（二）病理变化

艾滋病的主要病理改变可归纳为三个方面：①免疫学损害的形态学表现——淋巴组织的变化；②机会性感染；③恶性肿瘤。

1. 淋巴组织的变化　早期淋巴结滤泡明显增生，生发中心活跃，髓质有较多浆细胞浸润。随着病变的发展，滤泡网状带开始破坏，小血管增生。皮质区及副皮质区淋巴细胞减少，浆细胞浸润。以后网状带消失，滤泡界限不清。晚期淋巴细胞几乎消失殆尽，呈现一片荒芜景象，在淋巴细胞消失区仅有少量巨噬细胞和浆细胞残留。最后淋巴结结构完全消失，有些区域纤维组织增生，甚至出现玻璃样变性。胸腺、消化道和脾脏也有淋巴组织萎缩。

2. 机会性感染　主要表现为多发性、条件致病性感染，此为本病特点之一。感染范围广泛，可累及各器官，其中以中枢神经系统、肺、消化道感染最常见。感染的病原体有病毒、细菌、真菌、原虫等。一般常有两种以上病原体同时感染。由于严重免疫缺陷，炎症反应往往较轻而不典型，如患肺结核时很少形成结核结节，但病灶中结核杆菌却很多。大部分病例有卡氏肺孢子虫感染，这对本病的诊断有一定的参考价值，其病变是肺泡腔内可见卡氏肺孢子虫虫体及其崩解产物的泡沫状嗜酸性渗出物。中枢神经系统继发感染主要是播散性弓形虫或隐球菌感染所致的脑炎或脑膜炎。

3. 恶性肿瘤　1/3 的艾滋病患者伴有 Kaposi 肉瘤。该肿瘤起源于血管内皮细胞，广泛累及皮肤、黏膜及内脏，以下肢最多见。肉眼观，肿瘤呈暗蓝色或紫棕色、多灶性结节或斑块。镜下观，肿瘤主要由成片的梭形细胞和毛细血管样腔隙构成；梭形细胞核呈圆形或梭形、深染、具有一定异型性，并可见核分裂象；血管样腔隙中有红细胞，组织内有含铁血黄素沉积。5%～10% 的 AIDS 患者可发生非霍奇金淋巴瘤，有些患者常出现原发于中枢神经系统的淋巴瘤。

（三）临床病理联系

艾滋病的临床症状多种多样，一般初期的开始症状类似流行性感冒，表现为咽痛、全身疲乏、食欲减退、发热等。随着病情的加重，症状日见增多，如皮肤、黏膜出现白色念珠菌感染、单纯疱疹、带状疱疹、紫斑、血肿、血疱、皮肤容易损伤、伤后出血不止等。以后渐渐侵犯内脏器官，不断出现原因不明的持续性发热，可长达 3～4 个月。还可出现咳嗽、气短、持续性腹泻、便血、肝大、脾大、恶性肿瘤等。由于症状复杂多变，每个患者并非上述所有症状全都出现。一般常出现 1～2 种症状。

对于艾滋病，目前尚无确切有效的疗法，故预后极差，病死率高达 100%，因此大力开展艾滋病的预防工作至关重要。

知识链接

艾滋病的临床表现一般具有以下几个特点。

（1）发病以青壮年居多。

（2）在感染艾滋病后，患者往往会患一些罕见的疾病，如肺孢子虫肺炎、弓形虫病、非典型性分枝杆菌与真菌感染等。

（3）持续广泛性全身淋巴结肿大，特别是颈部、腋窝和腹股沟淋巴结肿大更明显。淋巴结直径在 1 cm 以上，质地坚实，可活动，无疼痛。

（4）并发恶性肿瘤，如卡波西肉瘤、淋巴瘤等。

（5）中枢神经系统病变，脑组织是最常受累的组织之一，约 60% 艾滋病患者出现神经系统症状，表现为头痛、意识障碍、痴呆、抽搐等，常导致严重后果。

小　结

1. 结核病是由结核杆菌引起的一种常见的慢性传染病。典型病变常表现为结核结节形成并伴有不同程度的干酪样坏死。结核杆菌主要经呼吸道传播，故结核病中最常见的是肺结核病。肺结核分为原发性肺结核病和继发性肺结核病两大类。两者病变的发生、发展及病变特点各不相同。

2. 伤寒是由伤寒杆菌引起的一种急性传染病。病变特征是全身单核-巨噬细胞系统的巨噬细胞反应性增生，尤以回肠末端淋巴组织处的病变最为显著。临床上以持续高热、相对缓脉、脾大、皮肤玫瑰疹和中性粒细胞、嗜酸性粒细胞减少等为主要表现。

3. 细菌性痢疾简称菌痢，是由痢疾杆菌引起的一种肠道传染病，以夏、秋季多见。病变主要发生于结肠、直肠，以大量纤维素渗出形成假膜为特征。儿童发病率较高。临床上常表现为腹痛、腹泻、黏液脓血便和里急后重。

4. 流行性脑脊髓膜炎是由脑膜炎双球菌引起的脑脊髓膜的急性化脓性炎，冬、春季多见。病变部位主要波及脑膜和脊髓膜，临床上表现为寒战、高热、头痛、呕吐、皮肤淤点和脑膜刺激征等。

5. 流行性乙型脑炎是由乙型脑炎病毒感染引起的急性脑实质的变质性炎，多在夏、秋季流行。病变主要累及脑脊髓灰质，病理变化为袖套状浸润、神经细胞变性与坏死、软化灶形成和胶质细胞增生，临床主要表现为高热、抽搐、嗜睡、昏迷等。

6. 流行性出血热是由汉坦病毒引起的一种自然疫源性急性传染病，又称肾综合征出血热。病变以全身性血管的出血性炎症为特征，临床上以发热、出血、休克和肾功能衰竭为主要表现，病死率较高。

7. 钩端螺旋体病是由钩端螺旋体引起的一种自然疫源性急性传染病，以热带和亚热带常见。本病主要集中在夏、秋季，以 8～9 月为最高峰，青壮年农民发病率较高。本病的病理特点为全身毛细血管出血和实质细胞变性、坏死，临床特点为高热、全身酸痛、腓肠肌压痛、眼结膜充血、淋巴结肿大、皮疹等全身急性感染症状，严重病例可出现肺部大出血、肾功能衰竭等。

8. 血吸虫病是一种人畜共患的寄生虫病。人体接触含尾蚴的疫水而感染，主要病变为虫卵沉积于肝脏与结肠组织中所引起的肉芽肿。急性期有发热、肝大、脾大、外周血中嗜酸性粒细胞显著增多，伴腹泻或排脓血便。晚期则以肝门静脉周围纤维性病变为主，可发展为肝硬化，伴门静脉高压症。

9. 淋病是由淋球菌引起的急性化脓性炎症，是最常见的性病。淋球菌主要侵犯泌尿系统和生殖系统,引起急性化脓性炎症。临床主要表现为尿频、尿急、尿痛等尿道炎的症状。

10. 尖锐湿疣是由人乳头状瘤病毒感染引起的疣状增生性病变,发病率居性病的第二位。病理形态学的改变(尤其是挖空细胞的出现)及HPV病源学检测有助于临床诊断。

11. 梅毒是由梅毒螺旋体感染而引起的慢性传染病。基本病变有闭塞性动脉内膜炎、血管周围炎和树胶肿。树胶肿对患者重要器官的破坏起主要作用,特别是心血管系统和中枢神经系统。

12. 艾滋病是由人类免疫缺陷病毒(HIV)感染导致严重免疫缺陷并继发机会性感染和恶性肿瘤的一种致命性传染病。其主要病理改变如下:①免疫学损害的形态学表现——淋巴组织的变化;②机会性感染,常常是混合性机会感染;③恶性肿瘤,最常见为Kaposi肉瘤和非霍奇金淋巴瘤。对于艾滋病,目前尚无确切有效的疗法,故预后极差,病死率高。

能力检测

1. 简述结核结节的基本组成。
2. 简述干酪样肺炎的病理变化和结局。
3. 比较原发性肺结核病与继发性肺结核病病变的异同点。
4. 肠伤寒与肠结核均有溃疡形成,两者病变有何不同?
5. 肠伤寒病变可分为哪几期?其主要病变及并发症是什么?
6. 简述急性细菌性痢疾发病部位及病变特点。
7. 简述流行性乙脑的病理变化。
8. 流行性脑脊髓膜炎患儿出现颅内压升高、脑膜刺激征的病理基础是什么?
9. 简述血吸虫病虫卵引起的病变特点。
10. 简述梅毒的基本病变。
11. 简述艾滋病的主要病理变化。

中英文对照

白色肺炎	pneumonia alba
扁平湿疣	condyloma lata
虫卵可溶性抗原	soluble egg antigens, SEA
分叶肝	hepar lobatum
干酪样坏死	caseous necrosis
干线型或管道型纤维化	pipestem hepatic fibrosis
钩端螺旋体病	leptospirosis
哈钦森三联征	Hutchinson triad
汉坦病毒	hantaan virus

获得性免疫缺陷综合征	acquired immunodeficiency syndrome,AIDS
脊髓痨	tabes dorsalis
继发性肺结核病	secondary pulmonary tuberculosis
假结核结节	peseudotubercle
尖锐湿疣	condyloma acuminatum
角弓反张	episthiotonus
结核病	tuberculosis
结核杆菌	tubercle bacillus
结核结节	tubercle
结核瘤	tuberculoma
抗酸染色法	Ziehl-Neelson
蜡质 D	wax-D
朗格汉斯巨细胞	langhans'giant cell
淋病	gonorrhea
淋病奈瑟菌	neiss eria gonorrhoea
磷脂	phosphatide
流行性出血热	epidemic hemorrhagic fever,EHF
流行性脑脊髓膜炎	epidemic cerebrospinal meningitis
流行性乙型脑炎	epidemic encephalitis B
马鞍鼻	saddlenose
马刀胫	saber shin
梅毒	syphilis
梅毒疹	syphilid
屈髋伸膝征	kernig
人乳头状瘤病毒	human papillomavirus,HPV
伤寒	typhoid fever
上皮样细胞	epithelioid cell
肾综合征出血热	hemorrhagic fever with renal syndrome,HFRS
嗜酸性脓肿	eosinophilic abscess
树胶肿	gumma
索状因子	cord factor
挖空细胞	koilocyte
尾蚴性皮炎	cercarial dermatitis
沃-弗综合征	Waterhouse-Friederichsen syndrome
细菌性痢疾	bacillary dysentery
下疳	chancre
先天性梅毒	congenital syphilis
性传播性疾病	sexually transmitted diseases,STD

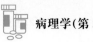

血吸虫病	schistosomiasis
严重急性呼吸综合征	severe acute respiratory syndrome, SARS
原发性肺结核病	primary Pulmonary tuberclosis
原发综合征	primary complex

参考文献

[1] 李玉林.病理学[M].北京:人民卫生出版社,2008.

[2] 陈杰,李甘地.病理学[M].北京:人民卫生出版社,2008.

[3] 和瑞芝.病理学[M].北京:人民卫生出版社,2005.

(九江学院基础医学院　胡志红　龚　勇)

附录 A
尸体解剖

 学习目标

掌握:尸体解剖的概念。

熟悉:尸体解剖的步骤。

了解:尸体解剖的意义;标本的处理步骤。

一、尸体解剖的概念及意义

尸体解剖(简称尸检)是对死者体表及内部器官、组织、细胞进行病理学检查,以明确死者的主要疾病、死亡原因和其他病变。病理医师先用病理解剖学的方法检查死者体表的改变,然后取出死者的脏器,用肉眼观察各脏器有无病理改变,再用病理组织学的方法将病变组织制成切片,染色后,用显微镜观察其组织学改变。根据尸检发现的病变,结合临床资料探讨疾病的病因、发生、发展及患者的死亡原因等,最后作出尸检病理诊断报告。通过对尸体的解剖,既可观察死者死后各器官的病理变化,找出其主要病变,判断其死亡原因,帮助验证临床诊断及治疗是否正确、合理,有利于临床医师总结经验、提高诊疗水平,又可积累教学经验及科研资料,及时发现新的疾病。此外,对于一些死因不明者,病理医师协助公安机关进行尸体解剖,可以帮助查明其死因。

二、尸体解剖的步骤

(一)一般状态检查

1. 确定死亡 在尸体解剖前必须确定各种生命现象是否已经完全停止,死亡的客观指标是机体死亡后会出现尸冷、尸斑、尸僵等现象。可根据这些现象出现的时间和尸斑颜色来判断死亡时间,推断死亡姿势及死亡原因。

(1)尸冷 机体死亡后新陈代谢停止,机体内不再产生热量,而体表的散热还在不断进行,因此,尸体温度下降至环境温度,称为尸冷。尸体温度下降的快慢,与尸体大小、衣着或被褥的厚薄、通风状况、季节以及是否与冷物接触等有关。尸体外表冷却的时间发生在机体死亡后 3～7 h。但不能仅凭尸冷就确定机体死亡,还必须根据尸斑、尸僵等现象来进行综合分析、判断。

(2) 尸僵　机体死亡后因全身肌肉群逐渐变硬,使关节强直而呈僵硬状态,称为尸僵。一般情况下,机体死后 1～3 h 开始出现尸僵,尸僵首先是从头部下颌关节开始,逐渐延至颈部、躯干、上肢和下肢,然后逐渐消失。消失的顺序与尸僵出现的顺序相同。根据尸僵出现的部位、时间顺序等可大致推测出机体死亡时间。气温高、猝死、生前有痉挛者尸僵出现得较早;气温低、年龄大、身体虚弱者尸僵出现得较晚。尸僵也是机体死亡的确证。

(3) 尸斑　由于机体死亡后血液循环停止,血管内的血液由于重力作用逐渐向尸体下垂部位移动,坠积于毛细血管和小静脉内并使其扩张,透过皮肤显出紫色斑,称为尸斑。一般机体死亡后 2～4 h 出现尸斑,表现为局部皮肤呈现不规则的紫红色或暗红色斑纹,此时手指压尸斑处,尸斑可褪色。死后 12～24 h 尸斑即固定,此时再用手指压尸斑处,尸斑可不褪色。尸斑是继尸冷之后机体最早出现的死亡指征之一。根据尸斑存在的部位,可推断机体死亡时的体位及是否有死后尸体的移动;根据尸斑出现的时间及发展程度,可以推测死亡时间。另外,根据尸斑的颜色可以推测死亡原因,如一氧化碳、氰化物中毒时的尸斑呈桃红色,亚硝酸盐或铝中毒时的尸斑为灰褐色,硝基苯中毒时的尸斑为蓝绿色。

2. 一般检查　尸体解剖开始后,先做一般状态检查。记录死者的年龄、性别、身长、体重。观察其发育及营养状况、全身皮肤的色泽、有无体表的病理改变,如出血(淤点或淤斑)、水肿、黄疸、瘢痕及外伤等,并做好记录。

(二) 体表检查

1. 头皮及头发的检查　检查头皮有无损伤、出血、血肿等病变,头发颜色、数量,有无脱发、秃顶等病变。

2. 五官的检查

(1) 眼部检查　眼睑有无水肿及皮下出血,睑结膜、球结膜、弯窿部结膜是否有充血,巩膜有无黄染,角膜是否透明、有无溃疡,左、右瞳孔是否对称,并测量其直径大小。

(2) 耳、鼻部检查　鼻外形是否对称,耳廓形状及有无损伤,鼻腔及外耳道有无液体流出(如有,应记录其性状),耳、鼻部有无溃疡。

(3) 口腔检查　嘴的开合情况,牙齿有无脱落,口唇有无发绀,口腔黏膜有无溃疡,舌尖在口腔内的位置,舌头有无溃疡及舌苔情况,腮腺有无肿大。

3. 颈部检查　颈部是否对称,有无肿块及颈静脉怒张,有无损伤、压痕、扼痕等;甲状腺及颈部淋巴结有无肿大。

4. 胸部检查　胸廓是否平坦及左右胸廓是否对称,肋骨有无骨折,乳腺有无肿块,乳头有无溢液,女性尸体还需检查乳房发育状况。

5. 腹部检查　腹壁是否膨隆,腹壁有无瘢痕,脐周静脉有无曲张,腹壁有无手术创口(如有,应记录其长度),女性尸体应检查有无妊娠及妊娠纹等。

6. 背部及骶部检查　背部及骶部有无外伤、压疮,脊柱有无后突、侧弯等。

7. 四肢检查　四肢有无损伤或瘢痕,注意观察指(趾)甲的颜色、关节有无畸形及损伤。

8. 浅表淋巴结检查　腹股沟淋巴结、腋窝淋巴结等有无肿大、融合等。

9. 其他检查 检查外生殖器有无畸形、瘢痕,肛门有无痔核等。

（三）胸、腹腔的剖开及检查

尸体解剖时常用 T 形切口。即先从左肩峰经胸骨上切迹至右肩峰作一个弧形横切口,将皮瓣向上翻转,再在该弧线中点向下做直线切口,绕脐左侧至耻骨联合上缘。此方法能够充分暴露胸、腹腔器官。

1. 腹腔的检查

（1）一般检查 剖开腹腔后,首先检查腹腔内有无液体,并注意液体的性质及数量,必要时可行细菌学检查;观察腹膜的光泽、有无出血点或其他病变,若发现腹膜有炎症改变时,应检查其来源;若有胃、肠穿孔,常形成气腹,剖开腹腔时有气体溢出,可闻及吱吱声。

（2）大网膜 大网膜在正常情况下为一层菲薄、透明、有条索状脂肪附着的膜,上缘固定于胃大弯,向下覆盖于腹腔脏器的表面,下缘附着在横结肠上。打开腹腔后,观察大网膜的位置、色泽、形状、有无脂肪坏死灶和肿瘤转移灶,检查大网膜与内脏器官是否有粘连,检查各脏器的位置是否正常。

（3）肝脏检查 肝脏是否肿大,表面有无结节,其前下缘在锁骨中线处是否超过肋缘。

（4）脾脏检查 脾脏是否肿大,在肋缘下的位置,有无超过腹中线。

（5）淋巴结检查 肠系膜的淋巴结是否肿大、融合。

（6）膈肌 在剖开胸腔前,以锁骨中线为准,测量膈肌的高度,可用右手伸入膈肌下面,以食指和中指触其最高点,以左手在胸壁沿肋软骨连接线测量其相应的高度。正常时左侧膈肌达第 5 肋骨,右侧膈肌最高点可达第 4 肋间或第 4 肋骨。

（7）膀胱检查 膀胱是否充盈,其顶部位于耻骨联合上的位置。

（8）肠道检查 肠道有无肿瘤、穿孔或破裂。剪开十二指肠降部,找出十二指肠乳头,然后挤压胆囊,检查胆管是否通畅。

2. 胸腔的检查

（1）气胸的检查 在进行胸部检查时,若疑有气胸,应先检查有无气胸。检查气胸的方法:在剥开皮瓣的肋骨上加少量水,在有水覆盖的肋间处刺破胸膜,若有气胸,则可见气泡从水下冒出。

（2）心包、肺 观察心、肺的位置、大小及彼此间的关系;在心包壁层作人字形切口,测量心包腔内液体量,并观察其性质;观察心包膜有无出血点、炎性渗出物附着及粘连等。

（3）纵隔检查 纵隔内淋巴结的大小、硬度及有无融合等。

（4）胸膜 注意观察胸膜的色泽、有无炎性渗出物附着及粘连、胸腔有无积液。注意记录胸腔液体的性质及数量。

（5）胸腺检查 胸腺大小,注意观察胸腺有无萎缩、脂肪化或缺失。

（四）脏器的取出及检查

1. 心脏 先将心脏提起,剪断肺静脉,再从肺动脉瓣上 2 cm 处将肺动脉切断,在心包脏层的转折处剪断主动脉和上、下腔静脉,取出心脏。把取出的心脏平放在尸体台上,顺血流方向按以下步骤依次剪开心脏。①直线剪开上、下腔静脉口及右心房后外侧缘,检查心房内膜有无增厚、卵圆孔是否闭合、三尖瓣口有无狭窄。②沿右心室右侧缘剪开右心室至心尖部,然后在右心尖部距室间隔右侧 1 cm 处剪开右心室前壁及肺动脉,暴露右心室,检查三尖瓣瓣膜及腱索等。③先剪开左、右肺静脉,再沿左心的左侧缘剪开左心房、左心室,检查二尖瓣口有无狭窄。④在心尖部距室间隔1 cm处向上剪开左心室前壁,再在左心耳右侧缘靠近肺动脉根部处剪开主动脉。检查并记录心脏的重量(正常成人约270 g)、大小(约死者右拳大小),左、右心室壁的厚度(一般在两侧切缘的中点测量,应除外肉柱及心外膜下的脂肪组织)。对疑有心肌病者,还应测量室间隔厚度。有心肌梗死者,可从心尖部至心底部每隔1 cm作一横切面,检查病灶的范围。

2. 肺脏 ①先检查两肺表面的肺膜有无增厚、有无炎性渗出物,检查各肺叶有无实变病灶或肿块。②于两肺肺门处切断左、右支气管与肺门的联系,取出两肺。③剪开支气管及其各大分支,检查有无痰液、异物和肿瘤。④剪开肺动脉及其各大分支,检查有无血栓形成或栓塞。⑤用脏器刀沿长轴自肺外侧凸缘向肺门平行切开两肺各叶,观察其颜色、质地等;挤压各肺叶,注意观察有无含气的血性液体或血液流出,检查肺门淋巴结是否肿大。

3. 颈部器官 用尸枕将尸体肩部垫高,将颈部的皮肤及皮下组织剥离至下颌骨的下方,用双刃尖刀从下颌骨内侧正中刺入口腔再紧贴下颌骨内缘向左、右两侧切割,使口底部软组织与下颌骨分离,再用手指将舌头从下颌骨下方拉出,然后用刀尖在软、硬腭的交界处切断软腭,同时在颈内、外动脉的分叉处上方(尽可能向上)切断颈动脉。在颈椎前分离软组织,将全部颈部器官连同两侧扁桃体一起取出。然后注意检查以下内容。

(1)上消化道 两侧扁桃体有无充血,其表面有无炎性渗出物;食管黏膜面有无溃疡,食管下端静脉有无曲张等。

(2)呼吸道 喉头有无水肿,气管及主支气管黏膜有无充血、渗出。

(3)甲状腺 甲状腺有无肿大,有无结节状肿块,切面颜色(正常切面为淡褐色)、质地、有无出血及囊性变等。

(4)其他 颈部淋巴结有无肿大、融合等;若发现颈部淋巴结肿大,除可能是炎症、恶性淋巴瘤外,还应考虑转移癌。

4. 腹腔器官

(1)脾脏 从左肋下提起脾脏,切断脾门血管,取出脾。若发现有血栓,则将脾脏与胰腺、十二指肠、肝脏一并离断后取出。取出脾脏后,首先应测量脾脏的大小(正常为(3～4)cm×(8～9) cm×(12～14) cm)并称重(正常为140～180 g),观察颜色有无改变(正常呈灰紫色),包膜是否光滑,有无皱缩、增厚及破裂。然后从脾脏最凸处向脾门依次作多个平行切面,观察这些平行切面、脾小体和脾髓的色泽和性状、有无出血、有无梗死灶和结节形成,以及轻刮脾髓后脾髓是否容易脱落。

(2)肠 ①检查肠浆膜面有无充血及炎性渗出,肠腔有无扩张、穿孔,以及肠系膜血管和淋巴结的情况。②找到十二指肠空肠区,作两道结扎后将其剪断。③沿肠系膜与小肠相连处将肠系膜剪断,分离小肠肠管并使之游离。④在回盲部,剪开阑尾系膜,钝性分离升结肠、横结肠、降结肠和肠系膜、韧带以及软组织。⑤将直肠内的粪便挤入乙状结肠,在乙状结肠与直肠交界处上5 cm处结扎并剪断肠管,然后取出全部肠管。⑥用肠剪沿肠系膜附着处剪开肠管,检查肠内有无寄生虫,小肠黏膜有无充血、出血,集合淋巴滤泡有无肿胀或溃疡形成,大肠肠壁有无增厚,肠腔有无狭窄或扩张,黏膜面有无炎性渗出物、溃疡、息肉或肿瘤等。

（3）胃、十二指肠　从十二指肠经幽门入胃，再沿胃大弯至贲门，将十二指肠和胃剪开。观察胃内容物的成分、数量、色泽、形状、食物的消化程度、有无特殊气味、有无凝血块及其他异物；胃的大小，胃壁厚度，胃黏膜有无出血及糜烂，胃小弯、幽门窦及十二指肠球部黏膜有无溃疡、肿瘤等。

（4）胰腺　①分离胰腺周围的组织，取出胰腺，并观察其大小、颜色、形状、质地及有无肿块。②测量胰腺的大小（正常为(1.5～2.5) cm×(3～5) cm×(17～20) cm），称其重量（正常为82～117 g）。③从胰头至尾部作一个纵行切面，找出胰管，沿走向切开胰管，观察其管腔的大小，检查管腔内有无结石和肿瘤。④从胰尾开始，将胰腺作多个横切面（间距为2～3 cm）检查胰腺切面的情况，小叶结构是否清楚及有无出血、坏死灶和肿块等。

（5）肝脏和胆囊　提起肝右叶，切断其周围组织，直至脊柱，注意勿伤及右侧肾上腺，然后剪断下腔静脉，并提起肝左叶，从而完整地取出肝脏。取最大径测量肝脏的大小（正常为5.8 cm×15.2 cm×25.8 cm），称其重量（正常为82～117 g）。观察肝脏表面是否光滑，质地有无异常，肝脏色泽情况是否正常，肝脏边缘情况是否正常，肝脏表面能否触及结节等。然后用长脏器刀沿肝脏的长轴切开，每隔1 cm作一切面，观察肝脏切面的颜色及质地、肝小叶结构是否清楚、肝小叶有无淤血、门脉区纤维组织有无增生及肿块等。如果肝脏有损伤，应仔细检查损伤的部位、形态及范围。用镊子夹起胆囊管，用剪刀将胆囊壁与肝脏分离，沿胆囊长轴纵行剪开胆囊，将胆汁放入容器，观察胆汁的颜色和量，检查胆囊壁是否增厚、黏膜是否粗糙、有无息肉及结石形成等。

（6）肾上腺和肾脏　①肾上腺解剖。在双侧肾上极寻找到肾上腺，用镊子和剪刀分离周围的脂肪组织，即可完整取出双侧肾上腺。由于右侧肾上腺在肝脏和右肾之间，而且较小，容易和周围脂肪组织混淆，因此，取右侧肾上腺时应将肝脏推向左上方，分离右肾上腺相邻的肝脏与周围的脂肪组织，方能取出右侧肾上腺。正常左侧肾上腺重7.17 g（男）和7.20 g（女），正常右侧肾上腺重7.11 g（男）和6.86 g（女）。取多个横切面，观察皮质、髓质结构是否清楚（正常时皮质呈黄褐色，髓质灰红色）、有无出血或肿瘤等。②肾脏的解剖。沿肾外缘切开两侧腰部的腹膜，分离肾脏周围的脂肪组织，切断肾门血管、输尿管及软组织，即可将整个肾脏取出。取出后，应测量肾脏的大小（正常为4 cm×5.9 cm×9.9 cm）并称重（一侧肾脏重134～148 g）。观察肾脏色泽（正常为暗红褐色）及有无撕裂、瘢痕或颗粒，肾皮质有无增宽或变窄，皮质及肾柱是否隆起，皮、髓质分界线是否清楚等。

5. 盆腔器官　将手伸入盆腔分离耻骨后面腹膜外的软组织，在靠近耻骨处切断尿道以及直肠。

（1）若为男性，则应取出睾丸。取出男性睾丸时，应先扩大腹股沟管的内口，用手推挤睾丸向上，再把精索拉出腹股沟管，切断其下端与睾丸相连的阴囊韧带，即可取出睾丸。观察睾丸的大小、质地、表面及切面情况、有无肿瘤等。用镊子牵拉曲细精管，观察曲细精管有否异常。观察膀胱的充盈状态及有无损伤和粘连，还应仔细检查前列腺。

（2）若为女性，则将尿道、阴道及子宫输卵管等一并离断后取出。在检查子宫时，应注意观察子宫内膜有无妊娠现象、出血或坏死，子宫肌壁厚度及有无肿瘤，两侧输卵管有无扩张、狭窄或肿瘤。切开卵巢后，观察其有无血肿、黄体、白体、肿瘤或妊娠现象等。

6. 脑

(1) 将尸体仰卧放在尸检台上,检查其头皮有无出血、外伤等。

(2) 从左、右耳后乳突上方 1 cm 处向颅顶作一条连线并将头发分开,用手术刀自右向左沿头发分开线切开头皮直至骨膜。分别向前、后剥离、翻转切口两侧的头皮,前方剥至眉弓上 1 cm 处,后方剥至枕外隆凸下,暴露颅骨。

(3) 在眉弓上约 2 cm 处沿双侧颞部与枕骨粗隆处作一条连线,将此作为开颅锯线,用骨锯沿开颅锯线将颅骨锯开。用凿子和铁锤在锯缝处将颅骨分开,移去颅骨。

(4) 沿开颅锯线剪开大部分硬脑膜,剪断前端的大脑镰。左手从额骨处硬脑膜下伸到颅底将脑的额叶向后掰开,右手用手术剪剪断与颅底相连的脑神经、颈内动脉及垂体蒂。然后剪开两侧小脑幕,再用尖刀深入枕骨大孔内切断脊髓。剪断后部的硬脑膜,将大、小脑一并取出(用纱布接住全脑)。再将垂体与周围组织分离,取出垂体。

(5) 连纱布一起将全脑浸泡后固定,固定一周后按常规检查和取材。称取脑的重量(正常约 1400 g),观察软脑膜血管有无充血、蛛网膜下腔有无出血或过多的液体(或脓液)、两侧大脑半球是否对称、脑回有无病变、脑沟有无变浅(或变宽)、脑底动脉有无粥样硬化等。

三、标本的处理

检查各脏器的同时,应取小块脏器组织进行固定。常规使用的固定剂为 4% 甲醛溶液(即 10% 福尔马林溶液)。组织块的厚度不宜超过 0.5 cm,以方便制作切片。各脏器组织在进行肉眼剖视、取材后,应立即放于 10% 福尔马林溶液内固定,为了达到良好的固定效果,固定液的量要充足,一般固定液体积约为标本体积的 5 倍以上。

四、尸检报告

通过对死者的组织及器官进行肉眼观察、显微镜检查和其他辅助检查,并结合临床资料,经过综合分析后可作出尸检报告,以明确死者的死亡原因。

参考文献

[1] 柏树令.系统解剖学[M].北京:人民卫生出版社,2005.

[2] 兴桂华,徐凤琳,荣玮.病理学实验教程[M].北京:北京大学医学出版社,2006.

[3] 孙秀义,李志红.病理学实验与学习指导[M].北京:人民军医出版社,2007.

[4] 刘世新.实用生物组织学技术[M].北京:科学出版社,2004.

(湖南中医药高等专科学校　刘起胜)

附录 B
活体组织检查

 学习目标

掌握:活体组织检查(简称活检)的概念;活检的观察方式。

熟悉:病理诊断报告的类型和解读;活检中临床医师需注意的事项。

了解:活检的意义;活检标本的处理步骤。

活体组织检查,简称活检(biopsy),是指用局部切取、内镜钳取、搔刮和穿刺针吸取等方法从患者身上获取病变组织,并进行病理学检查,是临床上常用的诊断手段,也是病理学的主要研究方法之一。

一、活检的意义

(一)明确疾病的性质

许多疾病的确诊,特别是对病变的性质作出正确的判断,都必须通过病理组织学检查才能完成。对任何可触及的肿块、影像学发现的占位性病变及内镜下见到的糜烂、溃疡、肿块等病变,要确定其性质,病理诊断目前仍然是最可靠的诊断,临床上称其为金标准。

(二)了解疾病的发展及判断临床疗效

任何一种疾病均有自己的发生、发展规律,疾病之间(如慢性肝炎与肝硬化、肝癌之间)常存在着进行性演变的关系,经过活检可以了解疾病的发展情况;恶性肿瘤的许多病理形态学参数可作为判断其预后的指标,如白血病患者的不同阶段的骨髓活检,可以了解其骨髓移植情况,有助于判断临床疗效。

(三)为选择治疗方案提供依据

正确的病理诊断有助于临床医师采取及时、有效、合理地治疗。例如,乳腺癌患者可根据肿瘤组织的雌激素受体和孕激素受体检测结果决定是否采用内分泌治疗。

(四)为医学研究积累资料

活体组织检查也可为医学研究积累资料。例如,科研中常使用的细胞系,大部分是从肿瘤组织标本中分离、培养出来的。通过活检积累的临床病理资料,还可以发现许多新的疾病。

(五) 促进临床诊断水平的提高

通过活检可以提高临床医师的诊断水平,有利于临床医师总结经验、吸取教训。

二、观察方式

(一) 肉眼观察

1. 核对标本 收到临床送检的标本后,应仔细核对患者的姓名、取材部位、标本名称及数量。若有疑问,应及时与临床医师联系。

2. 详细记录 应仔细观察标本,并作好详细记录。①确认送检标本属何种器官或组织,确定送检器官或组织的解剖方位,辨认病灶及其在送检标本中的位置。②若为肿瘤标本,应注意其有无包膜。③取材时,应重点观察标本的大小、形状、颜色、硬度、表面及切面状况等,并作好详细记录。应测量病灶的大小,一般不宜用常见物体的大小(如拳头大、鸡蛋大、核桃大、豌豆大、绿豆大等)作比拟,除非标本太小(如针尖大)。④应注意观察病变区附近组织以及深部的淋巴结,以便探查有无肿瘤转移或其他病变及其范围。⑤若送检标本中无明确病灶或有与申请单填写不符者,应请临床医师(最好是手术医师)共同检查。

(二) 镜下观察

镜下观察是活检中最基本的观察方法。根据制片及染色技术不同,又可分为以下三种切片。

1. 常规石蜡切片 苏木素-伊红(HE)染色是最常用的方法。常规病理标本于送检当日作肉眼检查,选取部分或全部标本(即取材)用于制作病理切片,其中胃肠切除标本等须经 4% 甲醛溶液固定 1 天后再取材。取材的组织块经固定、脱水、浸蜡等处理后用石蜡包埋并制成蜡块。蜡块再经切片、脱蜡、HE 染色,制成 HE 石蜡切片。一般在 2~3 天内得出病理诊断。本方法的优点是取材充分(体积大的标本可取数块至数十块组织),制片质量稳定,阅片时间充裕,诊断内容较全面,准确率高,因此被列为活检的常规方法。

2. 快速石蜡切片 利用加温或微波技术等,简化制片及阅片过程,可在 1 h 左右完成全部操作,快速发出报告。优点是临床医师可在短时间内得到病理诊断报告。缺点是耗费人力及试剂较多,不适用于体积大的标本,对病理医师的诊断水平要求较高。

3. 冷冻切片 手术过程中进行病理诊断的主要方法。制片时将标本置于恒冷切片机内,经快速冷冻后直接切片。优点是在手术中即可获得病理诊断报告,可在 20 min 内初步确定病变性质,发出诊断报告,临床医师可根据病理诊断报告来调整手术范围。缺点是冷冻切片的质量不如石蜡切片;冷冻切片的病理报告是在时间紧迫的情况下发出的,准确性不及石蜡切片的病理诊断报告。因此,进行冷冻切片后的剩余标本还要进行常规石蜡切片,以补充或修正冷冻切片的病理诊断报告。另外,冷冻切片不宜作为常规检查手段,只有当临床医师需要在手术过程中确定手术方式或范围时,才须进行冷冻切片检查。

冷冻切片适用范围如下:①确定病变的性质(如确定良、恶性肿瘤等),以决定手术方案;②确定切除肿瘤的边缘是否有残留的肿瘤组织;③确定切除的组织类型,如甲状旁腺、输卵管、输精管、隐睾等;④了解恶性肿瘤的扩散与转移情况,包括肿瘤是否浸润相邻组织、淋巴结是否转移等。

冷冻切片不宜或慎用范围如下:①涉及截肢或可严重致残的手术,原则上应在完善各种手术前检查的基础上进行;②疑为淋巴瘤的标本;③体积过小的标本(标本最大直径小于 2 mm);④不能仅依据病变组织的细胞形态而应根据肿瘤的生物学行为来判断其性质的肿瘤,如甲状腺滤泡性肿瘤;⑤已知具有传染性的标本,如结核病、艾滋病患者的标本。

（三）免疫组织化学观察

免疫组织化学是最近十多年来迅速发展起来的一门新兴技术。它已被大部分医院的病理科所采用,并作为组织学观察的一个重要补充。它是利用抗原与抗体特异性结合的原理来检测组织中的未知抗原或抗体,主要是肿瘤相关抗原,借以判断肿瘤的来源和分化程度,协助肿瘤的病理诊断和鉴别诊断。也可用来协助诊断相应的神经细胞、神经胶质细胞、间叶组织和上皮细胞等来源的肿瘤。利用激素和激素受体的特异性结合,还可以对乳腺癌等肿瘤的雌激素受体、孕激素受体的水平进行免疫组织化学检测,雌激素、孕激素受体阳性的患者对内分泌治疗的效果较好。

（四）超微结构观察

运用透射及扫描电子显微镜对组织、细胞及一些病原体的超微结构进行更细微的观察(电子显微镜比光学显微镜的分辨能力高 1 000 倍以上),即从亚细胞结构或分子水平上认识和了解细胞的病变,这是迄今最细致的形态学观察方法。但由于受观察的局限性影响,常需结合肉眼及光学显微镜观察。一般并不列入活检的常规检查方法。但电镜观察在确定恶性肿瘤细胞的分化程度、鉴别肿瘤的类型和组织发生上有重要作用。

（五）其他

原位核酸分子杂交等新技术仅在少数综合性医院病理科中才能进行。

三、病理诊断报告的类型和解读

由于受到诸多因素的影响和限制,病理检查不一定都能达到预期结果,不一定都能对标本作出明确的诊断。在实际工作中,病理诊断报告可分为以下几种。

(1) 检材部位、疾病名称、病变性质明确的病理诊断报告。如"子宫多发性平滑肌瘤"、"甲状腺乳头状癌"、"急性蜂窝织性阑尾炎"、"(右颈部)淋巴结结核"等,这类病理诊断报告可认为是确认报告。

(2) 不能完全肯定或有所保留的病理诊断报告,常在拟诊疾病或病变名称之前冠以诸如"可能为"、"符合为"、"考虑有"、"倾向为"、"提示为"、"疑为"之类的词语,如"(腹膜后)恶性肿瘤(肉瘤)倾向于神经源性"、"(喉部)鳞状上皮中度至重度非典型增生,考虑有局部恶变"等。这类报告对病变的性质尚未完全确定,临床医师对这类病理诊断报告所称的疾病不能"深信无疑",必须结合患者的临床表现和各种辅助检查结果进行综合判断。必要时还须采取其他检查手段,以明确疾病的最终诊断。

(3) 描述性病理诊断报告,即对送检标本进行的病理检查不足以诊断为某种疾病,仅能对病变进行形态描述。如"(左小腿)送检组织部分坏死,边缘见鳞状上皮非典型增生,并

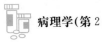

可见大量慢性炎细胞浸润"。

（4）因送检标本过于细小、破碎、固定不当、自溶、严重受挤压而变形、被烧灼或干涸等，无法作出病理诊断报告。例如，"送检的小块组织因严重挤压而变形，无法诊断"，"送检物为血凝块及少量炎性渗出物，无法诊断"。

对后两种报告，临床上一般须再次进行病理活检。

四、活检的局限性

每种疾病都有一个逐步发展的过程，在疾病的早期，病变未得到充分显现，病理改变不典型，因而难以进行准确的病理诊断。并非所有疾病的诊断都须经过活检，对于因功能或代谢紊乱为主的疾病，活检也无意义。同种疾病的病理改变可以多种多样，一种病理改变也可见于多种疾病，给疾病的诊断造成困难。由于取材部位不当，也可造成病理诊断困难或无法作出病理诊断。除了上述客观条件造成病理诊断困难外，病理医师的经验与知识的局限性也是病理诊断困难的原因所在。由于病理学涉及内容广泛，任何高明的病理医师都不可能保证其诊断百分之百的正确。为了避免由此带来的不利影响，病理科医师对于疑难疾病的诊断，不仅应在同行内进行会诊，而且应争取与临床医师共同讨论，尽可能减少因个人主观判断、知识所限和经验不足所造成的误诊、漏诊。

五、活检中临床医师需注意的事项

病理诊断的正确作出，常需要临床医师与病理医师密切合作。一方面，病理医师应尊重临床医师的意见和要求，在病理诊断与临床诊断差距较大时，应主动与临床医师联系、沟通，共同商讨，认真分析临床与病理两方面的资料，最后再得出病理诊断；另一方面，临床医师对活检的重视和必要的配合也是十分重要的。因此，临床医师在进行活检时，应注意以下事项。

（一）标本切取

总的要求是送检标本必须具有代表性。

1. 选择正确的取材部位　在病变与正常组织交界处取材，小的肿块不宜进行剜除，而应连带少量周围组织，要特别注意在肿瘤与其周围组织交界处取材，以便观察肿瘤与周围组织的关系，如肿瘤是否已侵入周围组织。

2. 切取恰当的组织送检　多发性病变要分别取材，不仅要切取最早出现的病灶，还要切取新近出现的病灶。对于范围较大的病灶，要选择取得正确病理诊断可能性最大的部分（如病灶中较硬韧的区域）送检。

3. 内镜标本的钳取　内镜检查时进镜应缓慢，注意充分冲洗视野，仔细观察病灶性状，选取实质部位进行钳取，以免因出血而影响后续的钳取。如果内镜下有溃疡性的病变，应钳取溃疡及周边的正常组织，不宜钳取溃疡中心部位的组织，以避免仅仅钳取了坏死物。不要沿着病灶作水平钳取，而应垂直钳取，并有一定深度。

4. 对标本进行标示　大的标本应对解剖位置进行标示。取自多个部位的标本，应分装并予以标注，对病理检查有特殊要求或提示时，应在病理检查申请单上注明，并在标本上用栓线的方式标示出来。

5. 淋巴结标本的切取 疑为淋巴瘤者,以颈部淋巴结为首选。对孤立的淋巴结原则上应完整地切除,术前应仔细辨别淋巴结深浅关系,应切取较深位置的淋巴结,因为较深位置的淋巴结更可能被恶性肿瘤累及,而表浅的淋巴结则可能仅显示非特异性的增生。

6. 液体标本的留取 包括胸腔积液、腹腔积液及囊性肿块的穿刺液等,应在留取后立即送检。送检时间最好在留取后的 30 min 以内,以避免因温度过高或放置时间过长而造成细胞变性。

7. 其他 对子宫内膜进行取材时,应注意患者月经周期情况。

(二)标本固定

除进行冷冻切片检查的标本和体液标本不必固定外,所有进行病理检查的标本应于离体后尽快固定。固定可使细胞内的酶迅速灭活而避免细胞自溶。常规使用的固定剂为 4％甲醛溶液。对固定的要求是及时(切除后立即固定)、充分(固定液的量要为送检标本的 5 倍以上)和有效(以 10％福尔马林溶液最佳)。

(三)病理检查申请单的填写

获取病理标本后,临床医师应全面、认真地填写病理申请单,内容应详细、完整,不能漏项,主要包括患者姓名、年龄、性别、病房号、床号、住院号、临床病史、有关的影像学和实验室检查、术中所见、病理取材部位及取材数量、临床诊断等。取材于子宫内膜的标本,应注明月经周期的情况、月经持续时间、月经量、有无使用激素类药物等。如果是肿块,应有肿块大小、生长时间、有无复发及转移等资料。如果患者曾经作过病理检查,应尽可能填写上次病理诊断报告的内容、病检号等,以便于复查。

(四)及时给送检物做好标记

将送检标本置入容器后,应立即在容器上贴好标签,并注明患者姓名、性别、年龄、病区、标本名称、日期等内容。

参考文献

[1] 武忠弼,杨光华.中华外科病理学[M].北京:人民卫生出版社,2002.

[2] 王连唐.病理学[M].北京:高等教育出版社,2008.

[3] 徐英含,龚西.病理学[M].北京:人民卫生出版社,1996.

[4] 范钦和.病理科建设管理规范与操作常规[M].南京:东南大学出版社,2006.

(湖南中医药高等专科学校 刘起胜)

附录 C
细胞学检查

 学习目标

掌握：细胞学检查的概念。

熟悉：细胞学检查的标本采集方法；细胞学检查的操作步骤；细胞学检查的诊断分级；活检中临床医师需注意的事项；细胞学检查的局限性。

了解：细胞学检查的细胞来源；细胞学检查的优点；细胞学检查的诊断原则。

细胞学检查是对病变处的分泌物、排泄物、各种脱落细胞、穿刺吸取物等细胞学标本进行涂片、染色，然后进行观察，最后做出病理学诊断，称为细胞学检查。通过对细胞学标本的镜下观察，可以初步明确细胞的类型和性质，能对疾病做出初步诊断。由于受取材标本量的限制和其他因素的影响，其检查结果可能出现假阳性或假阴性，因此，细胞学检查的结果仅供临床医师参考，如果条件许可，须进一步进行活组织检查。但由于细胞学检查简便、易行，故仍不失为一种对疾病进行普查和筛查的好方法。

一、标本采集

标本采集是细胞学检查的第一步。标本采集的方法如下。

1. 直视采集法 肉眼直视下，用刮片轻刮、吸管吸取等方法进行标本采集。

2. 收集法 收集病变部位的自然分泌物或排泄物。

3. 摩擦法 利用线网套、海绵等工具在病变处通过摩擦作用采取标本。

4. 针穿抽吸采集法 用专门的穿刺针对病变组织进行穿刺，利用负压的原理抽吸并采集病变组织的细胞。

二、细胞来源

1. 黏膜表面的脱落细胞 脱落细胞标本是细胞学检查材料的主要来源。如：宫颈、阴道上皮脱落细胞，主要从宫颈、阴道分泌物中采集；肺和支气管上皮，从痰中采集；食管黏膜的脱落细胞，一般用拉网的方法获取。

2. 体腔抽出液的脱落细胞 穿刺后抽出胸腹腔积液、心包腔积液和脑脊液，经离心后采集沉淀物(含有脱落细胞)并进行涂片、染色。

3. 细针吸取细胞 用细针穿刺,可吸取皮肤、皮下、乳腺、甲状腺、浅表淋巴结等部位病灶(如肿块等)内的细胞。

4. 细胞印片 将新鲜的病变组织标本的切面直接在玻片上进行按压,从而在玻片上留下数量不等的细胞。细胞印片主要用于细胞丰富的肿瘤,尤其是淋巴结肿瘤的诊断。

5. 内镜刷洗细胞 呼吸道(包括肺)、胃肠道的疾病,常用相应的内镜进行检查,在取活组织进行病理检查的同时,可刷取病灶(如肿瘤)表面的脱落细胞。

三、操作步骤

1. 涂片 主要原则如下:①涂片动作要轻柔;②厚薄要适宜;③力求均匀,即涂片面积应占玻片面积的 2/3,并均匀涂抹,以利于观察。

2. 固定 最常用的固定液为 95% 乙醇固定液,固定时间一般为 15～30 min。

3. 染色 细胞学检查的染色方法主要有 HE 染色和巴氏染色。HE 染色一般适用于各种细胞,是最常用的方法。巴氏染色一般用于阴道(或宫颈)涂片,其优点是不同层次的细胞着色不同,可以反映出女性的性激素水平。

4. 封固 它又称为封片。为了便于诊断和长期保存,染色后的涂片须用封固剂和盖玻片进行密封。

四、细胞学检查的诊断分级

细胞学检查的报告中通常采用 5 级分类法。

Ⅰ级:阴性,即涂片内无异型或不正常细胞。

Ⅱ级:细胞呈增生性改变或称为核异质(轻、中、重度)。

Ⅲ级:可疑恶性细胞。

Ⅳ级:高度可疑恶性细胞。

Ⅴ级:典型的恶性细胞。

五、细胞学检查的优点

细胞学检查具有损伤小、受检者痛苦小、易于接受、操作简单、经济、快速、安全、癌细胞检出率高等优点,尤其适用于大规模的社区疾病普查。对某些肿瘤(如子宫颈癌等)具有良好的初筛作用,有助于恶性肿瘤的早期诊断。

六、细胞学检查的局限性

细胞学检查也有一定的局限性。

1. 有一定数量的假阴性和假阳性

(1)假阴性 在恶性肿瘤患者的有关细胞学标本中未能检出恶性肿瘤细胞。因此,当临床表现为恶性肿瘤或高度疑为恶性肿瘤时,不能仅根据一次细胞学检查的结果而轻易否定恶性肿瘤的诊断,应多次取材后送检。

(2)假阳性 在非恶性肿瘤患者的相关细胞学标本中检出恶性肿瘤细胞。临床医师应慎重对待这种情况,如有可能应进行复查。而对于细胞学检查阳性且临床上怀疑为恶性肿瘤的患者,在治疗前一定要通过组织学活检来进一步验证细胞学检查的正确性,或结合其他指标做出综合评估与判断。

2. 不能准确做出病理组织学的分型诊断

3. 一般不能确定肿瘤的部位

七、细胞学检查的诊断原则

1. 掌握正常组织、良性肿瘤和恶性肿瘤的细胞形态特点　由于病变细胞千变万化,加之脱落后和制片过程中的人为改变,给诊断带来一定难度,因此阅片时一定要全面、仔细地观察,应对各种细胞进行认真的比较,仔细分析各种细胞之间的关系。

2. 密切结合临床资料　包括患者一般情况、X 线检查或其他检查的结果、临床诊断、是否有手术史、病理检查结果等。

3. 对患者认真、负责　无把握时应反复取材进行检查,诊断应客观。出现下列情况之一时,须重新取材、涂片:①有可疑癌细胞;②阴性标本中坏死细胞多而结构清楚的细胞少;③细胞学诊断与临床诊断完全不符合。

参考文献

[1] 武忠弼,杨光华.中华外科病理学[M].北京:人民卫生出版社,2002.

[2] 王连唐.病理学[M].北京:高等教育出版社,2008.

[3] 徐英含,龚西.病理学[M].北京:人民卫生出版社,1996.

[4] 范钦和.病理科建设管理规范与操作常规[M].南京:东南大学出版社,2006.

(湖南中医药高等专科学校　刘起胜)